EVIDENCE

Based Nursing

근거중심 간호의 이해와 적용

Understanding and Application of Evidence Based Nursing

박명화 지음

「이 책은 근거중심 보건의료의 등장배경과 발전과정, 사례를 바탕으로 한 근거중심간호의 단계 및 실제적인 방법론, 근거중심 가이드라인의 개발과 활용, 근거중심간호의 교육에 대한 내용을 제공하고자 한다.」

군자출판사

근거중심간호의 이해와 적용

첫째판 1쇄 인쇄 | 2006년 3월 8일
첫째판 1쇄 발행 | 2006년 3월 15일
첫째판 2쇄 발행 | 2012년 9월 7일

지 은 이 박명화
발 행 인 장주연
편집디자인 송정현
표지디자인 고경선
발 행 처 군자출판사
등 록 제 4-139호(1991. 6. 24)

본 사 (110-717) 서울특별시 종로구 인의동 112-1 동원회관 BD 6층
Tel. (02) 741-4494 Fax. (02) 764-0209

www.koonja.co.kr

* 파본은 교환하여 드립니다.
* 검인은 저자와의 합의 하에 생략합니다.

ISBN 89-7089-697-X

정가 25,000원

서문

* * *

저자가 처음 '근거중심간호'를 접한 것은 1997년 University of Iowa에서 유학생활을 하고 있을 무렵이었다. University of Iowa의 Research Dissemination Core의 소장으로 evidence based nursing protocol의 지속적인 개발과 확산을 위해 왕성한 활동을 하고 계신 Marita Titler를 통해 '근거중심간호'를 알게 되었다. 박사과정 연구활동의 일환으로 'Restraints' 프로토콜의 개발에 참여하면서 이 분야에 더욱 많은 흥미를 가지게 되었고, 우리나라 의료계에서도 근거중심 의료실무 움직임이 확산될 것이란 생각을 하게 되었다.

최근 국내 간호계와 의학계 및 보건의료 관련 계통에서 근거중심 보건의료에 대한 관심이 점차 증가하고 있다는 것은 반가운 소식이다. 앞으로 단순히 전통과 관습에 의존한 실무는 더 이상 받아들여지지 않을 것이다. 현 시대는 의료서비스 제공자가 자신의 실무를 끊임없이 재검토하고 가능한 근거를 바탕으로 최선의 의사결정을 내리는 과정을 투명하게 보여주기를 의료 소비자와 평가자가 원하고 있는 시대이다. 근거중심간호는 의료서비스의 투명성 확보와 더불어 지금까지 간호학의 고질적인 문제로 여겨져 왔던 이론과 실무의 격차를 좁히고 간호의 환자결과에의 기여도를 가시화하는 도구로도 활용될 수 있을 것이다.

그러나 이러한 근거중심간호의 매력적인 모습에도 불구하고 개인 혹은 기관 차원에서 근거중심간호를 실현하기에는 여러 가지 현실 여건이 마련되어 있지 않은 것이 사실이다. 연구 관련 자료를 제공하는 정보체계, 기존 간호학 교육의 한계, 임상연구의 수준, 행정적 지원 부족 등 여러 가지 제한으로 인해 근거중심간호가 일시적인 구호로써 실제 임상에 적용되지 못하는 이론으로 그치지 않을까 하는 염려가 되기도 한다. 전문가들은 근거를 생산 및 평가하고 종합하는 과정보다 이를 실무에 확산하고 적용하는 과정이 훨씬 어렵고 많은 노력과 시간이 투자되는 단계라는 것에 의견을 모으고 있다.

이에 저자는 근거중심간호에 관심을 가지는 간호학생, 실무간호사, 교수진의 근거중심간호에 대한 이해를 돕고자 저자가 근거중심간호를 접하며 의문을 가졌던 부분을 하나하나 공부해나가고 새로운 지식을 습득해 나가는 마음으로 이 책을 써 나갔으며 저자 본인도 이 책을 집필하면서 근거중심간호에 대해 더욱 깊게 생각하는 계기가 되었다. 본 저는 근거중심간호의 5단계인 임상질문을 찾고 이를 해결하기 위한 근거를 검색하고 검색한 근거를 평가하여 종합한 다음 실무에 적용하고 이를 평가하는 과정을 사례를 바탕으로 설명하고자 노력하였다. 또한 "근거중심간호의 종합판"이라 할 수 있는 근거중심 가이드라인에 대해 많은 지면을 할애하였으며 아직은 국내에서 잘 알려지지 않은 근거중심간호를 실무자와 학생들을 위해 교육하는 방법도 다루었다. 간호학생들과 대학원생들은 간호연구의 방법론에 대한 기존의 교과내용과 더불어 연구를 실무에 활용하

* * *

는 방법을 배우는데 본 서가 도움이 되리라 생각하고 실무자들은 동료들과 함께 자신들의 실무현장에서의 문제점들을 근거중심 간호를 바탕으로 하나하나 해결해 나가는 지침서로 본 서를 활용할 수 있으리라 생각한다.

본 서는 필자의 창의적인 아이디어의 산물이라기보다는 근거중심간호를 국내에 소개하기 위해 국외의 관련 서적과 논문들 그리고 관련 자료들을 수집하고 참고하여 완성된 것임을 밝혀둔다. 향후 국내에서 근거중심간호와 관련된 연구와 경험이 많이 축적되어 독자적인 이론과 방법론을 갖춘 저서들이 많이 출간되기를 기대해 본다.

끝으로 이 책이 나오기까지 원고정리를 도와 준 김영아 선생과 책임편집을 맡아주신 군자출판사의 송정현 선생님, 애정어린 관심과 격려를 아끼지 않은 모형중 과장님께 고마움을 전한다. 선뜻 출판하기 어려운 내용의 책을 쾌히 출판에 응해주신 군자출판사 장주연 사장님께도 감사를 드린다.

2006년

박 명 화

목차

06 근거중심 임상실무 가이드라인

제9장 근거중심 간호교육

부록

01

근거중심간호의 이해

* * *

"우리가 진정 알고 싶은 것은 얼마나 많은 보건의료 연구들이 행해져 왔느냐가 아니라 지금까지 행해진 연구결과를 통해 얼마나 많은 사람들의 삶이 더 나아졌느냐는 것이다. 연구결과가 실제로 사용되고 있는지, 환자에게 적용되고 있는지, 그리고 적용 후 어떤 결과를 가지고 왔는지를 알고 싶은 것이다." (미 하원의원 John Porter, 1998: 국회 보건의료서비스 예산위원회에서의 발언 중 발췌)

"근거중심(evidence based)" 이라는 용어는 오늘날 보건의료계에서 가장 많이 사용되는 동시에 가장 잘못 이해되고 있는 용어 중 하나이다. 초창기 이 용어는 주로 "근거중심의학(evidence based medicine)" 이라는 용어로 의학에서 주도적으로 사용되어 왔으나 최근 "근거중심간호(evidence based nursing)", "근거중심실무(evidence based practice)" 혹은 좀더 폭넓은 의미로 "근거중심 보건의료(evidence based health care)" 라는 용어로 의학 뿐 아니라 의료와 관련된 모든 분야에 확산 및 강조되고 있다.

본 장에서는 근거중심간호의 구체적인 방법론으로 들어가기에 앞서 근거중심간호에 대한 전반적인 이해를 돕고자 근거중심간호와 근거중심의학을 비롯한 전반적인 근거중심의료의 등장배경과 발전과정, 근거중심간호의 정의, 근거의 정의와 종류, 근거중심간호의 단계, 근거중심간호의 잇점 및 편견과 향후 과제의 순으로 내용을 전개하고자 한다.

1. 1. 근거중심 보건의료의 등장배경

현재 국내외 보건의료체계는 새로운 변화와 혁신의 환경과 도전에 직면하고 있다. 새로운 의료기술과 약품 및 건강식품에 대해 수많은 논란과 불확실성이 대두되고 있으며 의료서비스 대상자들의 높아진 요구를 충족시키기 위한 "보다 안전하고 투명한 의료 제공"에 대한 요구가 높아지고 있다. 또한 보건의료비용은 계속 증가추세에 있으며 선진국일수록 의료비용의 증가율은 경제성장률보다 더 높은 실정이며 많은 나라들이 이러한 문제를 해결하기 위해 국가적 차원에서 과학적이고 객관적인 근거를 통해 보건의료자원을 보다 효율적으로 사용하기 위한 하나의 대안으로 근거중심 보건의료를 적용하고 있다(Muir Gray, 1997). 대표적인 예로 OECD 보건의료 프로젝트(2004)에 의하면 근거중심의 기반하에 보건의료정책에 대한 주요 의사결정을 내릴 것을 권면하고 있으며 이미 영국, 미국, 호주 등을 비롯한 선진국에서는 자국의 보건의료체계의 주요특징으로 근거중심 보건의료의 도입을 천명한 바 있다.

보건의료체계 내에서의 의사결정은 간호사, 의사 등 개별 의료인이 자신의 실무현장에서 당면하게 되는 문제에 대한 의사결정에서부터 병원, 정부의 정책 결정에 이르기까지 다양하다. 과거 의료계내의 대부분의 의사결정은 전문가의 의견에 의존하였으나 전문가들의 의견간의 차이나 주관성 때문에 논란이 빚어지기도 하여 점차 객관성과 합리적이고 과학적인 의사결정체계를 요구하는 목소리가 높아지고 있다. 또한 특정 치료를 받는 환자 치료방법에 대한 객관적인 의료정보 제공방법이 부재하여 환자들이 치료를 수용하는 과정에 어려움을 겪거나 의료를 오용하여 사회적인 문제가 되고 있다는 것이 지적되고 있어 의사결정과정에 있어 객관적인 근거의 필요성이 대두되었다. 일반적으로 시행되는 의료의 내용이 표준화되어 있지 않다는 것과 일관성이 부족하다는 것 또한 근거를 기반으로 한 의료서비스 표준화 필요성의 배경이 되었다.

근거중심 보건의료가 21세기 의료서비스의 근간을 이루는 개념으로 대두하게 된 배경을 구체적으로 살펴보면 다음과 같다.

1. 1. 1. 의료서비스의 과학적 근거에 대한 논란

지금까지의 의료행위에 과학적인 근거가 뚜렷하지 않다는 논란은 오래전부터 제기되어 온 사실이다. 근거가 없거나 효과적이지 않다고 알려진 내용이 실제 임상현장에서 시행되고 있다는 여러 보고서가 제시되었는데 먼저 관련 선행연구가 많이 수행된 의학의 경우를 살펴보면 미국기술평가위원회(Office of Technology Assessment)의 1983년 보고에 따르면, 진료행

표 1-1. 의료서비스의 근거에 관한 연구 (Ellis, 1995; Dowell, 1996)

사용된 근거의 종류	입원환자	외래환자
무작위 대조시험의 근거	53%	31%
비실험연구 근거	29%	51%
근거 없음	18%	18%

위의 단지 10~20%가 임상시험에서 입증된 근거를 바탕으로 수행되고 있었으며(Stevens, Milne, & Burls, 2003), Ellis 등(1995)이 영국의 입원환자를 대상으로 한 연구와 Dowell(1996)이 외래환자를 위한 의사의 진료행위를 조사한 바에 의하면 근거없이 행해지는 진료행위가 20%정도를 차지하였다고 한다(안형식, 2000)(표 1-1).

우리나라에서 수행된 연구에서도 1개 대학병원 가정의학과 외래진료 중 총 179예의 일차 진단명과 일차치료를 비교분석한 결과(당장리, 2002) 효과가 입증된 치료는 69.8%(125예), 임상시험의 근거 없이 전문가의 의견만을 바탕으로 한 예가 10.6%(19예), 치료에 전혀 근거가 없다고 보고된 경우가 19.6%(35예)였다. 일차 진료의원을 대상으로 외래에서 행해진 진료행위 중 13.7%는 전문가의 판단을 바탕으로, 36.3%는 근거를 찾을 수 없었다는 결과가 발표된 바 있다(장정애, 2001).

간호사들의 실무에 대한 지식의 출처를 확인한 국외의 선행연구에 의하면 간호사 개인의 경험, 졸업 전 학교에서 배운 지식, 직관 등이 주요 출처를 차지하고 있는 것으로 나타났으며(Estabrooks, 1999), Camiah(1997)의 연구에서는 17%의 간호사만이 연구근거를 실무에 활용하였다고 보고한 바 있어 연구결과의 간호실무 활용이 저조함을 나타내고 있다.

국내 간호사들을 대상으로 실시된 연구결과(박용숙, 2001; 박효순, 박명화, 2006; 오의금 등, 2004; 이은현, 김혜숙, 2000)에 의하면 간호사들의 근거기반 실무 수행은 국외 연구결과와 비교해 볼 때 상당히 저조한 것으로 나타났다. 또한 연구결과를 실무에 적용하는 데 있어 장애요인으로는 주로 병원 및 간호조직의 지원 부족, 연구의 실무 전달률 저조 및 낮은 유용성, 간호사의 연구에 대한 인식 및 지식 부족, 연구의 방법론 및 질적 부분의 문제 등의 순으로 나타났다. 간호사들이 주로 사용하는 정보의 출처는 동료간호사, 교과서 등이었으며 최신의 근거자료를 제공해 줄 수 있는 전자문헌정보 등의 접근률은 저조한 것으로 보고되었다.

이와 같이 근거가 없거나 효과적이지 않다고 알려진 내용이 실제 임상현장에서 시행되고 있다는 결과가 제시됨에 따라 환자에게 제공되는 의료서비스가 충분한 근거를 가지고 제공되어야 한다는 의견이 지속적으로 대두되고 있다.

1. 1. 2. 의료정보량의 폭발적인 증가

전문직의 상대적인 우위는 해당 직업의 전문가 그룹이 보유하고 있는 근거의 양과 근거를 관리하는 능력에 따라 좌우된다고 볼 때, 간호직을 포함한 의료전문직은 특히 신속한 의료정보의 획득과 효율적인 관리능력이 필수적이다. 하지만 기술의 발달과 질병의 다양화로 인해 의료정보의 양은 다음과 같이 폭발적으로 늘어나고 있어 종래의 방법으로 간호사 개인이 최신의 근거를 획득하고 관리하는 일은 거의 불가능하다고 볼 수 있다.

- 현재 25,000종류의 의약학 관련 저널이 출간됨.
- 하루 약 8,000편의 의약학 관련 논문이 발표됨.
- 그중 95%의 논문이 임상실무에 활용되지 않음.

CINAHL(Cumulative Index to Nursing and Allied Health Literature)에서 인용된 치매에 관한 논문이 10년 동안에 약 10배 증가하였음(그림 1-1).

특히 다음과 같은 의료계의 현실은 근거중심 보건의료의 필요성을 절실하게 하고 있다.

- 환자에 대한 사정, 치료 및 예방에 관한 최신의 적절한 정보가 필요하다.
- 전통적인 정보원은 이제 그 한계를 드러내고 있다. 특히 교과서는 최신의 정보에서 뒤쳐져 있고 전문가들의 의견도 온전히 신뢰할 수 없는 상황이며 기존의 일방적인 주입식 교육은 비효율적이다. 또한 논문에서 유용한 정보를 얻기에는 그 양이 너무나 방대하고, 임상적용의 타당성에 영향을 미칠 수 있는 변수가 너무나 많은 실정이다.
- 임상실무자들의 임상경험이 쌓여감에 따라서 임상적 판단 능력은 향상되지만 최신지식을 쫓아가지 못하고 있다.

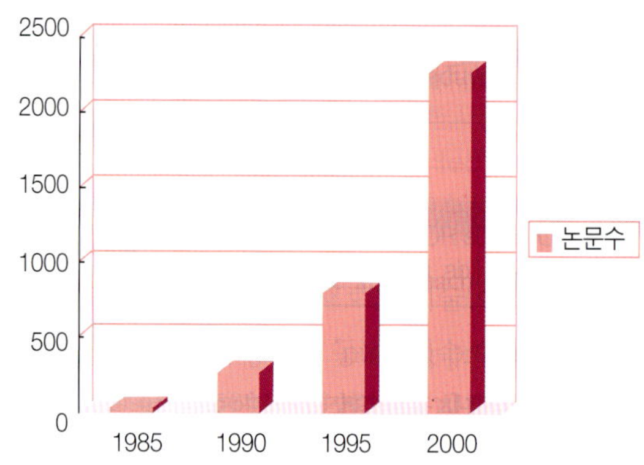

그림 1-1. CINAHL에서 치매에 관한 논문의 증가 추이

최근까지는 이러한 문제점에 대한 해결책을 찾기가 힘들었으나 다음의 다섯 가지 발전을 통해 그 해결책을 모색하게 되었으며 이는 근거중심 보건의료의 발전을 더욱 촉진시키는 요소로 작용하고 있다.

• 근거를 효과적으로 수집하고 근거의 타당성과 관련성을 평가하는 통계기술의 발전
• 의료서비스 효과에 관한 체계적 검토 및 요약 기술의 발전(Cochrane Collaboration의 활동 등)(5장 참고)
• 근거중심 보건의료의 활용을 위한 이차 논문의 증가
• 연구결과를 단 시간 내에 찾아볼 수 있는 최신 정보기술 발전
• 평생교육과 임상수행능력 향상에 필요한 효과적 방법(PBL, OSCE 등)의 발전

1. 1. 3. 의료비용의 정당성 입증에 대한 요구 증가

의료문제가 사회문제화 되고 의료보장이 국가의 책임이라는 의식이 보편화됨에 따라 국가가 의료를 제공하는 형태로부터 사회보험, 사보험 등의 여러 형태로 환자를 대신하여 의료비용을 감당하는 사회적 보장체제로 변화되어 왔고 이에 따른 의료환경도 급속도로 변화하게 되었다. 의료서비스를 제공하는 자와 의료서비스의 대상자 사이에 제 3자가 개입하게 되었고 제 3자는 지불되는 의료비에 대해 과연 지불할 만한가라는 객관성에 의문을 가지고 의료서비스의 안전성, 효과성 및 비용-효과성에 대한 객관적인 정보의 요구가 점차 높아지고 있다.

특히 총 의료비 지출의 증가는 전 세계적인 추세로 OECD 국가의 경우 1980년대에 국내 총생산에 대한 총 의료비용이 7%에서 20년이 지난 시점에서 8.5%로 올랐고(Huber & Orosz, 2003), 우리나라의 경우 1990년에서 2000년까지 10년 간 의료비용의 증가는 국내 총 생산의 증가폭을 뛰어 넘고 있다. 따라서 어떠한 의료기술과 서비스가 사회적 비용을 지불하기에 안전하고, 효과적인지에 대한 객관적인 자료의 요구가 커지고 있는 것이다.

또한 정보기술의 발달과 더불어 더 나은 정보와 질적 서비스에 대한 소비자로써의 환자의 권리 및 기대의 증가도 근거를 기반으로 한 의료서비스의 필요성과 당위성을 촉진시키는 중요한 요소가 되었다.

1. 2. 근거중심 보건의료의 발전과정

근거중심 보건의료는 오래된 역사적 기원을 갖고 있다. 근거중심의학을 살펴보면 프랑스 혁명 이후 삐에르 루이(Pierre Louis) 등의 의사들이 콜레라를 치료하는데 정맥절개를 사용하라는 정부당국의 결정을 거부하고 환자에 대한 체계적인 관찰을 통해서 치료를 하려 했던 움직임과 유교경전을 해석하기 위해 고증방법을 사용하였던 고대 중국의학에서 동, 서양의 기

원을 찾을 수 있다(Sackett, Straus, Richardson, Rosenberg, & Haynes, 2000).

1970년대에 영국을 기점으로 근거기반 건강관리에 대한 요구가 등장하기 시작하였고 1980년대에는 주로 "비용효율성(doing things cheaper)" 와 " 양질의 의료(quality care)" 의 두 가지 측면에서 논의되어졌으며, 1980-1990년에는 "가장 효율적인 의료의 수행(clinical effectiveness & doing things right)" 이라는 측면으로 전개되어 왔다. 2000년대에는 "올바른 의료를 올바르게 수행하는 것(doing the right things right)" 의 개념으로 확장되어 왔다. 초창기에는 주로 의사와 의료정책결정자들을 위주로 근거중심의학이 발전되어왔으나 이제 의료서비스에 종사하는 모든 의료전문직에서 이 개념이 확대되어 사용되고 있어 Muir Gray(1997)는 "evidence based everything"이라는 용어를 쓰기도 하였다.

1992년에 캐나다의 McMaster대학에 재직하고 있는 Gordon Guyatt 등(1992)의 연구진이 "근거중심의학" 이라는 용어를 쓰기 시작하면서 그 학문적 기초를 다지게 되었으며 근거중심의학 분야에서 가장 유명하고 널리 읽히는 교과서인 "Evidence-Based Medicine: How to Practice and Teach EBM"을 Sackett(1997)등의 의사들이 저술하면서 실제적인 방법론의 틀을 갖추기 시작하였다. 이후 근거중심의학과 관련된 문헌의 수는 기하급수적으로 증가하여 1992년에 한 개의 문헌에서 시작하여 1998년에는 약 1,000개로 증가하였다. 또한 환자치료와 관련된 연구결과를 요약한 내용을 담고 있는 6개의 근거중심저널이 다양한 언어로 출판되고 있다.

간호계의 경우 수십 년간 간호의 전문성 및 학문으로서의 가치를 확보하기 위해 간호교육, 간호실무, 간호연구를 통한 노력이 있어 왔다. 하지만 실무 및 교육과 연구의 연계가 미흡한 채 각 영역의 독자적 발전을 추구함으로 인해 미국의 경우 1950년대 이후 간호연구와 간호실무의 격차를 초래하였으며 우리나라의 경우 1980년대 이후 그 격차가 심화되는 결과를 낳았다. 연구를 통해 간호지식을 개발한 시기와 임상영역에서의 실제 활용시이에는 10-15년의 시간차이가 있으며 이는 간호실무의 발전을 지연시키는 중요한 원인임이 보고된 바 있다(Rizzuto, Bostrom, Suter, & Chemitz, 1994).

이러한 간호연구와 실무의 격차가 장기화되자 이를 극복하려는 여러 가지 시도들이 이루어졌다. 1970년대 초기 개별 연구결과의 임상활용을 촉진하자는 움직임으로 CURN(Conduct and Utilization of Research in Nursing) 프로젝트가 미국을 중심으로 수행되었으며 임상교육자(preceptor)의 양성을 통한 임상과 교육의 연결을 위한 움직임, 간호학자와 실무자간의 협동연구의 촉진 등을 통해 연구와 실무의 격차를 줄이려는 시도가 있었으나 획기적인 변화를

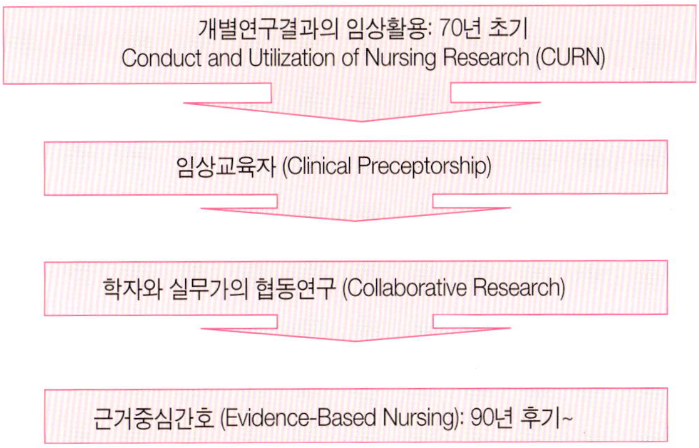

그림 1-2. 근거중심간호의 도입과정

유도하지는 못하였다. 이러한 가운데 1990년대 후반 간호계에서도 1990년대 초반 의료계의 근거중심 보건의료의 추세에 부응하여 근거중심간호를 통해 간호연구와 실무의 연계성을 강화하려는 노력을 하고 있다(그림 1-2).

1. 3. 근거중심간호(EBN)의 정의

Sackett(1997)가 내린 근거중심의학에 대한 정의인 "의학적 결정을 내릴 때 활용가능한 최선의 근거를 전문가의 임상경험과 근거에 대한 체계적인 고찰, 그리고 환자 개인의 선호도를 활용하는 것"을 바탕으로 볼 때 근거중심간호란 "최선의 근거를 활용가능한 자원을 바탕으로 간호사의 숙련도와 대상자의 가치에 접목시키는 것"이라 정의할 수 있다(그림 1-3).

여기에서

- **최선의 근거**(Best evidence)란 다양한 근거 특히 과학적인 연구방법론을 통해 얻어진 결과 중 가장 타당성 있고 신뢰성있는 결과를 의미한다. 연구의 범위에는 사례연구, 조사연구에서부터 환자를 대상으로 한 모든 실험연구들이 포함된다. 최선(best)이란 개념은 근거에도 우열이 있다는 개념에서 시작되며 특히 타당성 있고 신뢰성 있는 연구결과를 이끌어 낼 수 있는 체계적인 연구설계에서 비롯된 연구결과가 전문가 의견이나 단순한 사례보고에서 나오는 근거보다 우위에 있다는 것을 의미한다(6장 참고).
- **간호사의 숙련도**(Nurse's expertise)란 환자의 건강상태를 평가하여 간호진단을 내리고, 환자에게 적용하게 될 중재로 인한 환자의 편익과 위험을 예측하여, 환자의 선호도와 기

대를 파악하며 이 과정에서 임상 경험과 기술을 적절하게 조화시킬 수 있는 능력을 의미한다.

· **대상자의 가치**(Client's values)란 간호과정에서 환자 및 서비스 대상자가 갖게 되는 개별적 선호도, 관심, 기대치를 의미한다.
· **활용가능한 자원**(Available resource)이란 주어진 임상환경에서 간호사가 환자간호를 위해 활용할 수 있는 모든 자원(인력, 시설, 기구, 시간, 재정 등)을 의미한다.

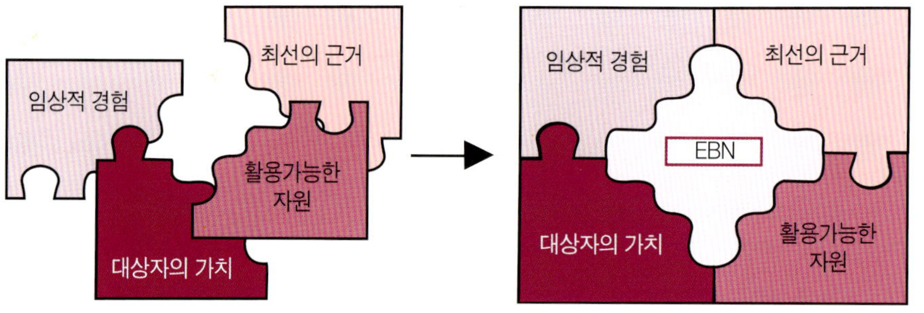

그림 1-3. 근거중심간호의 네 가지 요소

따라서 근거중심간호는 개별 대상자가 가지고 있는 관점과 요구를 고려하여 간호사가 가지고 있는 경험과 최신(updated)의 최선(best)의 연구결과에서 나온 임상지식을 가지고 활용가능한 자원을 사용하여 의사결정을 내리고 적용하는 것이라 볼 수 있다. 이는 단순히 연구결과의 적용을 강조하는 연구활용(research utilization)의 개념과 차별화되는 것으로, 근거중심간호는 실무에서 접하게 되는 개별 대상자의 요구와 관점에 대한 고려와 실무자가 가지고 있는 경험적 지식(experiential knowledge) 및 체계적인 연구를 통해 산출된 연구중심지식(research based knowledge)의 통합에 의해 가능함을 의미한다. 또한 임상결정을 내리는 데 있어 근거의 우열을 알려준다는 점에서 연구활용(research utilization)과는 차별화된다. 이에 반해 연구활용(research utilization)은 실무에 대한 근거로 연구결과를 활용하는 과정으로서 과학적 지식, 연구에 대한 비평, 연구결과의 합성, 연구결과의 실무 적용가능성을 판단하여 실무에 적용하고 변화된 실무에 대해 평가하는 과정이나 주로 개별 연구의 평가와 활용에 초점을 두고 있다(그림 1-4).

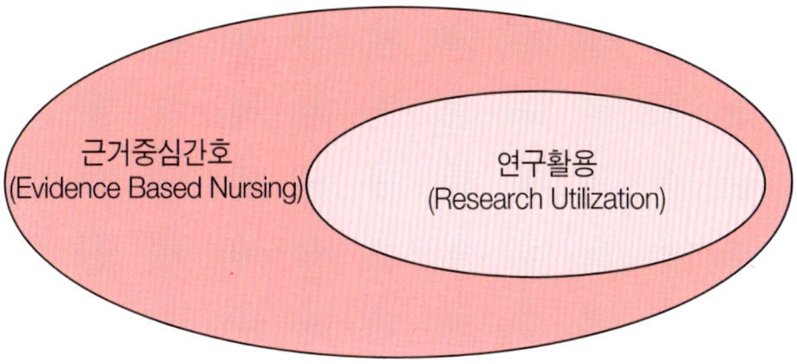

그림 1-4. 근거중심간호와 연구활용의 관계

1. 4. 근거의 정의, 종류, 등급

1. 4. 1. 근거의 정의

현재 Evidence Based Nursing은 근거중심간호, 증거중심간호, 근거기반간호, 증거근간간호 등 다양한 명칭으로 번역되어 사용되고 있으나 본 저에서는 근거중심간호라는 용어를 사용할 것이다.

근거(evidence)의 사전적 의미는 Oxford 영어사전(1989)의 정의를 바탕으로 볼 때 어떤 결론을 지지하거나 반대하는 사실, 증거, 혹은 신념의 바탕을 의미하며 다음의 세 가지 속성이 포함되어 있어야 근거라고 할 수 있다.

- Availability: 누구나 사용할 수 있어야 한다.
- Consensibility: 보편적으로 이해 가능해야 한다.
- Consensuality: 보편적으로 합의가 가능해야 한다.

따라서 간호사 누구나 사용할 수 있으며 보편적으로 이해 가능하고 합의를 바탕으로 수용 가능해야 한다는 세 가지 속성을 가장 잘 충족할 수 있는 근거로서 근거중심간호에서는 최선의 근거(best evidence)라는 의미를 사용하고 있으며 이 개념은 근거에도 우열이 있다는 조건에서 시작되며 타당성 있고 신뢰성 있는 연구결과를 이끌어 낼 수 있는 체계적인 연구설계에서 비롯된 연구결과를 의미하고 있다.

1. 4. 2. 근거의 종류

간호가 간호대상자를 전인적인 관점에서 중재한다는 점에서 근거중심간호는 단순히 '의학' 적 근거 뿐만 아니라 행동과학 및 사회과학을 포함하는 광범위한 근거를 기반으로 해야 한다는 점이 근거중심의학과의 가장 큰 차이점이다. 서로 다른 종류의 근거를 사정하기 위해서, 간호사는 다양한 분야의 연구의 질을 비판적으로 평가할 수 있는 능력을 갖추어야 하며 각 연구에 따라 다른 종류의 방법론적인 구분과 차별화되는 연구평가방법이 요구된다.

근거중심간호를 위해 활용될 수 있는 다양한 분야의 근거는 다음과 같다(Courtney, 2005).

■ 간호중재 관련 근거

약물이나 기타 치료법, 관찰, 검진 등에 대한 의사결정을 할 때 간호사는 다양한 출처로부터 적절한 근거를 찾아내야 한다. 예를 들어 환자의 투약 이행정도는 약물의 부작용에서부터 예상되는 질병회복기간 또는 질병을 부정하는 원인에 관한 주제들까지 다양한 범위에 걸친 요인에 의해 영향을 받을 수 있다. 따라서 간호사는 약리학적 지식은 물론, 병태생리 및 심리 영역의 지식도 갖추어야 한다. 또 다른 예로 공기침대의 사용과 같이 비용이 많이 드는 중재에 대해서는 비슷한 수준의 비용을 들여 사용할 수 있는 타 중재에 비해 생리적 효율성 뿐만 아니라 임상적 효율성에 대한 상세한 근거를 제시할 수 있어야 한다.

■ 공중보건 관련 근거

지역사회 분야의 간호업무를 수행하기 위해서는 지역사회 주민 전체의 보건과 관련된 비의료분야의 효과적인 중재법들에 대한 근거에 대해서도 알고 있어야 한다. 예를 들어 가정에서의 연기 감지기와 수도온도 자동조절장치 등이 노인의 가정안전을 증진시킬 수 있다는 연구결과들은 방문간호를 포함한 지역사회간호에서 활용될 수 있는 중요한 근거가 될 것이다.

■ 건강행위 관련 근거

예를 들어 흡연이 흡연자 본인뿐만 아니라 가족에게 미치는 악영향을 알고 있음에도 불구하고 왜 금연하지 못하는 지에 대해서 알기 위해서는 흡연자들이 왜 담배를 피우는지에 대해 이해할 필요가 있다. 흡연이 스트레스를 감소시키고 또래 집단과의 관계를 강화시키는 이점이 있다면 어떠한 근거중심의 금연전략이라도 흡연자들에게 담배가 주는 잇점을 대신할 수 있는 대안 없이는 성공할 수 없다. 금연전략이 성공적이기 위해서는 근거중심간호의 핵심적인 네가지 요소 중 하나인 '대상자의 가치' 를 반드시 반영해야만 한다.

■ 의사소통 관련 근거

타 의료전문가, 지역사회단체, 환자들과의 효율적인 의사소통은 양질의 간호실무를 제공하는데 있어 가장 핵심적인 부분이다. 이는 전통적인 관점에서 '간호' 의 범위에 속하지 않는 지식인 의사소통기술 연구 및 심리학과 같은 학문에서의 근거를 활용해야 한다는 것을 의미한다. 예를 들어 심리학 논문에서 나쁜 소식을 전하는 경우 첫 번째 대화에서 대상자에게 전달할 수 있는 정보의 양이 제한되어 있다는 사실을 보고하고 있다. 간호사는 이를 바탕으로 대상자에게 어떤 나쁜 사실을 알려야만 할 때 정보의 양이 과중하지 않도록, 첫 번째 메시지는 간략하고 핵심에 초점을 두고 정보를 나누어 제공해야 한다는 것을 알 수 있게 된다.

■ 행정 관련 근거

간호실무는 의료팀내에서의 전문가 간의 상호작용에 크게 강조를 둔다는 점을 바탕으로 볼 때 행정과 관련된 학문 속에서 간호사가 이와 같은 역할을 더 효과적으로 수행할 수 있도록 도와주는 광범위한 근거기반을 발견할 수 있다. 특히 경영학에서 사용되는 연구방법은 종종 RCT와 같은 임상시험보다는 질적 연구와 조사연구에 강조를 둔다.

■ 문화 관련 근거

간호는 단순히 치료적 중재를 제공하는 것을 넘어서 특정 질병과 건강행위에 대한 인간의 경험, 신념, 태도와 관습에 대한 고려를 바탕으로 한다. 예를 들어 출산 후 산후조리방법에는 임상적 근거를 넘어선 대상자의 문화권에 따른 독특성이 존재하고 있다. 따라서 이러한 문화적 유사성과 독특성에 대한 근거를 바탕으로 개별화된 간호가 제공될 수 있다.

1. 4. 3. 근거의 등급

앞서 언급한 바와 같이 근거중심간호가 기존의 연구활용의 개념과 차별화되는 부분 중 하나는 근거의 등급을 매김으로서 최선의 근거와 그렇지 않은 근거를 분류하고 있다는 점이다(그림 1-5). 특히 중재와 치료의 효과에 대한 임상적 의사결정을 내려야 할 경우 개별 무작위대조시험이나 다수의 무작위대조시험의 결과를 종합한 체계적 고찰(systematic review)을 최선의 근거로 간주한다. 근거의 등급은 각 연구설계에 따라 편중(bias)의 개입정도를 감소시키는 순으로 열거된다. 근거의 등급에 대해서는 6장에서 자세히 언급할 것이다.

1. 5. 근거중심간호의 단계

근거중심간호는 다음의 다섯 단계로 이루어 질 수 있다(Sackett et al., 2000)

모든 근거가 최선의 근거는 아니다

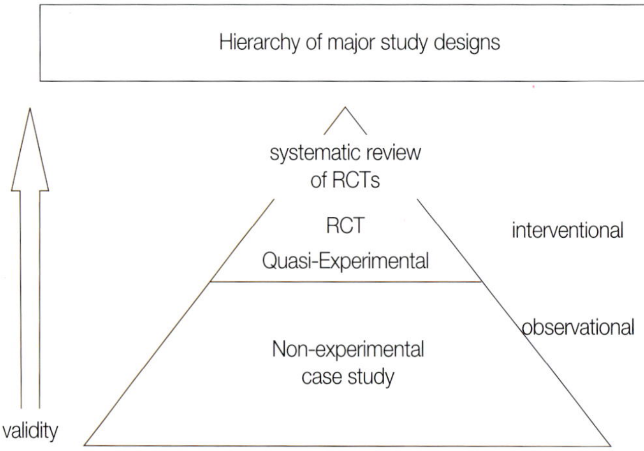

그림 1-5. 근거의 등급

〈근거중심간호의 단계〉
1단계 - 임상질문: 실무현장에서 파생된 정보에 대한 요구에 초점을 맞추어서 구체적인 질문으로 전환한다.
2단계 - 검색: 구체적인 질문들과 관련된 근거를 확인하기 위해 연구문헌을 검색한다.
3단계 - 비평적 분석: 연구를 통해서 확인된 근거를 타당성과 일반화를 위하여 비평적으로 평가한다.
4단계 - 실무적용: 최선의 활용 가능한 근거를 임상적 경험과 대상자의 가치를 바탕으로 간호실무에 적용한다.
5단계 - 평가: 근거에 기반한 수행을 자가평가, 모니터 및 동료평가를 통해서 평가한다.

개별 간호사가 근거중심간호를 수행하기 위해 위의 5단계를 모두 거쳐야 하는 것은 아니다. 간호사들의 간호행위를 상기의 다섯 단계로 구분할 때 일반적인 간호행위는 크게 세 가지 유형으로 나누어 볼 수 있다. 첫 번째는 평가유형으로서, 예를 들어 협심증(angina)과 같이 자주 접하는 질환의 경우 간호사들은 최신 지식을 알고 있어야 하며 자신의 간호에 대해 확신을 가지고 있어야 한다. 따라서 이 경우 2단계 검색과 3단계 비평적 분석을 실행하는데 많은 시간과 노력을 투자해야 하며 간호사 스스로 근거중심간호의 방법론을 습득하고 이를 활용하는 유형이다.

유행성 출혈열과 같이 드물게 접하는 질환의 경우 이미 전문가들이 명백한 기준을 가지고 근거를 선정하여 타당도를 평가해 놓은 비평적 분석 문헌을 활용하면 시간을 절약할 수 있다. 즉, 3단계 비평적 분석을 시행하지 않고 2단계 검색만을 수행하는 과정으로서 이를 검색유형이라고 분류할 수 있다. 이러한 과정은 엄격한 기준을 기초로 수행된 비평적 분석 자료원(Cochrane reviews, Best evidence 등: 3장 참고)의 수가 증가하고 있기 때문에 많은 실무가들이 보다 쉽게 이용할 수 있게 되었다. 평가유형 혹은 검색유형의 활동을 통해서 간호사들은 해당 질환을 갖고 있는 환자들에게 필요한 근거중심간호를 확인할 수 있다.

세 번째 유형인 답습유형은 아주 드물게 접하는 질환의 경우 대부분 관련분야의 관심그룹과 전문직종에 의하여 생성된 지침을 받아들이고 적용한다. 이러한 답습유형은 독립적이지 못하기 때문에 상급자들의 지시를 받는 학생이나 신규간호사들에게서 쉽게 찾아볼 수 있는 유형이다. 답습유형의 문제점은 전문가로부터 받은 권고사항이 타당한 것인지, 아니면 단지 권위적인 것인지를 확인하기가 어렵다는 것이다. 현실에서 이런 유형은 효과적인 경우도 있지만 아무 도움이 되지 않거나 어떤 경우에는 유해한 경우도 있다. 위의 세 가지 유형은 별개라기보다는 서로 보완적인 접근이 필요하다고 할 수 있다(그림 1-6).

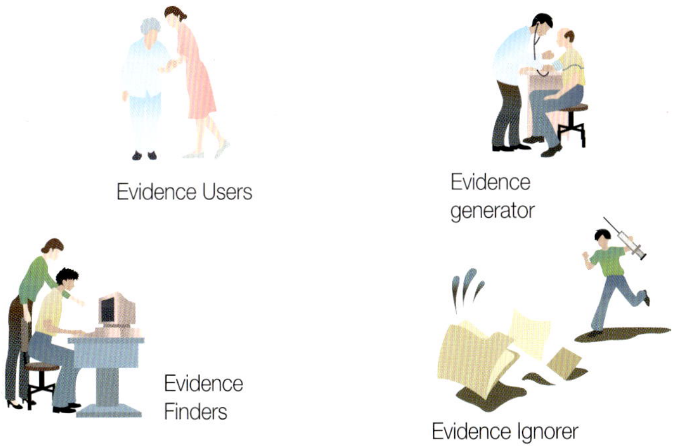

그림 1-6. 임상실무자의 유형

1. 6. 근거중심간호의 잇점

1) 환자/대상자

보건의료서비스의 대상자들에게는 근거중심간호의 개념이 다소 생소하고 놀라운 개념이 될 수 있을 것이다. 전통적인 환자의 역할은 의료실무자들이 가장 효과적인 중재방법을 알고 있을 것이라는 가정 하에 의료인의 권고를 따르는 것이었다. 하지만 근거중심간호는 환자/대상자의 가치를 고려하여 의사결정을 내리고 간호행위의 근거에 대한 정보를 환자/대상자에게 제공하는 것을 중요시한다.

2) 간호사

이상적인 관점에서 본다면 간호사는 자신의 관련 분야의 모든 문헌을 읽음으로써 최신 지식을 가지고 있어야 한다. 하지만 현실적인 관점에서 볼 때 예를 들어 외과 분야에서 매년 쏟아져 나오는 1000편 가량의 논문을 개별 간호사가 습득한다는 것은 불가능한 일이다. 근거중심간호는 간호사가 이러한 방대한 량의 정보에 압도당하지 않도록 최신 연구결과를 체계적으로 조직하여 제공하는 도구가 될 수 있다. 또한 근거중심간호는 간호사들이 자신의 의사결정과 간호계획에 대한 합리적인 근거를 바탕으로 더욱 효율적으로 보건의료전문인 및 대상자들과 의사소통할 수 있도록 한다. 근거중심간호를 수행하는 간호사는 자신의 간호행위가 습관과 직관이 아닌 과학적 근거에 바탕을 두고 있으며 법적으로 타당하다는 확신을 가지게 된다.

3) 보건의료기관

근거중심 보건의료에 근간을 두는 의료기관은 경쟁적인 의료시장에서 질적 의료서비스를 제공하는 기관으로 인정받을 수 있다. 국제적으로 공인된 최선의 근거를 바탕으로 한 의료서비스를 제공함으로써 법적 근거를 확보할 수 있으며 비용효과적인 경영에도 도움이 될 수 있다.

4) 국가, 사회

제한된 자원 내에서 비용효율적인 의료서비스를 국민에게 제공할 수 있으며 최신 · 최선의 근거를 바탕으로 한 의료를 보장함으로써 국민의 건강증진, 질병 예방 및 회복, 재활을 촉진할 수 있다.

1. 7. 근거중심간호의 과제

실무가와 이론가들은 근거중심 보건의료의 개념과 실제 적용에 대해 긍정적인 반응과 함께 부정적인 의견도 보여주고 있다. 부정적인 측면으로는 현존하는 과학적 근거의 일관성과 일치성의 결여, 개별 환자를 치료하는데 있어 근거적용의 어려움, 양질의 의료서비스를 제공하는 과정상의 걸림돌이다.

이러한 장애를 극복하고 근거중심간호를 실행하는데 있어 다음의 과제들이 고려되어야 할 것이다.

첫째, 연구근거의 결과를 전적으로 그대로 임상에 적용한다는 것이 쉽지 않다는 사실이다. 확실한 연구근거를 바탕으로 적합하다고 판단된 중재와 간호사가 자신의 임상업무에 실제로 적용할 수 있는 중재에는 어느 정도 차이가 있을 수 있다. 이러한 차이점을 명확히 설명하기 위한 연구가 또한 필요하나 간호학 분야의 상대적으로 제한된 자원으로는 제대로 된 연구체계조차 갖추지 못한 상태이다(Craig & Smith, 2002). 근거중심간호가 단지 간호연구의 질을 높이기 위해서나, 인용 가능한 어떠한 '지식'이라도 찾아내고자 하는 의도로 잘못 인식되거나 분별없는 시도에 의한 결과가 아니라는 것을 명심할 필요가 있다. 따라서 간호분야의 연구근거를 비평적으로 분석하고 이론적 중재와 실제적 중재를 연결해 줄 수 있는 방법론에 대한 연구와 이를 지원할 수 있는 연구체계가 중요하다.

둘째, 바쁜 의료인들이 근거 수집 및 평가기술을 습득하고 적용하는 데 있어서 시간적 제약이 있으며 실무현장에서 근거에 신속하게 접근하기 어려운 경우가 많다. 또한 근거중심실무의 토대가 되는 근거가 시간적으로 늦게 출현한다는 점이다. 이러한 한계점을 극복하기 위해서는 근거중심간호의 방법론에 대한 체계적인 교육과 요약된 근거에 대한 접근성을 높일 수 있는 정보기술의 발달이 지속적으로 이루어져야 할 것이다(Pape, 2003).

셋째, 근거중심의료에 대한 계속되는 논의와 토론에서 나타나는 대부분의 비판은 근거중심 보건의료의 정의를 잘못 이해함으로써 나타나는 "잘못된 지식의 편견(pseudo-limitations)"으로서 드러나는 경우가 많다(DiCenso, Cullum, & Ciliska, 1998). 근거중심 보건의료가 실무자의 임상경험을 무시하고, 임상연구에 제한되어 있으며 환자의 가치와 선호를 무시하거나 환자의 문제와 증상을 요리책을 들춰보듯 접근하는 것이 아니냐는 비판으로부터 벗어나기 위해서는 근거중심 보건의료의 명확한 정의와 각 단계에 대한 검토에 보다 많은 노력을 기울여야 할 것이다(김경희, 2003).

넷째, 근거중심간호가 절대적으로 비용을 절감시키는 효과적인 도구가 아닐 수 있다는 점도 명확하게 인식할 필요가 있다. 왜냐하면 대상자의 삶의 질을 극대화시키려는 데 초점을 맞춘 근거중심 보건의료의 제공이 오히려 의료비용을 증가시키는 경우도 발생될 수 있다(Smith, James, Lorentzon, & Pope, 2004). 비용과 대상자의 삶의 질을 주어진 상황에 맞게 균형있고 융통성있게 고려한 의사결정이 필요하다.

다섯째, 마지막으로 지속적인 연구결과의 축적에서 얻어진 근거가 없을 때 근거중심간호는 무용지물이 될 수밖에 없다는 점을 염두에 두고 근거의 주요출처인 연구의 활성화에 힘써야 할 것이다. 간호연구와 임상실무를 병행할 수 있는 직업적인 위치를 마련하는 것이 연구와 실무를 연계할 수 있는 하나의 좋은 방법론이 될 수 있을 것이다.

＊ ＊ ＊

<근거중심간호에 대한 신화와 진실?>

『근거중심간호는 새로운 개념이 아니며 이미 우리가 수년간 수행해 왔던 것이다.』

"간호가 연구를 기반으로 한 전문직이 되어야 한다."라는 말은 이미 수십년 전부터 논의된 것으로 새로운 개념은 아니다. 많은 간호학자들이 여러 분야에서 간호 실무의 근거가 되는 연구가 부족함을 언급했으며, 간호 실무의 많은 부분이 과학적인 검증 없이 전통적인 방법을 따르고 있다고 지적하였다. 이렇듯 수십 년간 근거중심간호를 강조해 왔지만, 이것을 실제로 어떻게 실행할 지에 대한 장애를 계속 느껴왔으며 최근에 들어서서 근거중심간호의 구체적인 실행방법론이 논의되기 시작한 것이다. 다시 말해 근거중심간호는 새로운 관점의 등장이라기보다는 과학적 간호를 실행할 수 있는 새로운 방법론적 패러다임으로 이해할 수 있을 것이다.

『근거중심간호는 개별화된 간호를 경시하며 간호를 "획일화"하고 있다.』

근거중심간호는 최선의 근거를 모든 대상자에게 동일하게 제공하는 요리책(cookbook)식의 처방이 아니다. 대상자에게 근거중심 간호중재를 적용하는데 있어 해당 중재의 위험요인 및 효과에 대한 고려와 함께 임상적인 전문 지식이 균형을 이루어야 하며 대상자의 상태나 선호도를 포함한 개별 대상자의 특정한 임상적 환경을 고려해야 한다. 대상자의 문제를 관리하는데 영향을 미칠 수 있는 임상적 경험, 중재방법에 대한 대상자의 가치, 최선의 근거, 그리고 활용가능한 자원 등 4가지 요소를 바탕으로 하여 판단을 내려야 하며 개별 대상자의 가치와 개별 간호사의 임상적 경험을 다른 요소들보다 우선시 하고 있다. 연구로부터 얻어진 근거는 전문분야의 지식을 증명할 수는 있지만 임상에서의 경험을 통해 얻을 수 있는 수많은 양적, 질적 정보를 평가하고 분류할 수는 없다. 따라서 임상 경험에서 비롯된 판단은 근거중심간호를 획일화된 간호와 차별화를 두게 하는 매우 중요한 요소이다. 또한 오늘날 대상자들은 이전보다 의학적 정보에 대한 접근의 기회가 훨씬 높으며 만성질환자의 경우 의료진보다 자신의 병태생리에 대해 잘 알고 있는 경우가 많다. 비록 대상자들이 참여하는 비중이 치료 결정에 있어 크지 않다 하더라도 의료서비스 결정에 있어 중요한 요소로 간주하고 있는 것이 근거중심간호의 원칙이다.

『근거중심간호는 무작위대조시험과 연구의 체계적 고찰을 지나치게 강조한다.』

무작위대조시험(Randomized Controlled Trial, 이하 RCT)은 실험군과 대조군을 무작위로 추출함으로써 두 그룹의 차이가 중재로 인한 결과임을 명확히 하므로 중재의 효과를 확인하는데 있어 현재까지 가장 이상적인 연구방법이다. 기존에 효과적인 것으로 간주하여 임상에서 보편화된 중재들이 RCT로 평가한 결과 효과가 의심스럽거나, 심지어 해로운 결과로까지 입증된 경우가 많이 있다.

따라서 최근 들어 연구문헌의 체계적 고찰(systematic review)에 대한 중요성이 더욱 강조되고 있다. 체계적 고찰은 연구주제를 선정하고 검색한 연구논문들을 고찰하고 각 연구의 특성과 결과를 요약 및 수량화하여 통계적으로 분석한다. 메타분석을 통해 한 가지 이상의 결과를 통계적으로 통합하거나 다량의 연구를 분석하는 것은 연구대상자의 수를 증가시키며 개별 연구보다 더 정확하게 중재효과를 평가할 수 있다. 정확한 체계적 고찰을 통해 간호사는 특정 주제와 관련된 특정 방법론의 연구에 대한 요약정보를 제공받을 수 있게 된다.

물론 RCT와 체계적 고찰이 간호중재를 평가하는 데 있어 이상적인 방법인 것은 사실이나 대상자의 경험과 태도, 신념을 이해하는 데 있어서 질적 연구 또한 유용하게 활용될 수 있다는 사실도 주지해야 한다. 중재의 효과는 RCT와 체계적 고찰을 통해 확인할 수 있지만 대상자가 중재를 수용하기까지의 어려움이나 치료가 대상자의 일상생활, 질병에 미친 영향 등에 대해서는 질적 연구에 의해 더욱 효과적으로 설명될 수 있다.

참고문헌

1. 김경희. (2003). 근거-중심 간호(Evidence-Based Nursing). 대한간호, 226, 54-63.
2. 당장리, 문덕현, 홍명호, 조경환, 최윤선, 윤도경, 김정아, 이영미, 이준영. (2002). 일차 진료의 흔한 문제에 대한 치료의 과학적 근거 수준 평가. 대한가정의학회지, 23(1), 40-59.
3. 박용숙. (2001). 임상간호영역에서의 간호지식 확산에 관한 연구. 석사학위논문. 경상대학교. 진주.
4. 박효순, 박명화. (2006). 임상간호사의 근거중심간호의 접근성과 활용성 및 장애요인에 관한 연구. 석사학위논문. 계명대학교. 대구.
5. 안형식. (2000). Evidence-Based Medicine의 개념과 발전방안. 대한의사협회지, 43(12), 1156-1164.
6. 오의금, 오현주, 이윤정. (2004). 임상간호사들의 연구 관련 활동 실태 및 연구결과 활용의 장애요인. 대한간호학회지, 34(5), 838-848.
7. 이은현, 김혜숙. (2000). 간호사가 인지하는 연구결과 이용의 장애요인. 대한간호학회지, 30(5). 1347-1356.
8. 장정애. (2001). 일차 진료의 치료에 관한 근거 수준 평가. 석사학위논문. 고려대학교. 서울.
9. Camiah, S. (1997). Utilization of nursing research in practice and application strategies to raise research awareness among nurse practitioners: A model for success. Journal of Advanced Nursing, 26, 1193-1202.
10. Courtney, M. (2005). Evidence for Nursing Practice. Marrickville: Churchill Livingstone.
11. Craig, J., & Smith, R. L.(2002). The Evidence-Based Practice Manual for Nurses. Edinburg: Churchill Livingstone.
12. DiCenso, A., Cullum, N., & Ciliska, D. (1998). Implementing evidence based nursing: Some misconceptions [editorial]. Evidence Based Nursing, 1, 38-40.
13. Ellis, J., Mullingan, I., Rowe, J., & Sackette, D. L. (1995). Inpatient general medicine is evidence based. Lancet, 346, 407-410.
14. Estabrooks, C. A. (1999). Modeling the individual determinants of research utilization. Western Journal of Nursing Research, 21, 758-772.
15. Guyatt, G., Sackett, D., & Cook, D. (1993). Users' guides to the medical literature II: How to use an article about therapy or prevention. Journal of the American Medical Association, 27, 2598-2601.
16. Huber, M., & Orosz, E. (2003). Health expenditure trends in OECD countries, 1990-2001. Health Care Financial Review, 25(1), 1-22.

17. Muir Gray, J. A. (1997). Evidence-Based Health Care: How to Make Health Policy and Management. London: Churchill Livingstone.

18. Pape, T. M. (2003). Evidence-based nursing practice: To infinity and beyond. The Journal of Continuing Education of Nursing, 34(4), 154-161.

19. Rizzuro, C., Bostrom, J., Suter, W. N., & Chenitz, W. C. (1994). Predictions of nurses' involvement in research activities. Western Journal of Nursing Research, 16, 193-204.

20. Sackett, D. L., Straus, S. E., Richardson, W. S., Rosenberg, W., & Haynes, R. B. (1997). Evidence-Based Medicine: How to Practice and Teach EBM. (1th Ed.) London: Churchill Livingstone.

21. Sackett, D. L., Straus, S. E., Richardson, W. S., Rosenberg, W., & Haynes, R. B. (2000). Evidence-Based Medicine: How to Practice and Teach EBM. (2nd Ed.) London: Churchill Livingstone.

22. Simpson, J., & Weiner, E. (eds) (1989). Oxford English Dictionary(2nd ed.). Oxford University Press.

23. Smith, P., James, T., Lorentzon, M., & Pope, R. (2004). Shaping the Facts: Evidence-based Nursing and Health Care. London: Churchill Livingstone.

24. Stevens, A., Milne, R., & Burls, A. (2003). Health technology assessment: History and demand. Journal of Public Health Medicine, 25, 98-101.

02

1단계: 임상질문의 작성 및 평가

>> 근거중심간호의 단계 <<

1단계 - 임상질문: 실무현장에서 파생된 정보에 대한 요구에 초점을 맞추어서 구체적인 질문으로 전환한다.
2단계 - 검색: 구체적인 질문들과 관련된 근거를 확인하기 위해 연구문헌을 검색한다.
3단계 - 비평적 분석: 연구를 통해서 확인된 근거를 타당성과 일반화를 위하여 비평적으로 평가한다.
4단계 - 실무적용: 최선의 활용 가능한 근거를 임상적 경험과 대상자의 가치를 바탕으로 간호실무에 적용한다.
5단계 - 평가: 근거에 기반한 수행을 자가평가, 모니터 및 동료평가를 통해서 평가한다.

본 장은 근거중심간호의 첫 번째 단계인 필요한 정보를 정확한 질문으로 바꾸는 과정에 관한 것이다. 체계적 임상질문은 양질의 해당 근거가 의사결정과정에서 적절히 확인되어지고 구체화되도록 도와주는 첫 번째 단계이다. 실제로 CINAHL 데이터베이스에서 "question" 또는 "questions"의 용어를 검색어로 입력하면 총 25,980개의 문헌이 검색되고 2005년에만 1,696개의 문헌이 검색되는 것을 볼 때 간호에 있어 "질문"이라는 단어의 중요성을 제시하는 한 예라 볼 수 있다.

간호사와 타 의료전문인들은 환자와 가족의 상태와 관심을 사정하고 요구되는 중재를 결정하기 위한 의사결정을 하기위해 많은 시간을 보낸다. 하지만 어떠한 정보가 필요한지에 대해 항상 명확한 것은 아니며 적용이 불가능하거나 적절하지 않은 문헌을 무작정 찾아보는데 몇 시간을 소모할 수도 있다. 따라서 정확한 해답을 찾을 수 있도록 적절한 임상질문을 개발하기 위한 전략은 최선의 근거, 임상전문가의 경험, 대상자의 가치 및 활용 가능한 자원을 통합하여 근거중심의 의사결정을 내리고자 하는 임상 실무자들에게는 매우 중요한 것이다.

임상의들이 환자를 만날 때 가지게 되는 임상질문에 대한 연구결과들은 간호실무에 대해서도 중요한 정보를 제공할 것이다. 연구결과에 의하면 임상의들이 환자를 진료할 때 평균 6개 정도의 질문을 가지는 것으로 보고되었다(Ely, Bruch, & Vinson, 1999; Osheroff, Forsythe, & Buchanan, B. G., et al. 1999). 실무에서 간호사들이 하는 질문의 범위를 검토한 연구는 없지만 간호사들의 정보탐색유형에 대한 연구는 수행된 바 있다(박효순, 박명화, 2006; Spath, & Buttlar, 1996; Blythe, & Royle, 1993). 이러한 연구결과를 바탕으로 볼 때 의사와 간호사의 질문행위는 다음과 같은 공통점을 가지고 있다는 사실을 알 수 있다. 첫째, 두 집단 모두 복합적인 정보 요구를 가지고 있으나 모든 질문에 대한 답을 구하기는 어렵다. 둘째, 다양한 출처가 해답을 구하기 위해 사용되어지고 가장 쉽게 접근할 수 있는 정보원(주로 동료집단과 교과서)을 주로 사용한다는 것이다.

구체적이고 정확한 질문을 만드는 일은 실무현장에서 의료진이 근거중심실무를 실행하는 단계 중 가장 어려워하는 단계이며 또한 근거중심간호의 전체 과정의 방향을 결정하는 중요한 단계이다.

2. 1. 임상질문의 필요성

건강관리 전문가는 지속적으로 자신의 실무를 평가해야 한다. 새로운 기술(예, 투약, 혈압 모니터링 방법, 상처치료법), 새로운 간호방법(전문간호, 가정간호 등)이 계속 연구되고 소개된다. 새로운 정보(조류독감의 원인, 노인인구통계 등)도 정기적으로 계속 발표된다. 간호를 수행하면서 질문을 던지는 접근방법은 환자 간호를 위해 활용할 수 있는 새로운 중재방법을 생각해내고 이를 실제로 적용할 수 있을지 확인하기 위한 중요한 방법이다. 지속적으로 발전을 추구하는 의료전문인의 자세는 연구하는 자세와 더불어 '무엇이 최선인가?', '누가 해야 하는가?', '이 환자는 어디서 치료를 받아야 하는가?', 등의 의문을 계속 제기하는 태도이다. 단순히 의료기술 관련 산업에 의해 상업화되는 신기술을 맹목적으로 수용하거나 변화에 대한 무조건적인 거부는 환자의 치료결과, 자원, 비용 등에 부정적인 영향을 미칠 수 있다.

Box 2.1 과 같은 상황들은 과학적인 근거의 필요성 즉 임상질문의 필요성을 촉진시키는 상황들이다(Smith, 1996).

Box 2-1 임상질문의 필요를 촉진시키는 상황

- 최선의 중재방법에 대한 불확실성
- 치료 및 중재 방법과 관련된 논쟁
- 치료와 검사의 효과에 대한 지식부족
- 기대하지 않은 환자 결과의 발생
- 새로운 치료법과 기술의 도입
- 관습에 근거한 실무의 반복
- 환자에 의한 새로운 제안

임상에서 이미 고착된 간호방법에 대해 질문을 던지는 것이 쉽지 않지만 전통적으로 행해진 관습적 실무의 정당성에 대해서도 의문을 제기하는 자세가 필요하다. 귀중한 간호수행 시간과 자원을 소비하고, 유해하거나 이익이 적거나 아예 이익이 없는 관습화된 수행들의 효과에 대해 재검토할 필요가 있다.

모든 간호행위에 대해 적절한 사람에게, 적절한 것을, 적절한 방법으로, 적절한 장소에서, 적절한 시간에 적절한 결과를 얻기 위해 간호가 수행되어졌는지를 고려하는 것이 근거중심간호를 위한 임상질문을 제기하는 첫 단계가 될 수 있을 것이다. 이런 질문들을 던짐으로써 정보가 부족하거나 잘못된 정보에 의해 수행되고 있는 실무를 확인할 수 있다.

2. 2. 구체적이고 정확한 임상질문의 필요성

사람들에게 직접 묻는 질문이든, 문헌을 통한 질문이든 의미 있는 해답을 얻기 위해서는 질문을 만드는 기술이 필요하다. 연구과정의 경우 연구설계와 방법은 연구자가 무엇을 알고 싶어 하는지에 의해 결정된다. 연구를 위한 질문은 연구자가 결정한 연구의 목적, 방법, 대상, 중재, 결과 등에 의해 끊임없이 다듬어진다. 이와 유사하게, 임상에서의 의사결정을 위해 최선의 근거를 활용하는 과정을 이끌어나가는 것도 임상질문이다.

구체적이고 정확한 질문(focused and right question)을 만들어야 하는 3가지 중요한 이유는 다음과 같다.

(1) 해당되는 근거를 찾기 위해
(2) 최선의 근거를 선택하기 위해
(3) 근거의 적용가능성을 판단하기 위해

(1) 해당되는 근거를 찾기 위해

임상질문이 명확하면 할수록 CINAHL, MEDLINE, Cochrane Library와 같은 전자 데이터베이스에서 자료를 찾기가 용이해진다. 질문과 관련 있는 연구결과를 얻기 위해서는 체계적인 검색방법이 사용되어져야 한다. 초점이 어긋난 질문은 관련성이 없는 자료를 얻기 쉬우므로 관련 자료를 찾기 위해 검색된 수많은 자료를 분류하면서 소중한 시간을 소비하기 쉽다. 예를 들면, 급성 통증을 가진 노인환자를 중재하기 위해 CINAHL에서 'acute pain'을 주제로 검색하여 1996년에서 2005년까지 9,395개의 자료가 검색되었다. 최근 2년간의 자료로 재 검색을 해도 2,285개나 되는 자료가 검색되었지만, 상당수의 자료가 아동 및 성인의 급성 통증에 관한 것으로 노인환자와는 큰 관련성이 없는 것이 많았다. 이러한 상황에서 초점을 맞춘 질문은 검색방법의 기준을 명확히 제공함으로써 구체적인 정보를 찾는데 도움이 될 것이다.

(2) 최선의 근거를 선택하기 위해

질문이 만들어지면, 그 질문에 답할 수 있는 연구설계의 종류가 확정되어진다. 예를 들어, 치료의 효과성에 대한 질문은 다수의 무작위대조시험(RCT)의 결과를 종합한 체계적 고찰(systematic review)이나 개별 무작위대조시험의 결과에 의해 얻을 수 있다. 질병의 예후에 대한 답이 필요하다면, 가장 좋은 근거는 코호트연구에 의해 찾을 수 있을 것이다. 어떤 연구방법이 질문에 가장 중요한 대답을 해줄 수 있을 지를 아는 것은 검색된 논문들을 빠르고 체계적으로 분류할 수 있게 한다.

(3) 근거의 적용가능성을 판단하기 위해

다수의 실험연구에 대해 체계적으로 고찰한 논문을 찾았다 하더라도 그대로 실무에 적용할 수 있는 것은 아니다. 해당 연구가 실제 환자에게 적용되어 연구에서의 결과와 동일한 결과를 얻을 수 있을지 그 가능성에 대해 판단해야 한다. 연구가 이루어진 환경과 실제 임상 환경이 정확히 일치할 확률은 높지 않을 것이다. 그러므로 간호사는 연구를 읽을 때, 연구의 대상과 실제 환자와의 차이로 인해 원하는 결과를 얻을 수 있을지에 대해 결정해야 한다. 예를 들면 노인들에게는 유용했던 건강교육 전략에 대한 연구결과를 청소년에게 적용하는 것이 적절한가 하는 것이다. 일대일로 교육하는 것이 청소년에게는 당혹스런 경험이 될 수도 있으며, 오히려 건강교육에의 참여를 저해하는 요인이 될 수도 있다. 이와 마찬가지로, 똑같지는 않더라도 비슷한 중재나 치료가 연구에서와 같은 결과를 실제 임상에서 가져오리라고 섣불리 판단해서는 안 된다.

구체적으로 만들어진 질문에는 간호대상에 대한 설명, 치료나 검사에 대한 계획, 얻고자 하는 주요결과가 포함되어 있다. 따라서 구체적인 질문을 만드는 것은 실제로 임상에 적용하지 못할 연구결과를 구별하고, 환자와 연구대상자 사이에 존재할 수 있는 차이점을 명확히 하는데 도움이 될 것이다. 그 외에도 구체적인 질문을 만드는 습관은 환자에 대해 간호사 간 그리고 타 의료진과의 정확한 의사소통이 가능하게 해주며, 질문에 답하는 과정을 통하여 호기심이 높아지고, 인지적 일치감을 경험하게 되어 더 훌륭하고 민첩한 실무를 즐길 수 있도록 도와준다.

2. 3. 배경 질문과 구체적 질문

임상질문은 배경 질문(background question)과 구체적 질문(foreground question)의 두 가지 기본 형식으로 구성되어 있다.

2. 3. 1. 배경 질문

배경 질문은 보통 일반적으로 관련 문제에 익숙하지 않은 경우 묻게 되는 질문이다. 주로 질병의 발생에 대한 질문과 질병의 특성 및 증상에 대한 질문으로 인간의 건강과 질병에 관한 생물학적, 심리학적, 사회학적 측면 등 모든 범위를 포괄할 수 있다.

예를 들어 중환자실에서 인공호흡기를 달고 있는 환자를 간호하는 것에 대해 배우는 학생 간호사는 다음과 같은 질문을 할 수 있다.
"폐렴이 무엇인가?", "폐렴을 치료하는 데 있어 인공호흡기의 역할은 무엇인가?", "폐렴을 예방하거나 치료하기 위해 항생제는 왜 사용하는가?" 이런 질문에 대한 대답은 특정 환자에 대한 임상의사결정을 내리기 위한 구체적인 정보보다 폐렴환자 간호에 대한 기초적인 이해를 위한 정보를 제공하는데 기여할 것이다.

배경 질문을 만드는 것은 상대적으로 쉽다. 질문은 주로 7하 원칙(누가-Who, 무엇을-What, 누구를-for Whom, 왜-Why, 어디서-Where, 언제-When, 어떻게-how well)중의 하나 또는 그 이상으로 구성되어진다. 배경 질문에 대한 답변을 위한 정보를 찾는 것 또한 상대적으로 쉽다. 이런 질문에 대한 답변을 제공할만한 정보의 출처로는 간호학 및 의학 전문 교과서, 생리 · 병리 및 약리학 책과 종설(해당 분야의 전문가가 쓴 관련 주제에 대한 문헌고찰) 등이 될 수 있다.

2. 3. 2. 구체적 질문

구체적 질문은 특정한 임상상황에 관해 정확한 정보를 요구하는 경우 필요하며 배경 질문보다 구체적으로 초점이 맞추어진 질문을 하게 된다. 구체적 질문도 배경 질문과 마찬가지로 환자치료와 관련된 생물학적, 심리학적, 사회학적 요소와 관련된 광범위한 분야를 포함할 수 있다.

중재와 관련된 구체적 질문으로는 "인공호흡기를 달고 있는 환자에게 semi-recumbent position이 supine position보다 폐렴의 발생빈도를 줄이는 데 효과적인가?"가 될 수 있고 인과관계에 대한 질문의 예로는 "입원한 노인환자의 불충분한 영양섭취가 사망률과 연관이 있는가?"가 될 수 있다. 질적 연구결과를 필요로 하는 질적 질문(qualitative question)은 "병원에 입원하여 인공호흡기를 달고 있는 젊은 환자들의 경험은 어떠한가?"가 될 수 있다.

이와 같이 구체적 질문은 배경 질문보다 더욱 복잡하고 세부적이다. 그리고 답변을 위해 더 많은 종류의 정보를 필요로 한다. 간호사에게는 배경 질문과 구체적 질문이 모두 필요하지만, 각각의 비중은 시간에 따라 변화하고 임상문제에 대한 간호사의 경험에 따라 달라진다(그림 2-1). 임상 문제에 대한 경험이 제한되어 있는 A 시점(예: 학생간호사)이라면 그림에서 세로축에 표시된 대다수의 질문이 배경 질문을 필요로 하게 될 것이다. 임상경험과 책임이 많아지는 B 시점(구졸 간호사 등)에서는 환자치료에 관한 구체적 질문의 비율이 점차 높아지

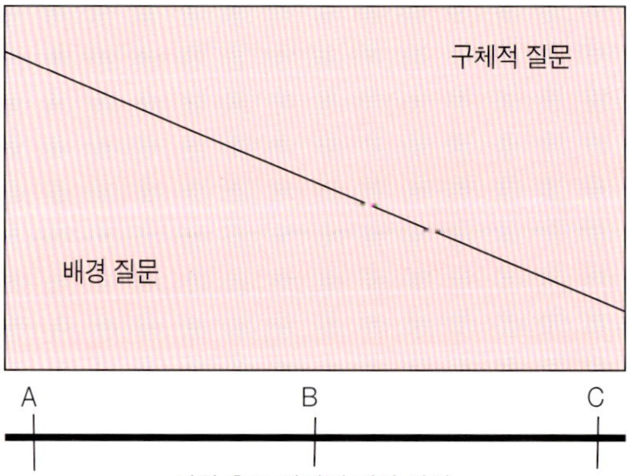

그림 2-1. 배경 질문과 구체적 질문의 관계
출처: Sackett, D. L., Straus, S. E., Richardson, W. S., Rosenberg, W., & Haynes, R. B. (2000). *Evidence-Based Medicine: How to Practice and Teach EBM.* (2nd Ed.) London: Churchill Livingstone. pp. 17

게 된다. 보다 경험이 축적된 C 시점(전문간호사)에서는 거의 대부분의 질문이 구체적 질문이다. 그림에서 표시된 대각선은 어떤 학생간호사라도 환자를 간호함에 있어서 반드시 구체적 질문을 필요로 하며, 아무리 숙련된 간호사라 하더라도 배경 지식에 관한 질문이 필요한 경우가 있다는 것을 보여주고 있다.

환자간호에는 많은 양의 배경 지식과 구체적 지식이 필요하다. 간호사가 환자를 간호하는데 필요한 지식을 이미 알고 있는 경우라면, '인지적 공명(cognitive resonance)' 이라고 불리우는 이성적, 감성적 반응의 교감을 거치면서 빠른 결정을 내릴 수 있다. 반면 환자를 간호하는데 필요한 정보를 알고 있지 못한 경우에는 '인지적 부조화(cognitive dissonance)" 라고 하는 이성적, 감성적 반응을 경험하게 되고, 이로 인해 부족한 지식을 채우기 위한 강한 동기가 유발된다. 때로 ' 인지적 부조화 '는 지식이 부족한 것으로 인해 과도한 불안, 죄책감, 부끄러움과 같은 부정적 감정을 유발하기도 한다. 그러나 지식이 필요하다는 것을 인식하고 학습동기가 유발되어 부족한 지식을 채워나가게 하는 긍정적인 역할도 동시에 수행하기도 한다(오히려 더 심각한 경우는 무지, 무능력, 퇴보의 상태에 머무르거나 심지어 자신이 무지하다는 것조차 알지 못하는 경우라고 할 수 있다)(Sackett, Straus, Richardson, Rosenberg, & Haynes, 2000).

Box 2-2는 간호과정에서 간호사가 자주 제기하는 구체적 질문을 문제 별로 분류한 것이다(McKibbon, & Marks, 2001).

Box 2-2. 간호과정에서 자주 제기되는 구체적

1. 임상증상: 질병과정이나 신체검진에서 나타난 임상증상을 어떻게 적절하게 수집 · 정리하여 해석할 것인가?
2. 질병 및 증상의 원인: 질병 및 증상의 원인을 어떻게 확인할 것인가?
3. 질병의 임상경과: 특정 질병에 이환된 경우 특정 임상 증상이 얼마나 자주 그리고 언제 나타나는가? 환자의 증상을 감별하는데 있어서 이러한 지식을 어떻게 활용할 것인가?
4. 사정 및 진단검사: 특정 진단을 확정하거나 제외하기 위해서, 검사의 정밀성, 정확성, 수용성, 비용, 안전성 등을 고려하여 어떻게 최선의 검사를 선택하고 해석할 것인가?
5. 예후: 시간 흐름에 따라서 특정 환자의 구체적 임상경과를 어떻게 예측할 수 있을까? 혹은 가능성 높은 합병증의 발생을 어떻게 예측할 수 있을까?
6. 중재: 환자 입장에서 비용과 노력을 투여할 가치가 있으며, 환자에게 해가 되기보다는 도움이 되는 중재를 어떻게 선택할 것인가?
7. 예방: 위험요인을 규명하고 변화시킴으로써 질병에 이환될 가능성을 감소시키고, 초기에 질병을 발견하기 위한 활동은 어떻게 수행하여야 하는가?
8. 질병경험과 의미: 환자들이 질병과정 속에서 경험하게 되는 것을 어떻게 이해할 것인가? 그리고 그러한 경험이 환자의 치료과정에 어떻게 영향을 미치는가?
9. 간호수준의 향상: 최신의 간호학 정보를 어떻게 지속적으로 학습하고 자신의 실력과 기술의 숙련도를 향상시켜 나갈 것인가? 보다 좋은 효과적인 서비스를 제공하기 위해서 어떻게 노력할 것인가?

2. 4. 구체적 질문을 만드는 방법

좋은 질문을 만드는 것은 근거중심의 임상 실무와 간호교육에 있어서 근간을 이루며 대상자를 실무와 교육에 있어 중요한 출발점으로 인식하는 계기가 된다. 임상기술을 가르치는 것과 마찬가지로 '질문을 만드는 방법' 에 대한 교육도 구체적 사례를 통한 실습이 필요하다. 사례를 활용한 교육을 통해서 전혀 알지 못하던 것을 스스로 깨닫게 되고, 지식이 부족한 부분을 정확하게 인식하여 부족한 지식을 채워나갈 수 있게 된다. 몇 가지 질문을 만든 후에 좋은 질문이 갖추어야 할 요소를 고려하여 해당 질문이 배경 질문인지 아니면 구체적 질문인지에 대해서 구분하는 연습도 필요하다.

2. 4. 1. 구체적 질문의 구성요소

구체적 질문의 구성에는 다음의 4가지 주요 요소에 대한 세부적인 기술이 필요하다. 이 구성요소는 약자인 PICO로 주로 표기한다.

인공호흡기를 달고 있는 환자의 병원성 감염을 예방하기 위한 최선의 체위는 무엇인가에 대한 질문을 PICO 방식으로 구성하면 다음과 같다.

"중환자실에 입원하여 인공호흡기를 달고 있는 성인 환자(P)가, semi-recumbent position(I)을 하는 것이 supine position보다(C) 병원성 폐렴의 발생빈도를 줄일 수 있는가(O)?"

간결하고 명확하게 조직된 PICO를 사용한 질문은 임상질문을 명확하게 하고 질문의 해답에 가장 적절한 연구방법에 대한 정보를 알려준다. 따라서 PICO는 다섯 번째 주요요소인 연구 방법론(M)을 포함하여 PICOM으로 확장될 수도 있다. 인공호흡기를 달고 있는 환자의 체위에 대한 질문은 무작위대조시험이 가장 확실한 답을 제공할 수 있는 연구방법론이 될 수 있을 것이다(표 2-1).

구체적 질문의 개발 과정을 다음의 임상사례를 바탕으로 분석해 보자.

> 당신은 중환자실의 간호사이다. 당신은 의사가 인공호흡기를 달고 있는 환자들의 weaning을 시작하기 위한 처방을 내리기 전에 이미 환자들이 weaning을 충분히 할 수 있는 상태인 경우를 종종 보았다. 당신은 간호사가 주도적으로 실시하는 인공호흡기 weaning을 위한 프로토콜이 의사에 의해 지시된 weaning보다 환자들이 인공호흡기를 달고 있는 기간을 줄이는 데 효율적인지에 대해 알고 싶다.

먼저 적절한 임상질문을 구성하는 것이 첫 번째 단계이다.

표 2-1. 구체적 질문의 4가지(혹은 5가지) 구성요소(PICO(M))

환자 혹은 문제 (Patient or Problem)	질문이 무엇 혹은 누구에 관한 것인지 정의한다. (환자집단의 특성을 기술함)
중재/치료 (Intervention/ Treatment)	어떤 중재 혹은 검사에 대해 정의하는 것으로 중재는 계획된 행동의 과정이나 환자가 노출될 상황(낙상, 불안 등)에 대한 것이다. * 간호사가 환자를 위해 하려고 생각하고 있는 것이나 환자에게 일어날 수 있는 상황을 서술해본다.
비교 가능한 타 중재 (Comparison Intervention)	비교할 중재로는 어떠한 것이 있는 지 정의한다(비교대상이 있는 경우). * 비교할 수 있는 타 중재를 서술한다.
결과 (Outcomes)	유익(benefit)하거나 혹은 유해(risk)하며 유의한(significant) 결과를 정의한다. * 기대하는 혹은 피하고자 하는 결과를 기술한다.
연구방법 (Method)	해당 임상질문에 대한 최선의 답을 얻기 위해 가장 적절한 연구방법은 무엇인지 기술한다. * 무작위대조시험 혹은 코호트 연구 등

출처: Craig, J., & Smith, R. L. (2002). The Evidence-Based Practice Manual for Nurses. Edinburg: Churchill Livingstone.

PICOM을 이용하여 다음과 같은 질문을 만들 수 있다: "중환자실에서 인공호흡기를 한 환자에게(P) 간호사가 주도적으로 실시하는 인공호흡기 weaning을 위한 프로토콜(I)과 의사처방에 의한 weaning(C)과 비교했을 때 인공호흡기의 지속기간을 줄이는 데 있어(O) 무작위대조시험(RCT) 연구결과를 바탕으로 볼 때(M) 어느 것이 더 효과적인가?"

다음 단계로 잘 조직된 임상질문을 사용하여 무작위대조시험(RCT)에서 임상질문의 답변이 될 수 있는 근거를 MEDLINE에서 조사한다. 관련 있는 논문으로 최신의 질 높은 2개의 무작위대조시험(RCT) 연구를 선택하게 된다. 두 연구논문의 전체 내용을 검토한 후 여러 병원의 인공호흡기 치료를 받고 있는 다양한 질환의 중환자들에게 간호사가 주도하는 weaning 프로토콜을 적용하는 것이 인공호흡기의 지속기간을 늘리지 않는다는 사실을 알게 된다. 이 근거는 간호사들이 인공호흡기를 사용하는 환자의 weaning 과정을 프로토콜에 따라 안전하고 효과적으로 주도할 수 있다는 생각을 강하게 뒷받침하고 있다. 따라서 간호사는 확신을 가지고 인공호흡기 weaning 환자에 대한 실무와 정책을 변화시키기 위한 노력을 시작할 수 있게 되는 것이다.

2. 4. 2. 구체적 질문의 임상적 예제

<사례 1>

개심술을 받은 8살의 여아가 3일 동안 인공호흡기를 달고 있었다. 아동의 머리 뒤쪽에 작은 욕창이 생기기 시작했다. 이 상황에서 간호사는 다음과 같은 의문을 가졌다.

앞으로 이 여아에게 생길 욕창을 어떻게 예방할 수 있을까?

이러한 일반적인 질문은 그 해결책을 찾기 모호하다. 영양결핍, 순환장애, 부동, 침대의 종류 등 욕창과 관련된 많은 요인들이 잠재해 있기 때문이다. 간호사는 욕창 드레싱에 초점을 두기로 결정했다. 아동은 현재 습식 거즈 드레싱으로 간호를 받고 있다.

대상

먼저 성인대상의 연구가 아동에게도 적용될 수 있을까를 생각해본다면 기존연구에서 연령에 따라 연구 결과가 달라졌다면 연령도 질문에 포함되어져야 한다.

또한 개심술을 받은 환자로 특별히 제한할 필요가 있는가를 생각해본다면 심장문제를 가진 중환자는 순환장애를 가지고 있으므로, 욕창에 대한 위험도가 높지만 타 질환을 가진 중환아(예: septic anemia를 가진 환아)도 순환상태에 문제를 가질 수 있다. 따라서 모든 중환아들에게 욕창의 위험이 비슷하게 있으므로 중환아들을 대상으로 한 욕창연구가 답변을 얻는데 도움이 될 것이다.

중재

여러 가지 종류의 드레싱(건식 거즈 드레싱, 습식 거즈 드레싱, hydrocolloid 등)을 사용할 수 있다. 이 중 간호사는 hydrocolloid를 사용하는 것을 고려하기로 한다.

비교 가능한 중재

비교 가능한 중재가 반드시 필요한 것은 아니지만, 제안된 중재와 비교 가능한 중재는 최근 사용되어지고 있는 방법이 될 수 있다. 현재 사용하고 있는 습식 거즈 드레싱을 비교 대상으로 가정해보자.

결과

결과는 보다 신중하게 선정되어야 한다. 간호사는 더 이상의 욕창이 발생하는 것을 예방할 수 있기를 원한다. 욕창을 '부분적 혹은 전반적인 피부궤양'이라고 정의한 연구는 욕창을 '지속적인 피부색 변화' 라고 정의한 연구와는 다른 결과를 보일 수 있다.

요약하면,

- 집단 : 중환아
- 중재 : hydrocolloid
- 비교 : 습식 거즈 드레싱
- 결과 : 욕창 - 부분적 혹은 전반적인 피부 궤양

따라서 PICO 방식에 의해 질문을 좀 더 구체적으로 구성하면 다음과 같다.

> 중환아에게 있어서(대상), hydrocolloid(중재)가 욕창을 치료하는데 있어(결과) 습식 거즈 드레싱(비교 가능한 타 중재)을 사용하는 것보다 더 효과적인가?

위의 사례에서는 욕창의 예방과 관련하여 사용하고 있는 드레싱과 관련된 질문을 만들었지만 식이관리, 침대의 종류 등에 대한 다양한 임상질문들이 생성될 수 있을 것이다.

<사례 2>

> 2살 된 미영은 사고를 당해, 응급실에 왔다. 소변 검사를 위해 요도에서 바로 검체용기를 사용해 소변을 받는 clean catch sampling 방법을 사용하여 미생물검사와 균 배양 검사결과 백혈구 수치가 높게 나와 항생제가 투여되기 시작했다. 6일 후 재검사를 해 본 결과 오히려 여러 종류의 균이 배양된 것을 알게 되었다. 미영이 다른 요로계 감염이 있는지, 소변 검체 자체가 오염되었는지를 정확히 알 수 없는 상황이다. 소변 검체를 얻는 과정에 문제가 있었다고 추측한 의사는 소변주머니에서 채취하지 말고 방광에서 바로 소변을 채취하는 방법(supra pubic aspiration)을 사용하도록 제안했다. 이 방법은 비용이 많이 들고 아동이 힘들어하는 방법이라 간호사는 이 방법이 과연 필요한 것인가에 대해 생각했다.

간호사는 다음과 같은 질문을 제기할 수 있을 것이다.

아동에게서 균 배양을 위한 소변 검체를 얻는 가장 좋은 방법은 무엇인가?

대상

관심 대상은 요도감염이 의심되는 아동이지만, 간호사는 대상을 보다 구체적으로 규정짓기를 원했다. 스스로 소변을 받을 수 있는 큰 아동의 결과와 기저귀를 차고 있는 아기들의 연구결과는 다를 수 있기 때문이다.

중재

현재 미영에게서 소변을 채취하는 방법은 clean catch sampling이다. 이 방법은 비용이 저렴하고 사용하기 쉬운 방법이나, 검사 결과에 영향을 줄 수 있는 방법이다.

비교 가능한 중재

두 가지 채취방법을 비교하는 것은 임상에서 어떤 방법을 사용할 것인가를 결정하는데 유용하다. 방법은 방광으로부터 직접 치골 상 부위를 통해 소변을 채취한 표준검체와 비교해 봐야 한다. 표준검체로 검사하는 것은 다음과 같은 단점이 있다: 치골 상 흡인은 시술하기 어렵고 침습적이며, 소변주머니를 이용하거나 clean-catch 방법 보다 환자에게 통증이 수반된다.

결과

주요 관심결과는 선택된 방법이 균배양 검체를 오염시키느냐 하는 것이다. 간호사가 고려해야 할 또 다른 요소는 시간, 가족이나 환자의 수용성, 사용의 용이함이다.

결론적으로;

- 대상 : 배뇨 조절이 불가능한, 요도감염이 의심되는 아동
- 중재 : clean catch sampling
- 비교 : supra pubic aspiration
- 결과 : 검체 오염으로 인한 위 양성 균 배양

수정된 질문은

> 요도감염이 의심되는 배뇨 조절이 불가능한 아동에게 있어, clean catch sampling으로부터 채취한 소변검체는 supra-pubic으로 흡인한 소변과 비교해봤을 때, 오염검체로 인해 위 양성이 나타날 위험도가 더 큰가?

<사례 1>

> 최근 우리나라 정부가 저출산, 고령화 사회의 도래로 인해 젊은 층의 출산을 장려함에도 불구하고, 결과는 별로 좋지 않은 것으로 보고되고 있다.
> 도시 중류층 20대 맞벌이부부의 출산률이 특히 낮다는 것을 확인한 지역사회간호사는 대상 여성들이 출산을 원하지 않는 요인들에 대해 알고 싶었다. 이 정보는 앞으로 출산을 장려하기 위한 교육 프로그램에도 도움이 될 것이다.

지역사회간호사는 다음과 같은 질문을 제기한다.

왜 도시 중류층 20대 맞벌이 기혼 여성은 출산을 원하지 않는 것일까?

이 질문은 PICO 형식에 잘 맞지는 않지만, 그럼에도 불구하고, 질문의 각 요소들을 고려할 수 있는 유용한 질문이다. 이 질문은 좀더 세분화 되어 중요한 근거를 찾을 수 있게 수정될 수 있다.

대상

대상은 도시의 중류층 맞벌이 여성 주부들로, 서로 다른 요구와 경험을 가진 대상자들이다. 지역사회간호사는 모든 연령층의 여성들에게 관심이 있을 수 있지만, 특히 도시 중류층 맞벌이 주부에게 초점을 맞춘다면, 질문을 만들 때 이를 반영할 필요가 있다. 지역사회간호사는 여성의 출산에 영향을 미칠 수 있는 요인들에 대한 정보를 얻기 위해 출산을 한 여성과 하지 않은 여성 모두의 견해를 조사할 필요가 있다.

중재

치료의 정확성 및 효과성과 관련된 질문과는 달리, 이 질문은 중재와는 상관이 없이 간호사가 여성들의 출산에 영향을 미치는 요인을 알아내는 것이 목적이다. 일단 요인이 확인되면 간호사는 출산을 장려하기 위한 중재 프로그램을 발전시켜 나가야 할 것이다.

결과

지역사회간호사는 여성의 출산과 관련된 인식, 태도, 가치나 신념 등에 관심이 있다.

수정되어진 질문은 다음과 같다.

도시 중류층 맞벌이 기혼여성들이 언급하고 있는 출산에 영향을 미치는 요인은 무엇인가?

이런 종류의 질문은 모성의 견해를 심층적으로 제공하는 질적 연구가 답변을 제공할 수 있을 것이다.

위의 세 가지 질문과 이를 위한 연구방법을 제시하면 표 2-2와 같다.

표 2-2. 임상질문의 종류와 연구방법

임상질문의 형식	임상질문의 예시	연구방법
치료 또는 중재의 효과	중환아에게 있어서(대상), hydrocolloid(중재)가 욕창을 치료하는데 있어(결과) 습식 거즈 드레싱 (비교 가능한 타 중재)을 사용하는 것보다 더 효과적인가?	사전 사후 비교 연구 무작위대조시험
특정 건강문제 또는 질병의 결과에 대한 환자의 경험	도시 중류층 맞벌이 기혼여성들이(대상) 언급하고 있는 출산에 영향을 미치는 요인(결과)은 무엇인가?	질적 연구 상관성 연구
특정 진단 검사 또는 사정 방법이 효과	요도감염이 의심되는, 배뇨 조절이 불가능한 아동(대상)에게 있어, clean catch sampling(중재)으로부터 채취한 소변검체는 supra-pubic (비교가능한 타 중재)으로 흡인한 소변과 비교해 봤을 때, 오염검체로 인해 위 양성(결과)이 나타날 위험도가 더 큰가?	집단 간 비교 연구: '새로운' 검사법(또는 검진방법)을 기존의 방법과 비교한다.

2. 5. 구체적 질문을 만드는 과정의 장애

실제 임상현장에서 구체적 질문을 만들 때 흔히 다음의 세 가지 문제점에 당면하는 경우가 많다.

1) 환자의 질문으로 인해 당황스러울 때, 어디서부터 시작해야 할지 알 수 없을 때, 일의 진행이 어렵고 어디가 잘못된 것인지 모를 때는 표 2-1에 제시된 10가지 질문에 대하여 스스로에게 질문을 던져보고 자신이 정확히 알고 있는 부분과 모르는 부분에 대해 평가해 보아야 한다. 모르는 부분을 인정한다는 것을 부끄럽게 여기기 보다 새로운 지식을 얻을 수 있는 계기에 대해 기뻐해야 한다.
2) 질문을 완성하는 데 어려움을 느낀다면 의문점을 크게 소리 내어 말해 보거나 아니면 그 내용을 적어보는 것이 좋다. 그래도 문제가 잘 안 풀릴 경우에는 표 2-1을 참고하여 어느 부분에서 어려움을 겪고 있는지 점검해본다. 그리고 나서 다음 두 단계를 거치면서 질문을 만들어 가는 것이 좋다. 먼저 중요한 핵심문제를 파악하고 그런 다음 각각의 쟁점을 명확하게 기술하도록 노력한다. 질문을 만드는 데 시간이 오래 걸리는 경우 처음부터 전체 문장을 만들기 위해 애쓰는 것보다는 네 가지(다섯 가지) 핵심 구성요소를 먼저 적어 보는 것도 도움이 될 것이다.
3) 매일 내려야 할 의사결정과 필요한 정보의 양이 많으므로 어떠한 최신의 근거가 우선적으로 필요한 지 찾기 위해서는 질문들의 우선순위를 정해야 한다. 환자의 안위와 관련해서 가장 중요한, 자주 발생되는, 혹은 잠재적으로 중요한 결과를 미칠 수 있는 질문들이 우선순위로 고려되어져야 한다. Box 2-3은 임상질문의 우선순위를 정하기 위해 고려되

Box 2-3. 임상질문의 우선 순위 결정시 고려할 사항

- 다수의 환자에게 영향을 미치는 질문
- 실무에 변화를 가져올 수 있는 질문
- 여러 분야에서 필요로 하는 질문
- 실무에서 많은 차이를 보이는 질문
- 최선의 실무에 대한 불확실성과 논쟁이 있는 질문
- 주어진 시간 안에 답을 찾을 가능성이 높은 질문
- 가장 흥미로운 질문

어야 할 사항이다(Logan & Gilbert, 2000)

2. 6. 환자/대상자가 제기하는 질문

환자/대상자가 궁금해 하는 질문은 간호사가 가지는 질문과 상이한 경우가 많다. 이러한 경우에는 환자의 입장에서 PICO 질문을 만들어 보는 것이 도움이 된다. 환자에게 도움이 될 근거를 모으기 위해서는 다음과 같은 네 가지 유형의 질문을 환자에게 제기할 필요가 있다. '무엇이 문제라고 생각합니까?', '당신에게 필요한 중재법에 대해 생각해 보았습니까?', '또 다른 중재법에 대해서 듣거나/읽어본 경험 혹은 생각해 본 적이 있습니까?', '원하는 치료결과는 무엇입니까?' 이러한 네 가지 질문과 이에 대한 환자의 의견을 종합하여 분석해본다면, 환자에게 제공하는 간호와 상담의 질을 높일 수 있을 뿐만 환자의 만족도를 보다 높여 줄 수 있을 것이다.

환자나 간호사가 궁금해 하는 것이 검사결과나 중재결과보다는 질병, 검사, 그리고 치료 과정에서 느끼게 되는 경험과 관련되는 경우도 종종 있다. 이러한 경우에는 질적 연구가 답을 제시하기에 적절하며 질적 연구를 양적 연구와 통합시켜 나가는 것이 최근 근거중심 보건의료의 중요한 과제 중 하나로 간주되고 있다.

많은 보건의료기술과 정책은 임상실무에서 발생하는 질문에 의해 시작된다. 보건의료계의 최근 변화는 간호사들이 임상실무에서의 정책과 행위에 관한 질문에 대해 양질의 답변을 제시하기를 요구하고 있다. 이러한 질문에 대해 답변하는 가장 효과적인 수단 중 하나는 효율적이고 효과적인 최선의 근거를 바탕으로 한 답변을 제시하기 위한 PICOM을 포함한 구체적이고 정확한 임상질문을 만드는 것이다.

잘 조직된 임상 질문을 만들기 위해 많은 시간과 노력을 투자한다면 간호사의 실무환경을 위한 올바른 정책을 지원하고 환자에게 양질의 치료를 제공함을 보증할 수 있는 근거기반을 쉽게 발견할 수 있을 것이다.

2. 7. 구체적인 임상 질문 만들기 연습

올바른 질문을 하기 위해서는 연습이 필요하다. 다음의 연습문제들은 필요한 정보들을 구체적 질문과 핵심요소로 변형하는 데 도움이 될 것이다. 각 질문에 대해 유용한 정보를 얻기 위해 질문의 답을 제시할 수 있는 적절한 연구 설계를 생각해 볼 수도 있다.

연습 사례 1

당신은 개흉술 후 1일이 지난, 우측에 2개의 흉곽 튜브를 꽂은 환자를 돌보는 신졸 간호사이다. 당신은 환자가 침상에서 앙와위를 하는 것과 그로 인해 흉관에 고리가 형성되는 것에 대하여 의문을 가지고 환자와 튜브를 위해 가장 치료적인 체위가 무엇인지에 대해 알고 싶어 한다.

연습 사례 2

6개월 된 아기의 어머니인 김씨는 남편에게 금연을 요구했다. 최근 아기가 이틀 동안 병원에 입원할 정도의 천명음과 호흡곤란을 경험했기 때문이다. 김씨는 담배연기에 노출된 아기의 호흡기계 문제와 관련된 위험성에 대해 의사에게 주의를 들었지만, 두 가지의 연관성에 대해 보다 자세히 알고 싶어 한다.

연습 사례 3

당신은 정신과 외래에서 근무하는 간호사이다. 외래를 방문한 박씨는 50세의 남성으로 6개월 전에 도매상점에서 지배인으로 일하다가 해고당했으며 그 이후로는 직장을 구하지 못하고 있는 상황이라고 하였다. 당신이 자세하게 여러 가지를 묻자 이제까지 자신에게는 정신적인 문제가 없었으나 최근 한달 간 매우 우울한 기분이 든다고 말했다. 그리고 어떠한 일에도 흥미가 생기지 않아서 하루 종일 거실에 앉아서 멍하니 시간을 보내곤 해 아내도 자신을 이상하게 여긴다고 했다. 지금까지의 정보를 통해 당신은 박씨가 임상적으로 우울증을 겪고 있을 것이라고 판단하였다. 당신은 대상자의 흥미 저하 및 침울한 기분 등의 자가보고를 바탕으로 우울증을 어느 정도 정확하게 진단할 수 있는 지 알아보고자 한다.

<연습 사례 답례>

연습 사례 1

임상질문	흉곽 튜브를 꽂고 있는 개흉술 환자에게 semi-fowler체위를 하는 것이 fowler 체위보다 늑막 삼출액 배액에 더 효과적인가?
대상	흉곽 튜브를 꽂고 있는 개흉술 환자
중재	semi-fowler
비교	fowler
결과	늑막 삼출액의 배액 증가
연구방법	무작위대조시험

연습 사례 2

임상질문	아동이 간접흡연에 노출되는 것은 호흡기계 질환의 위험을 높이는 가?
대상	아동
중재	간접흡연에 노출
결과	호흡기계 질환의 위험
연구방법	코호트 연구

연습 사례 3

임상질문	성인의 흥미 저하 및 침울한 기분 등의 자가보고가 우울증을 어느 정도 정확하게 진단할 수 있을까?
대상	성인 남녀
중재	흥미 저하와 침울한 기분에 대한 질문
비교	QDIS III-R 우울증 진단 표준검사
결과	임상적 우울증 진단
연구방법	두 가지 질문을 묻는 방법과 QDIS III-R 우울증 진단 표준검사 결과를 비교

참고문헌

1. Blythe, J., & Royle, J. A. (1993). Assessing nurses' information needs in the work environment. Bulletine of Medical Library Association, 81, 433-435.
2. Craig, J., & Smith, R. L.(2002). The Evidence-Based Practice Manual for Nurses. Edinburg: Churchill Livingstone.

3. Ely, J. W., Bruch, R. J., & Vinson, D. C. (1999). The information needs of family physicians: Case-specific clinical questions. Journal of Family Practice, 35, 265-269.
4. Logan, S. V., Gilbert, R. (2000). Framing questions. In: Moyer, V. A., Elliot, E. J., Davis, R. L., et al.(eds.). Evidence Based Paediatrics and Child Health. London: BMJ Books.
5. McKibbon, K. A., & Marks, S. (2001). Posing clinical questions: Framing the question for scientific inquiry. AACN. Clinical Issues, 12(4), 477-481.
6. Osheroff, J. A., Forsythe, D. E., & Buchanan, B. G., et al. (1999). Physicians' information needs: Analysis of questions asked by family doctors regarding patient care. British Medical Journal, 319, 358-361.
7. Sackett, D. L., Straus, S. E., Richardson, W. S., Rosenberg, W., & Haynes, R. B. (2000). Evidence-Based Medicine: How to Practice and Teach EBM. (2nd Ed.) London: Churchill Livingstone.
8. Smith, R. (1996). What clinical information do clinicians need? British Medical Journal, 313, 1062-1068.
9. Spath, M., & Buttlar, L. (1996). Information and research needs of acute-care clinical nurses. Bulletine of Medical Library Association, 84, 2-6.

03

2단계 : 근거의 검색

* * *

>> 근거중심간호의 단계 <<

1단계 - 임상질문: 실무현장에서 파생된 정보에 대한 요구에 초점을 맞추어서 구체적인 질문으로 전환한다.
2단계 - 검색: 구체적인 질문들과 관련된 근거를 확인하기 위해 연구문헌을 검색한다.
3단계 - 비평적 분석: 연구를 통해서 확인된 근거를 타당성과 일반화를 위하여 비평적으로 평가한다.
4단계 - 실무적용: 최선의 활용 가능한 근거를 임상적 경험과 대상자의 가치를 바탕으로 간호실무에 적용한다.
5단계 - 평가: 근거에 기반한 수행을 자가평가, 모니터 및 동료평가를 통해서 평가한다.

근거중심 보건의료에 대한 관심의 증가와 더불어 현재 수행되고 있는 간호실무를 지지할 수 있는 최신의 타당한 근거에 대한 검색의 필요성도 증가하고 있다. 간호가 가지고 있는 전인적 특성 때문에 간호실무를 위한 근거를 찾는 것은 여러 분야의 다양한 출처를 필요로 한다. 따라서 광범위한 영역의 문헌이나 전자 데이터베이스에서 정보를 찾아야 하므로 효과적인 검색기술이 필요하다. 본 장은 다양한 데이터베이스를 사용하여 근거를 검색하는 방법과 성공적인 검색을 위한 실제적인 전략에 대해 알아보고자 한다.

먼저 과학적인 근거활용에의 장애요인과 그 해결책을 살펴보는 것은 올바른 근거 검색에 대한 정보를 제공한다.

3. 1. 과학적 근거활용의 장애요인

과학적 근거에 기초한 임상적 의사결정을 내리고자 할 때 간호사는 다음의 여러 가지 장애

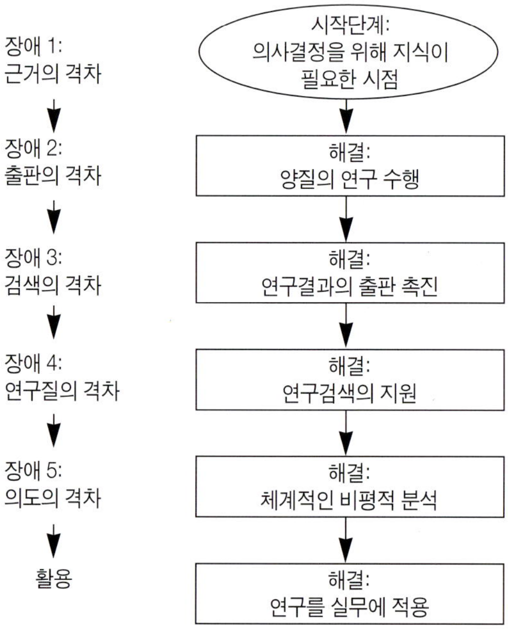

그림 3-1. 과학적 근거활용의 장애요인
출처: Muir Gray, J. A. (2001). Evidence Based Healthcare: How to Make Health Policy and Management Decisions. Edinburg: Churchill Livingstone. pp. 101.

에 부딪치게 된다(그림 3-1). 각각의 장애요인과 그 해결책을 살펴보면 그림 3-1과 같다.

Muir Gray(2001)는 이러한 장애요인을 극복하기 위한 해결책을 다음과 같이 제시하고 있다.

3. 1. 1. 근거의 격차: 양질의 근거의 부재

수많은 연구들이 행해졌음에도 불구하고 모든 임상 의사결정에 최선의 답을 줄 수 있는 근거가 항상 존재하는 것은 아니다. 하지만 양질의 근거가 존재하지 않는다고 해서 근거중심 의사결정을 내릴 수 없는 것은 아니다.

해결: 가능한 최선의 근거(best evidence possible)가 아닌 현재 활용 가능한 최선의 근거(best evidence available)를 활용하여 의사결정을 내리는 것이다.

3. 1. 2. 출판의 격차: 미출판된 연구결과물

많은 연구결과들이 실제 연구의 소비자들에게 전달되지 못하는 이유는 크게 다음과 같다

(Easterbrook, Berlin, Gopalan, & Mattehews, 1991).

· 연구자 편중: 많은 연구결과들이 논문으로 쓰여지지 못하고 있다.
· 투고 편중: 연구자들과 연구를 지원한 기관 및 제약회사들은 부정적인 연구결과를 발표하기를 꺼린다.
· 편집 편중: 편집자들도 부정적인 연구결과보다 긍정적인 연구결과를 출판하기를 원한다.
· 언어 편중: 국제적인 학술지는 주로 영어로 출판되는 경향이 있다.

해결: 이러한 출판의 편중에 대해 일부 국제적인 제약회사들은 자 회사의 생산약품에 대한 모든 연구결과를 편중없이 출판하기로 자발적인 협정을 맺은 바 있다. 이러한 의료산업체와 연구지원자 및 연구생산자의 양심적인 연구발표는 연구자 편중과 투고 편중을 줄이는 방법이 될 수 있을 것이다. 또한 편중 없는 연구결과 출판에 대한 가이드라인을 개발하여 저널 편집자들이 이를 지키도록 하는 것은 편집 편중을 줄일 수 있는 방법이 될 것이다. 그러나 실무자들이 이러한 편중을 개별적으로 해결하는 것은 쉬운 일이 아닐 것이다. 따라서 개인적 차원에서 최선의 방법은 5장에서 자세하게 언급될 가능한 체계적 고찰(systematic review)을 참고하는 것과 개별 논문을 읽을 때 편중의 가능성에 대해 충분히 고려하는 것이다. 언어 편중을 줄이기 위해서는 MEDLINE이나 CINAHL 뿐만 아니라 타 언어로 출판된 논문을 다루는 데이터베이스(예, EMBASE)도 함께 검색하는 것이 해결책이 될 수 있을 것이다.

3. 1. 3. 검색의 격차: 출판된 연구 검색의 어려움

수많은 전자 데이터베이스들이 존재하지만 다음과 같은 한계를 지니고 있는 것이 사실이다.
- 전 세계적으로 출판되는 저널(약 15,000-17,000개) 중 약 6,000개만이 검색된다.
- 출판되는 모든 저널이 전자 데이터베이스에 포함되는 것은 아니다.
- 영어로 쓰여진 논문이 주로 수록된다.

해결: Cochrane Collaboration과 같이 체계적 고찰을 다루는 데이터베이스를 활용하는 것이 하나의 해결책이 될 수 있을 것이다. Cochrane Collaboration은 가능한 많은 무작위대조시험(RCT)의 결과를 요약정리 하고자 하는 것이 주 목적이며 이를 위해 전자 데이터베이스로 찾을 수 있는 논문 외에 수기로도 논문을 찾고 있다.

연구논문들의 색인작업이 완벽하지 않기 때문에 전자 데이터베이스를 통한 논문 검색에서 많은 논문들이 검색되지 않는 것이 사실이다(그림 3-2). 한 연구결과에 의하면 검색전문가가 MEDLINE을 통해 검색하는 경우 해당 논문의 52% 가량이, 임상전문가의 경우 18%에 못 미치는 논문이 검색되었으며 수기 검색의 경우 94%가 검색되었다(표 3-1).

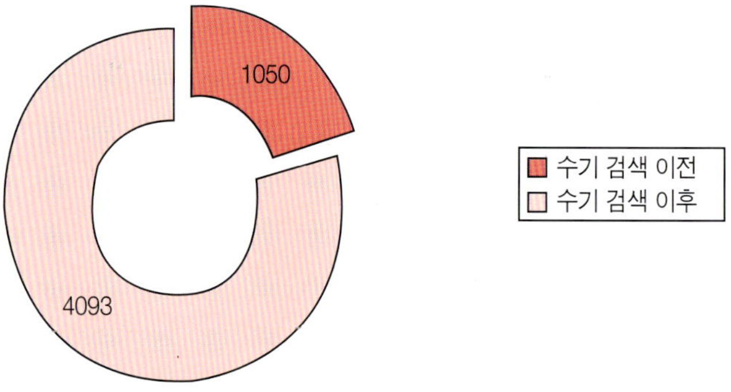

그림 3-2. British Medical Journal과 Lancet에 수록된 임상시험논문의 MEDLINE과 수기검색의 차이
출처: McDonald et al. (1996). Identifying reports of controlled trials in the BMJ and the Lancet, BMJ, 313, pp. 1116-1117.

표 3-1. 임상전문가와 검색전문가의 MEDLINE 무작위대조시험 검색과 수기 검색의 차이

	임상전문가		검색전문가		수기 검색
검색된 RCT의 수(%)	18	검색기술 격차	52	검색방법 격차	94
95% CI	15-21		48-56		93-95

출처: Adams C.E. et al. (1994). An investigation of the adeqaucy of MEDLINE searches for randomized controlled trials(RCTs) of the effects of mental health care. Psychological Medicine, 24, 741-748.

해결: Cochrane이나 Clinical evidence와 같은 관련 논문을 종합한 체계적 고찰을 다루는 데이터베이스의 지속적인 개발과 개별 연구자와 실무자들의 검색 기술을 강화시키기 위한 교육이 필요하다.

3. 1. 4. 연구 질의 격차: 비평적 분석의 필요성

1) 초록의 편중

검색의 질은 다음 두 가지 기준에 의해 평가될 수 있다.

· 정확성(accuracy) : 찾아야 할 논문을 찾은 비율

· 정밀성(precision) : 찾은 논문 중 사용가능한 논문의 비율

실제로 사용하지 않을 논문을 구분하는 간단한 방법 중 하나는 초록을 읽어보는 것이다. 하지만 초록 또한 편중을 가지고 있는 데 초록에는 논문의 가장 긍정적인 부분이 요약되어 있는 경우가 많기 때문이다. 더욱이 유수한 저널의 초록을 분석한 결과에 의하면(Pitkin, Branagan, & Burmeister, 1999), 18-68%의 초록이 본문의 내용과 일치하지 않거나 본문에 있지 않은 내용을 담고 있는 것으로 나타났다.

해결: 부정적인 결과도 보고하는 초록은 편중이 적은 논문일 확률이 높다. 긍정적인 결과만을 보고하고 있는 초록은 방법론 부분을 주의깊게 검토해야 할 필요가 있다.

2) 출판된 논문의 편중

출판된 논문에서 발견되는 두 가지 대표적인 편중은 다음과 같다.

· 방법론적 편중: 연구 방법론 자체의 편중
· 결과의 편중: 결과를 제시하는 방법의 편중

해결: 이러한 논문의 질을 비평적으로 분석하는 방법은 4장에 자세하게 소개되어 있다.

3. 1. 5. 의도의 격차: 근거의 실무적용 의도의 차이

발견한 근거를 분석하여 실무에 적용하는 과정에서도 개인별, 기관별 실행의지에 차이가 있을 수 있다.

해결: 근거중심 문화를 촉진하고 해당 근거를 임상실무에 적용하는 여러 가지 방법은 6장을 참고하면 도움이 될 것이다.

3. 2. 근거중심 자료원에 대한 개관

3. 2. 1. 간호학과 의학의 근거의 차이

근거중심의학과 근거중심간호학은 발전시기의 차이로 인한 근거량의 격차 외에도 두 분야에서 필요로 하는 근거의 성격에도 차이가 있다. 1995년 Rosenburg와 Donald의 "근거중심의학"이라는 논문이 발표된 이후 MEDLINE에서 "근거중심의학"이 제목, 요약, 주제어 등에 언급된 문헌의 숫자가 10배 이상 증가하게 되었다. 그 예로, 1992년에서 1994년 사이에 MEDLINE에는 총 18개의 관련 문헌이 있었는데 2005년에는 1,960개의 근거중심에 대한 문헌이 검색된다. 근거중심의료의 간호계로의 도입은 상대적으로 상당히 늦은 편이나 최근 MEDLINE과 CINAHL 데이터베이스에서의 근거중심간호와 관련된 논문수가 급속히 증가하는 것을 확인할 수 있다. 1992년에서 1994년 사이 CINAHL 데이터베이스에서는 "근거중심간호"에 대한 문헌을 찾을 수 없고, MEDLINE에서 단지 12개의 문헌이 검색되었다. 2005년까지 두 데이터베이스에서 2,138개의 문헌을 검색할 수 있다. 그러나 의학 관련 주제어인

MeSH(Medical Subject Headings)에서는 1997년 "근거중심의학(Evidence Based Medicine)"을 주제어 목록에 포함시켰으나 "근거중심 간호실무(nursing practice, evidence-based)"는 CINAHL 용어목록에는 2000년에 포함되었으나 MeSH의 용어목록에는 포함되어 있지 않다.

근거중심 간호실무에 대한 저널은 아직 그 수가 제한되어 있다. 의학의 경우 American College of Physician(ACP) Journal Club이나 British Medical Journal(BMJ)의 Evidence Based Medicine 등의 대표적인 저널이 있으나 근거중심 간호실무에 대한 저널로는 "Evidence Based Nursing"이 유일하며 1998년에 출판되었다.

의학의 경우 관련 문헌을 탐색할 때 일차적으로 MEDLINE이나 PubMed를 주로 사용한다. 하지만 간호학은 다학제적 특성 때문에 특정 데이터베이스에만 의존할 수 없고 다양한 학문, 즉 심리학, 사회학 또는 인문학 등의 다양한 자원을 찾아야 한다. 최근 출판된 간호문헌을 양적으로 분석한 결과에 의하면 CINAHL이나 MEDLINE에 포함된 간호 문헌은 28%만이 인용되어 있다고 보고되었다. 인용된 자료의 약 1/3이 의학관련 저널에서 출판된 것이고(MEDLINE에는 수록되어 있으나 CINAHL에는 수록되지 않은 것), 약 1/4은 책이나 책의 장으로 출판된 것으며 나머지 15%는 사회과학저널이나, 공문서 및 학위논문이었다. 분석된 참고문헌의 60%만이 의학 및 간호학 저널에 출판되었다는 사실을 바탕으로 볼 때, 간호학에서의 근거 검색은 다학제적 접근을 할 필요가 있다는 것을 제시해 준다(표 3-2).

3. 2. 2. 전통적 자료원(교과서)의 한계

교과서의 장점은 주제에 따라 구성되어 있다는 것과 기술된 내용이 과거 언젠가는 최신의

표 3-2. 간호학 논문에 인용된 참고문헌 출처에 대한 양적 분석

간호학 논문에 인용된 문헌의 출처	논문에 인용된 참고문헌의 총 수	총 참고문헌에서의 %
의학 저널	871	33
간호학 저널	753	28
책/책의 장	628	24
기타(예: 비의학 저널, 공문서, 학위논문 등)	398	15
총 참고문헌의 수	2650	100

*출처: Morrisey, L. J., & DeBourgh, G. A. (2001). Finding evidence: Refining literature searching skills for the advanced practice nurse. AACN Clinical Issues, 12(4), 560-577.

† 2000년 1월에서 2000년 9월 사이 CINAHL에 인용된 논문 분석: Applied Nursing Research (n=15), Clinical Nursing Research (n=11), Public Health Nursing(n=8), Research in Health & Nursing (n=23), Western Journal of Nursing Research (n=19)

정보였다는 점이다. 하지만 대부분의 교과서에서는 어떤 것이 최신 지식인지 확인할 수 없으며, 어떤 내용이 누락되었는지도 알 수 없다. 질병의 원인과 증상 및 중재 등에 관하여 몇 가지 유용한 배경정보를 찾을 수 있겠지만 임상에서 당면하는 임상질문에 대해서 교과서만을 참조하는 것은 최선 · 최신의 근거를 얻기 위한 좋은 방법이라 할 수 없다.

최신의 신뢰할만한 교과서가 되기 위해서는(Sackett et al., 2000)

- 자주 개정되어야 한다(적어도 일년에 한번).
- 적어도 진단과 중재 및 치료부분에 대하여서는 자세한 참고문헌을 달아야 한다(출처와 시기를 확인할 수 있도록).
- 기술된 내용에 대한 근거의 타당성이 명백한 원칙에 따라 제시되어야 한다.

현재 의학계에서 출판된 한 교과서가 위의 기준을 충족시키기 시작했는데 BMJ출판사와 미국의사협회(American College of Physicians)가 1999년부터 발간하기 시작한 Clinical Evidence(http://www.clinicalevidence.com)이다. 현재 이 책에는 제한적인 범위의 임상적 질환만이 포함되어 있으나 점차 그 범위를 넓혀가고 있다(그림 3-3). 비슷한 성격의 또 다른

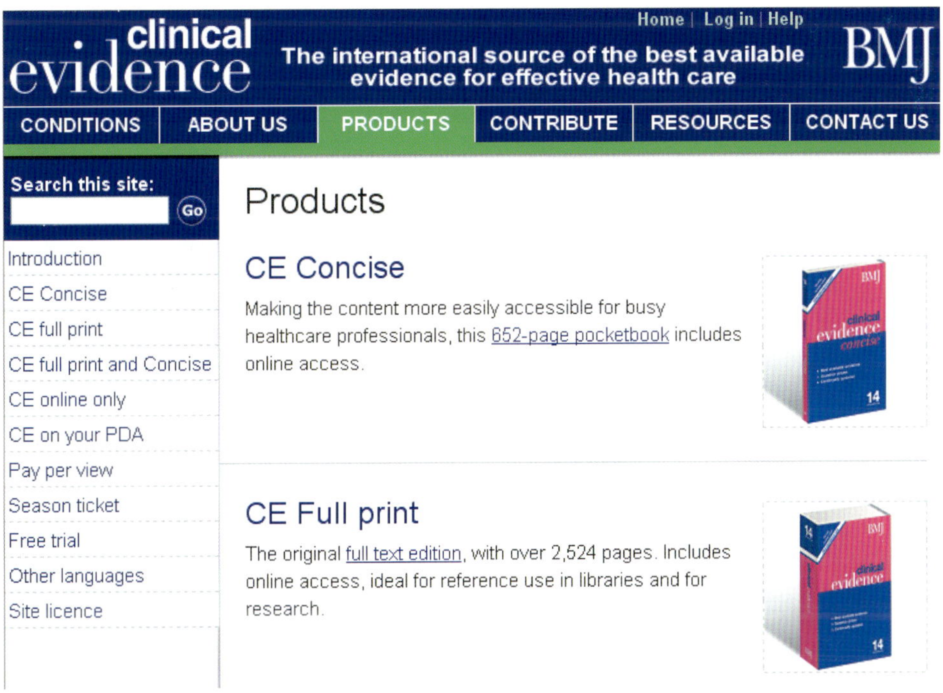

그림 3-3. Clinical Evidence Website

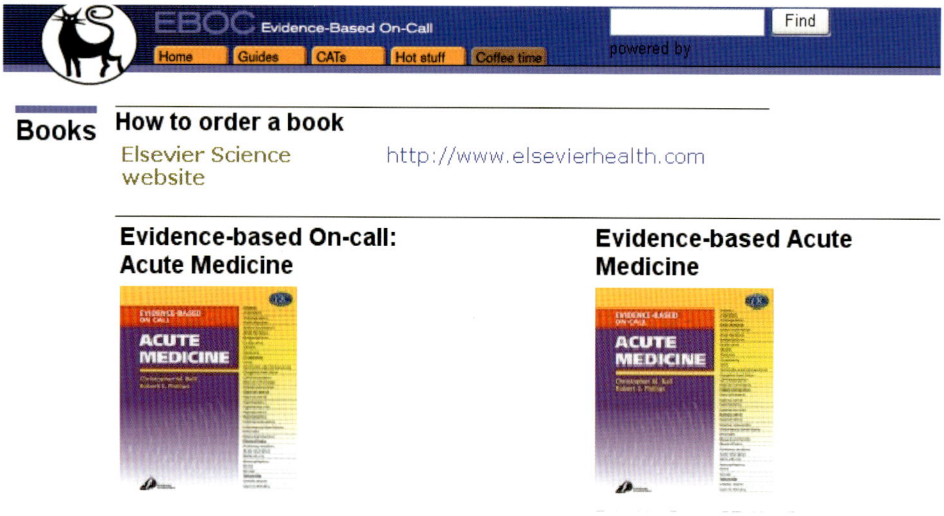

그림 3-4. Evidence-Based on Call Website

교과서로서는 옥스퍼드 대학을 중심으로 세계 각국의 연구진이 참여하여 개발하고 있는 Evidence-Based on Call(http://www.eboncall.org)로서 책, CD, 웹사이트를 포함하고 있다(그림 3-4).

이외에 풍부한 참고문헌을 제공하고 웹과 연결된 교과서가 최근 많이 발간되고 있으나 대부분의 책들이 기술된 내용의 근거에 대한 체계적이고 비평적인 분석이 거의 이루어져 있지 않은 상태이다. BMJ Publishing Group에서 출간한 "Evidence-Based Cardiology"처럼 최근 들어 특정 분야에서 보다 근거중심적인 교과서가 발행되기 시작하였다. 앞으로 이와 같은 책이 보다 많이 발간될 것으로 예상되지만 아직은 과도기여서 책 제목이나 서론에 근거에 대한 체계적인 분석을 수행하였다고 기술되어 있어도 실제로는 그렇지 못한 경우가 많기 때문에 관련 교과서를 볼 때 제목과 내용이 일치하는지 확인하여야 한다.

3. 2. 3. 근거제공 데이터베이스(evidence database)의 가치

최근 기존 저널에 수록된 논문을 요약한 근거중심의 정기 간행물이 발간되고 있는데, 이들 저널은 명백한 기준에 따라 수록 논문을 선정하고, 구조화된 형태의 초록을 제공하며, 논문의 맥락과 임상적인 적용가능성에 대하여 관련 분야 전문가의 평론을 싣고 있다. 이와 같은 새로운 형태의 저널로는 Evidence-Based Nursing, Evidence-Based Medicine, Evidence-Based Mental Health, Evidence-Based Health Care Policy and Practice 등이 있다.

기존 저널은 저자들이 제출한 논문 중에서 심사를 거쳐 수록하므로 실제로 최고의 저널이 항상 실리지 않는 데 반해 이들 요약 저널들은 특정 분야의 모든 저널을 대상으로 높은 수준의 논문만을 골라 요약하여 제공하고 있다. 새롭게 등장하는 정보 제공 서비스를 모두 파악하기는 어렵지만 가능한 최신의 근거제공 서비스가 이 책의 부록 I에 수록되어 있다.

교과서처럼 편리하게 찾아볼 수 있지는 않지만 임상연구 결과에 대한 최신의 근거는 최근 그 수가 증가하고 있는 전자 데이터베이스에서 쉽게 찾을 수 있다. 현재 전자 데이터베이스 중에서 가장 진보된 것은 Ovid Technologies의 Evidence-Based Medicine Review(EBMR)이다. EBMR은 Cochrane Database of Systematic Reviews, Best Evidence, Evidence-Based Mental Health, Evidence-Based Nursing, Cancer-lit, Healthstar, Aidsline, Bioethicline, MEDLINE 및 기타 200개 이상의 원문수록 저널 등 여러 가지 데이터베이스를 망라하고 연결해 놓고 있다. 이러한 데이터베이스는 MEDLINE과 같은 일반적인 데이터베이스보다 전문화된 세부 데이터베이스로서 원하는 정보를 좀 더 쉽게 찾을 수 있다. EBMR의 또 다른 장점은 일반적 데이터베이스(MEDLINE, CINAHL 등)와 명백한 원칙과 과정에 따라 근거의 수준을 평가한 근거중심 데이터베이스가 연계되어 있다는 점이다.

3.3. 근거 검색 데이터베이스의 소개

Cochrane Library

근거중심 보건의료를 위한 핵심적인 데이터베이스를 제공하는 Cochrane Library (http://cochrane.org)는 비영리 국제기구로서 질병 치료 및 건강관리에 관한 객관적인 자료

표 3-3. Cochrane Library 데이터베이스의 구성과 내용

데이터베이스	내용
The Cochrane Database of Systematic Reviews (CDSR)	전 세계에서 이루어진 임상연구를 바탕으로 주어진 주제 또는 특정질병에 대한 중재의 효과를 보고 (3,925개)
Database of Abstract of Review of Effects (DARE)	최근 출판된 고찰에 대한 초록 (5,205개)
The Cochrane Controlled Trials Register(CENTRAL)	출판 및 미 출판된 대조연구에 대한 초록 (446,156개)
The Cochrane Database of Methodology Register (CDMR)	체계적 고찰과 메타분석 과정에 대한 방법론적 연구 정보 (6,855개)
Health Technology Assessment Database(HTA)	보건의료기술을 평가하는 프로젝트에 대한 정보 (4,548개)
NHS Economic Evaluation Database(NHS EED)	치료 및 중재의 비용효과연구의 초록 정보 (15,496개)

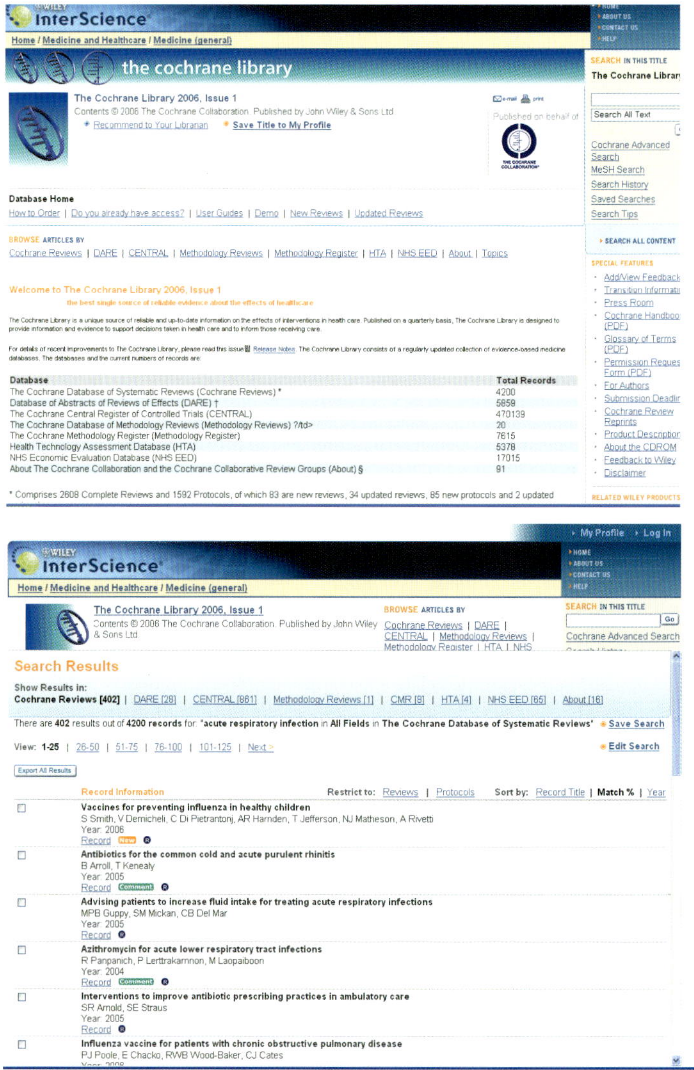
InterScience
Home / Medicine and Healthcare / Medicine (general)
the cochrane library
The Cochrane Library 2006, Issue 1
Contents © 2006 The Cochrane Collaboration. Published by John Wiley & Sons Ltd
Recommend to Your Librarian
Save Title to My Profile
Database Home
How to Order | Do you already have access? | User Guides | Demo | New Reviews | Updated Reviews
Cochrane Reviews | DARE | CENTRAL | Methodology Reviews | Methodology Register | HTA | NHS EED | About | Topics
Welcome to The Cochrane Library 2006, Issue 1
Database | Total Records
The Cochrane Database of Systematic Reviews (Cochrane Reviews) * | 4200
Database of Abstracts of Reviews of Effects (DARE) † | 5859
The Cochrane Central Register of Controlled Trials (CENTRAL) | 470139
The Cochrane Database of Methodology Reviews (Methodology Reviews) | 20
The Cochrane Methodology Register (Methodology Register) | 7615
Health Technology Assessment Database (HTA) | 5378
NHS Economic Evaluation Database (NHS EED) | 17015
About The Cochrane Collaboration and the Cochrane Collaborative Review Groups (About) § | 91
* Comprises 2608 Complete Reviews and 1592 Protocols, of which 83 are new reviews, 34 updated reviews, 85 new protocols and 2 updated
My Profile
Log In
Search Results
Show Results in:
Cochrane Reviews [402] | DARE [28] | CENTRAL [861] | Methodology Reviews [1] | CMR [8] | HTA [4] | NHS EED [65] | About [16]
There are 402 results out of 4200 records for: "acute respiratory infection in All Fields in The Cochrane Database of Systematic Reviews"
Save Search
Edit Search
Vaccines for preventing influenza in healthy children
Antibiotics for the common cold and acute purulent rhinitis
Advising patients to increase fluid intake for treating acute respiratory infections
Azithromycin for acute lower respiratory tract infections
Interventions to improve antibiotic prescribing practices in ambulatory care
Influenza vaccine for patients with chronic obstructive pulmonary disease

그림 3-5. Cochrane 데이터베이스의 종류와 주제별 검색 창

를 축적 및 배포하는 것을 목적으로 1993년 영국에 설립되었으며 현재 세계 12개국에서 센터를 운영하고 있다. Cochrane Collaboration는 제공하는 치료와 중재에 관한 객관적인 임상연구를 중심으로 한 연구논문들을 종합·분석한 고찰을 바탕으로 의사결정(informed decision)을 내리게 도와주는 이차저널 데이터베이스로 구성되어 있다(표 3-3, 그림 3-5,6,7). CINAHL 과 MEDLINE에서 검색이 가능하고 초록이 수록되어 있다. MEDLINE은 Cochrane 데이터베이스에 링크되어 있다.

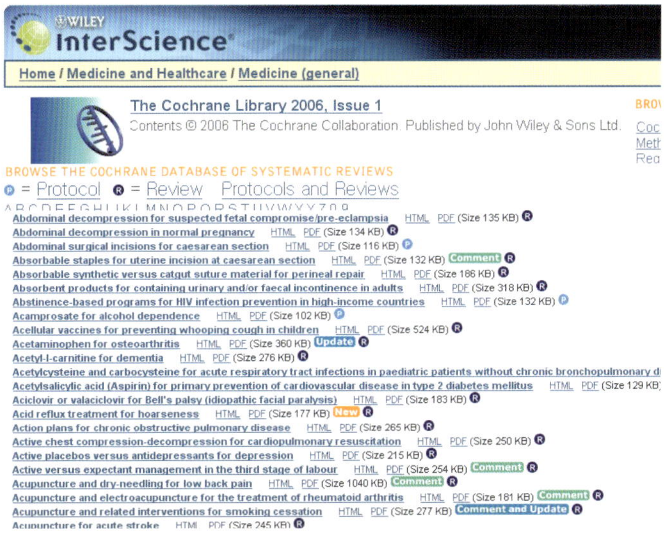
WILEY
InterScience
Home / Medicine and Healthcare / Medicine (general)
The Cochrane Library 2006, Issue 1
Contents © 2006 The Cochrane Collaboration. Published by John Wiley & Sons Ltd.
BROWSE THE COCHRANE DATABASE OF SYSTEMATIC REVIEWS
P = Protocol R = Review Protocols and Reviews
Abdominal decompression for suspected fetal compromise/pre-eclampsia HTML PDF (Size 135 KB)
Abdominal decompression in normal pregnancy HTML PDF (Size 134 KB)
Abdominal surgical incisions for caesarean section HTML PDF (Size 116 KB)
Absorbable staples for uterine incision at caesarean section HTML PDF (Size 132 KB) Comment
Absorbable synthetic versus catgut suture material for perineal repair HTML PDF (Size 186 KB)
Absorbent products for containing urinary and/or faecal incontinence in adults HTML PDF (Size 318 KB)
Abstinence-based programs for HIV infection prevention in high-income countries HTML PDF (Size 132 KB)
Acamprosate for alcohol dependence HTML PDF (Size 102 KB)
Acellular vaccines for preventing whooping cough in children HTML PDF (Size 524 KB)
Acetaminophen for osteoarthritis HTML PDF (Size 360 KB) Update
Acetyl-l-carnitine for dementia HTML PDF (Size 276 KB)
Acetylcysteine and carbocysteine for acute respiratory tract infections in paediatric patients without chronic bronchopulmonary d
Acetylsalicylic acid (Aspirin) for primary prevention of cardiovascular disease in type 2 diabetes mellitus HTML PDF (Size 129 KB)
Aciclovir or valaciclovir for Bell's palsy (idiopathic facial paralysis) HTML PDF (Size 183 KB)
Acid reflux treatment for hoarseness HTML PDF (Size 177 KB) New
Action plans for chronic obstructive pulmonary disease HTML PDF (Size 265 KB)
Active chest compression-decompression for cardiopulmonary resuscitation HTML PDF (Size 250 KB)
Active placebos versus antidepressants for depression HTML PDF (Size 215 KB)
Active versus expectant management in the third stage of labour HTML PDF (Size 254 KB) Comment
Acupuncture and dry-needling for low back pain HTML PDF (Size 1040 KB) Comment
Acupuncture and electroacupuncture for the treatment of rheumatoid arthritis HTML PDF (Size 181 KB) Comment
Acupuncture and related interventions for smoking cessation HTML PDF (Size 277 KB) Comment and Update

Review의 진행상황을 알려주는 마크 표시:

Ⓡ = Full Review가 끝남. 결론과 더불어 meta-analysis와 odds-ratio diagram 수록

Ⓟ = Protocol. Review 초안 수록. 리뷰의 준비부터 진행할 연구의 준빕자료, 연구배경, 이론적 근거와 방법을 수록

Comment = 연구자의 Full Review에 대한 다른 Reader들의 Comments, Criticism 수록 즉, 관련 Readers는 review에 대한 반박의견을 올릴 수 있고 이에 따른 연구자의 Feed Back을 보여줌.

New = 최근 수록된 Review와 Protocols를 수록

Update = 최근 Update된 Review 수록

Withdrawn = 연구 철회된 Review 또는 Protocol 수록, 대부분 연구활동이 미약하거나 update가 충실하지 못한 review가 이에 해당함. 철회된 연구과제의 그 이유에 대한 내용 수록

그림 3-6. The Cochrane Database of Systematic Reviews(CSDR)

*"체계적 고찰 원문(full-text systematic review)" (R로 표기)과 고찰이 완료되지 않은 경우 고찰 과정을 기록한 보고서(Protocol로 표기)로 구성된다.

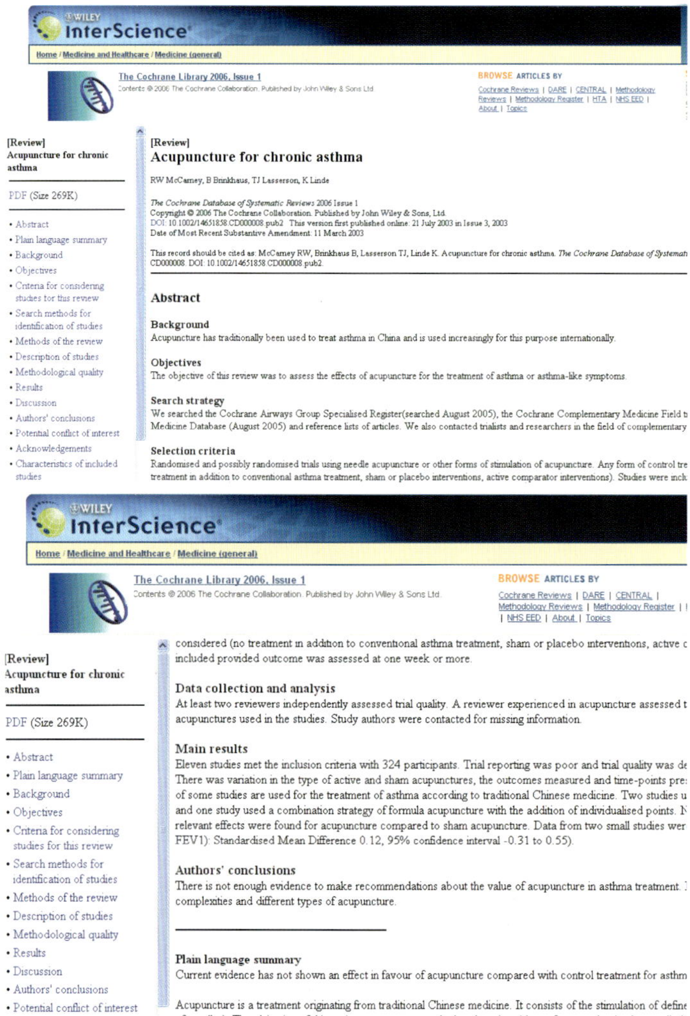

WILEY InterScience

Home / Medicine and Healthcare / Medicine (general)

The Cochrane Library 2006, Issue 1

Contents © 2006 The Cochrane Collaboration. Published by John Wiley & Sons Ltd.

BROWSE ARTICLES BY

Cochrane Reviews | DARE | CENTRAL | Methodology Reviews | Methodology Register | HTA | NHS EED | About | Topics

[Review]
Acupuncture for chronic asthma

PDF (Size 269K)

- Abstract
- Plain language summary
- Background
- Objectives
- Criteria for considering studies for this review
- Search methods for identification of studies
- Methods of the review
- Description of studies
- Methodological quality
- Results
- Discussion
- Authors' conclusions
- Potential conflict of interest
- Acknowledgements
- Characteristics of included studies

[Review]
Acupuncture for chronic asthma

RW McCarney, B Brinkhaus, TJ Lasserson, K Linde

The Cochrane Database of Systematic Reviews 2006 Issue 1
Copyright © 2006 The Cochrane Collaboration. Published by John Wiley & Sons, Ltd.
DOI: 10.1002/14651858.CD000008.pub2 This version first published online: 21 July 2003 in Issue 3, 2003
Date of Most Recent Substantive Amendment: 11 March 2003

This record should be cited as: McCarney RW, Brinkhaus B, Lasserson TJ, Linde K. Acupuncture for chronic asthma. *The Cochrane Database of Systematic* CD000008. DOI: 10.1002/14651858.CD000008.pub2.

Abstract

Background
Acupuncture has traditionally been used to treat asthma in China and is used increasingly for this purpose internationally.

Objectives
The objective of this review was to assess the effects of acupuncture for the treatment of asthma or asthma-like symptoms.

Search strategy
We searched the Cochrane Airways Group Specialised Register(searched August 2005), the Cochrane Complementary Medicine Field t Medicine Database (August 2005) and reference lists of articles. We also contacted trialists and researchers in the field of complementary

Selection criteria
Randomised and possibly randomised trials using needle acupuncture or other forms of stimulation of acupuncture. Any form of control tre treatment in addition to conventional asthma treatment, sham or placebo interventions, active comparator interventions). Studies were incl

WILEY InterScience

Home / Medicine and Healthcare / Medicine (general)

The Cochrane Library 2006, Issue 1

Contents © 2006 The Cochrane Collaboration. Published by John Wiley & Sons Ltd.

BROWSE ARTICLES BY

Cochrane Reviews | DARE | CENTRAL | Methodology Reviews | Methodology Register | | NHS EED | About | Topics

[Review]
Acupuncture for chronic asthma

PDF (Size 269K)

- Abstract
- Plain language summary
- Background
- Objectives
- Criteria for considering studies for this review
- Search methods for identification of studies
- Methods of the review
- Description of studies
- Methodological quality
- Results
- Discussion
- Authors' conclusions
- Potential conflict of interest

considered (no treatment in addition to conventional asthma treatment, sham or placebo interventions, active c included provided outcome was assessed at one week or more.

Data collection and analysis
At least two reviewers independently assessed trial quality. A reviewer experienced in acupuncture assessed t acupunctures used in the studies. Study authors were contacted for missing information.

Main results
Eleven studies met the inclusion criteria with 324 participants. Trial reporting was poor and trial quality was de There was variation in the type of active and sham acupunctures, the outcomes measured and time-points pre: of some studies are used for the treatment of asthma according to traditional Chinese medicine. Two studies u and one study used a combination strategy of formula acupuncture with the addition of individualised points. N relevant effects were found for acupuncture compared to sham acupuncture. Data from two small studies wer FEV1): Standardised Mean Difference 0.12, 95% confidence interval -0.31 to 0.55).

Authors' conclusions
There is not enough evidence to make recommendations about the value of acupuncture in asthma treatment. complexities and different types of acupuncture.

Plain language summary
Current evidence has not shown an effect in favour of acupuncture compared with control treatment for asthm

Acupuncture is a treatment originating from traditional Chinese medicine. It consists of the stimulation of define

그림 3-7. 체계적 고찰(Systematic review) 요약본

CINAHL(Cumulative Index of Nursing and Allied Health)

CINAHL(http://www.cinahl.com/)은 간호학의 대표적인 문헌 데이터베이스로서 종이문서판은 1950년대부터 시작되었으며 온라인판은 1982년부터 오늘날까지 지속되고 있다. CINAHL은 간호의 모든 영역을 다루고 있으며 타 보건의료 계통과 대체의학에 대해서도 다루고 있다. 2005년까지의 자료를 분석해 보면 1,795개 이상의 저널이 데이터베이스로 등록되어 있으며 이 중 약 3분의 1에 못 미치는 547개의 저널이 간호학 저널이다. CINAHL 데이터베이스는 구독자에 한해서만 이용 가능하다. 개인이 구독하기에는 가격이 다양하고 비싸기 때문에 대부분의 간호문헌 조사자는 간호학 또는 보건계통에 대한 온라인 접속이 가능한 도서

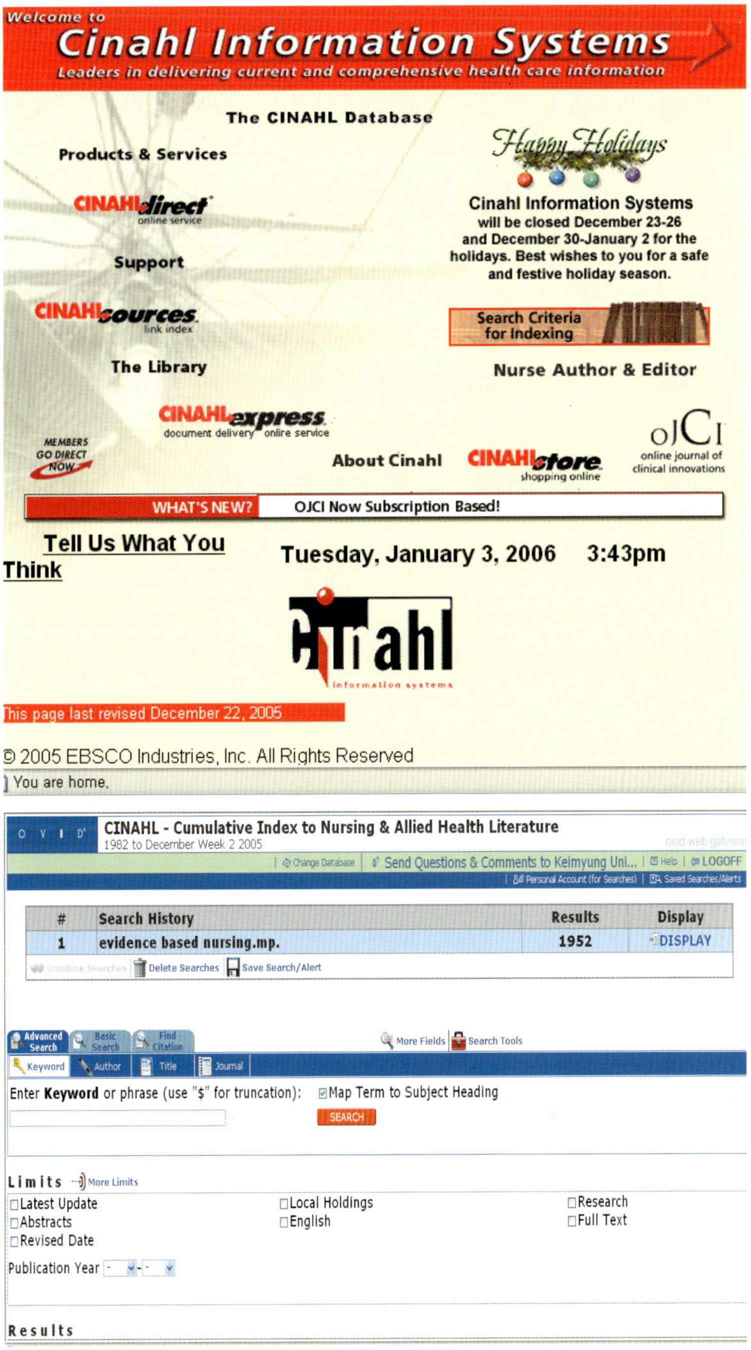

그림 3-8. CINAHL의 홈페이지와 검색창

관에 의존하는 경우가 많다.

CINAHL은 타 간호관련 데이터베이스와 비교하여 여러 가지 장점을 가지고 있는데, 간호관련 주제어가 다른 어느 곳보다 많이 분류되어 있어 간호학 논문을 찾는 데 있어 정확성이 높다. 또한 공문서와 원문을 제공하며, 초록과 원문에 인용된 참고문헌 목록도 제공하고 있다(그림 3-8).

MEDLINE

미국의 국립의학도서관(National Library of Medicine: NLM)에서 제공되는 MEDLINE 데이터베이스는 1966년부터 현재까지 출판된 문헌이 수록되어 있다. 1,100 만개 이상의 기록과 7300개 이상의 출판물과 더불어 생의학 계통의 최고 데이터베이스로서 치의학, 수의학 및 간호학에 걸친 내용을 담고 있다. 대부분의 참고문헌이 영어로 되어 있지만, 일부 논문은 영문 초록과 함께 비영어로도 제시되어 있다. 비영어 논문은 괄호 안에 주제를 영어로 표시하도록 되어있다. MEDLINE에 실린 대부분의 논문은 초록이 있으나 평론, 투고나 논설 등은 제외로 한다. MEDLINE의 다양한 버전은 여러 경로를 통해 구독 가능하다. CINAHL에 비해 MEDLINE의 가장 큰 장점은 PubMed(http://www.pubmed.gov)를 통한 무료 접근이 가능하다는 것이다.

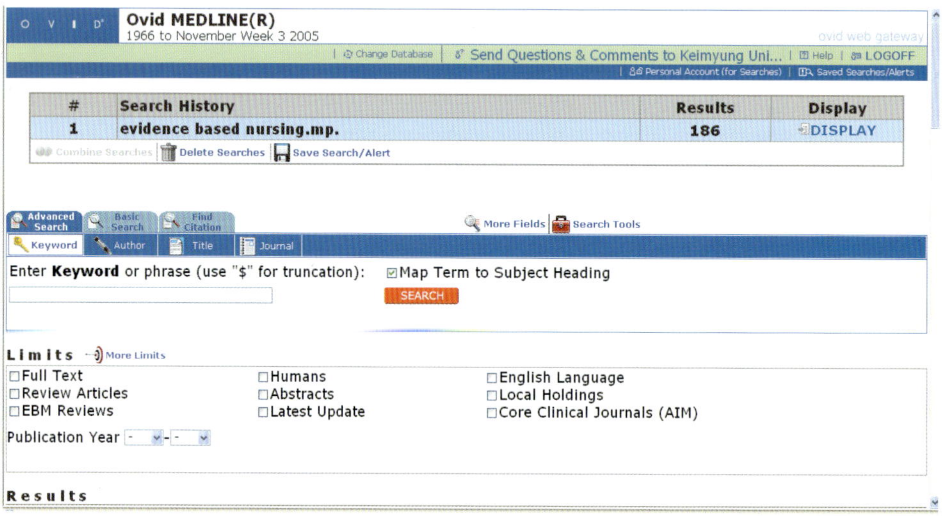

그림 3-9. MEDLINE의 검색창

PubMed는 NLM의 NCBI(National Center for Biotechnology Information)에서 주관하는 프로젝트로 개발된 MEDLINE의 무료검색을 위한 검색도구이며, 1997년 6월부터 무료로 개방

하였다. PubMed 프로젝트는 NLM과 협찬 출판사들이 공동작업으로 참여하였으며, 협찬 출판사들은 저널 출판에 앞서 서지 자료를 NLM에 제공하고, 자신들의 웹사이트로 링크를 제공함으로써 원문을 입수할 수 있는 편리를 제공한다(그림 3-10).

PsycINFO

PsycINFO(http://www.apa.org/psycinfo/)는 American Psychological Association(APA)에서 개발된 데이터베이스로 1887년부터 현재까지 출판된 문헌을 수록하고 있는데, 현재 1백만 이상의 자료와 초록이 수록되어 있다. 심리학을 포함한 여러 분야의 문헌이 포함되어 있다. PsycINFO에 포함된 간호저널은 종종 CINAHL이나 MEDLINE에 포함되지 않은 문헌을 검색할 수 있는 경우가 있다. 또한 PsycINFO에 없는 심리학 문헌이 CINAHL이나 MEDLINE에 포함되어 있는 경우도 있다. 따라서 PsycINFO를 검색하는 것도 폭넓고 질적인 문헌검색을 위해 좋은 선택이 된다. 특히 이 데이터베이스는 정신간호의 중요한 데이터베이스가 되는데, 인간의 행동과 관련된 질병의 인과관계 및 간호사와 환자의 행동, 임상적 처치에 대한 환자 및 가족의 반응에 관련된 것들에 대한 자료를 찾을 수 있다. PsycINFO는 주로 기관이 패키지로 구입하며 개인은 일반요금으로 APA를 통하여 "1일 사용권"을 구매할 수 있다(그림 3. 11).

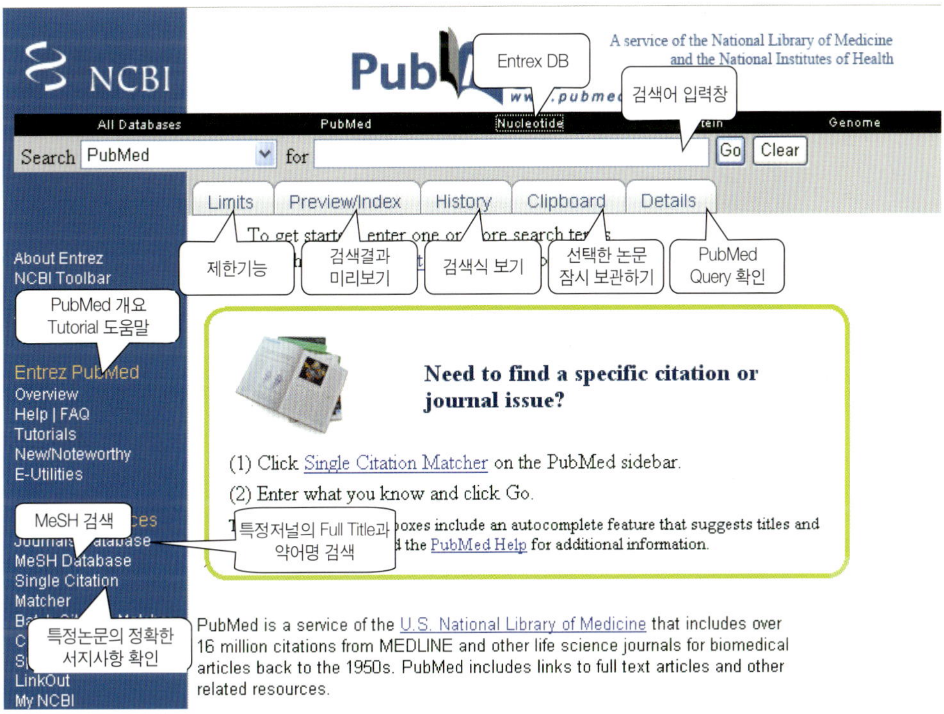

그림 3-10. PubMed 화면

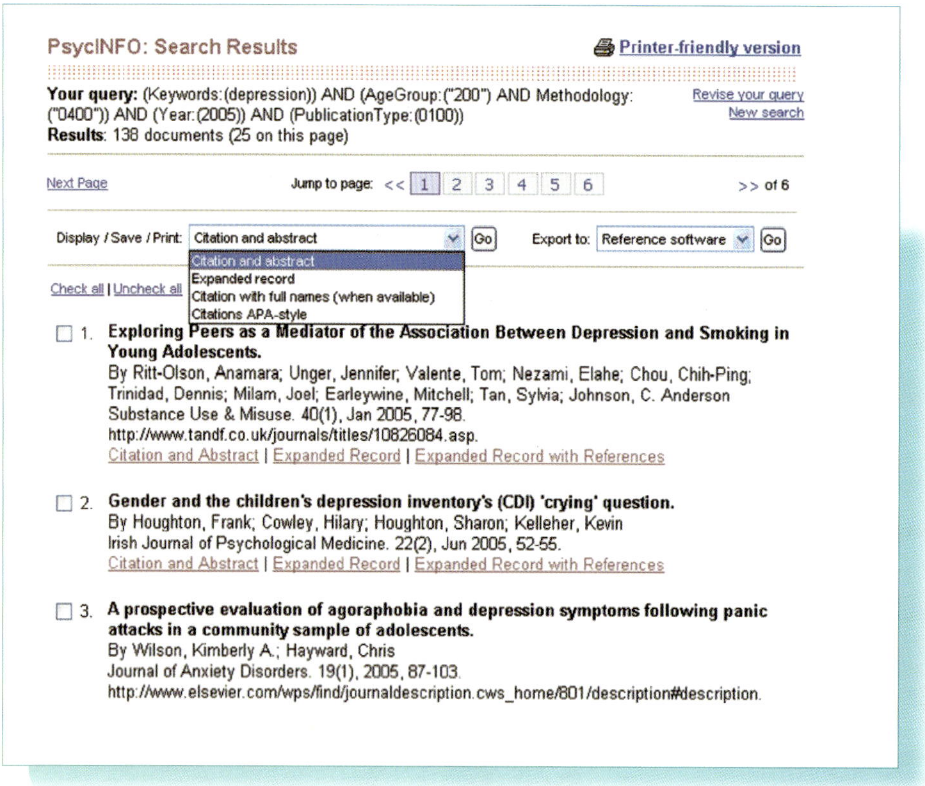

그림 3-11. PsycInfo의 검색창

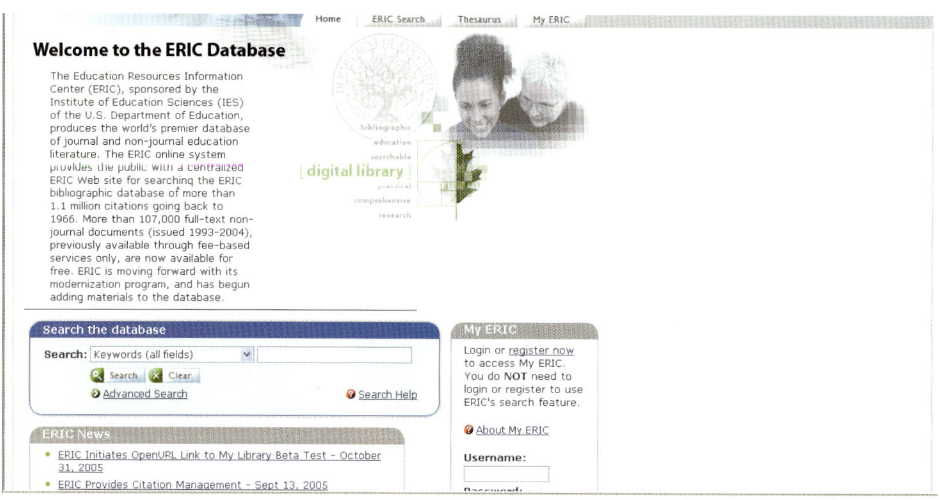
Home
ERIC Search
Thesaurus
My ERIC
Welcome to the ERIC Database
The Education Resources Information Center (ERIC), sponsored by the Institute of Education Sciences (IES) of the U.S. Department of Education, produces the world's premier database of journal and non-journal education literature. The ERIC online system provides the public with a centralized ERIC Web site for searching the ERIC bibliographic database of more than 1.1 million citations going back to 1966. More than 107,000 full-text non-journal documents (issued 1993-2004), previously available through fee-based services only, are now available for free. ERIC is moving forward with its modernization program, and has begun adding materials to the database.
digital library
Search the database
Search: Keywords (all fields)
Search
Clear
Advanced Search
Search Help
My ERIC
Login or register now to access My ERIC. You do NOT need to login or register to use ERIC's search feature.
About My ERIC
Username:
ERIC News
ERIC Initiates OpenURL Link to My Library Beta Test - October 31, 2005
ERIC Provides Citation Management - Sept 13, 2005

그림 3-12. ERIC 홈페이지

ERIC(Educational Resources Information Center)

ERIC 데이터베이스(http://www.eric.ed.gov/)는 교육분야의 문헌을 광범위하게 다룬다. ERIC은 1966년 이후의 110만개 이상이 넘는 논문의 초록 및 문서들을 수록하고 있다. 여러 인터넷 인터페이스를 통해 무료로 이용가능하고, 유료로 구독 서비스를 이용할 수도 있다(예: EBSCO, Silver Platter, OVID)(그림 3-12).

Evidence Based Nursing

"Evidence Based Nursing" (http://www.ebn.bmjjournals.com)은 BMJ Publishing Group에 의해 처음으로 1998년에 출판되었으며 관련 분야의 전문가들이 최근의 논문을 논평을 곁들인 확장된 초록 형태로 요약해 놓았다. 논문 앞에 매우 엄격한 검색디자인 기준이 포함되어 있다. "Evidence - based Nursing"은 CINAHL 데이터베이스에는 포함되어 있지만, MEDLINE에 포함되어 있지 않다. 매우 수준 높은 자료임에도 불구하고 주어진 주제에 대한 통합 문헌에 대해 한정된 숫자의 간호 및 의학 저널들을 포함하고 있다(그림 3-13, 그림 3-14).

RICH(Research Information Center for Health)

보건연구정보센터(http://www.richis.org)에서 1995년부터 정보서비스를 제공하고 있으며 환경 및 산업의학, 공중보건 및 예방의학, 간호학, 장수과학의 정보를 제공하고 있다. 국내·학술지, 연구·정책 보고서, 학위논문, 최신 동향 정보(연구, 학술, 기관/단체 동향, 정책 동향 등), 초록집(세미나, 워크샵, 연수강좌 등), 보건통계와 법 관련 자료, 전문 인력 및 기관 정보, 보건관련 서적, 정기간행물 등을 다루고 있다(그림 3-15).

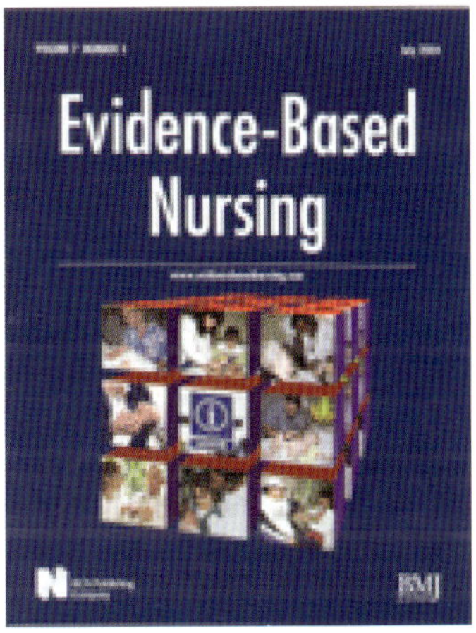

그림 3-13. EBN 저널 표지

Aspirin, 1000 mg, reduced moderate to severe pain in acute migraine headache

Lipton RB, Goldstein J, Baggish JS, *et al*. Aspirin is efficacious for the treatment of acute migraine. *Headache* 2005;**45**:283–92.

Q **Is a single dose of aspirin, 1000 mg, effective for treatment of acute migraine with moderate to severe pain intensity?**

METHODS

Design: Randomised, placebo controlled trial.

Allocation: unclear concealment.

Blinding: blinded (patients).

Follow up period: several time points up to 24 hours.

Setting: USA.

Patients: 485 patients who were 18–50 years of age (mean age 37 y, 79% women, 77% white); had experienced migraine headache, with or without aura, according to International Headache Society (IHS) criteria; had at least moderate pain; and had ≥1 but ≤6 migraines per month during the previous year. Exclusion criteria included vomiting ≥20% of the time during an attack; initiation of preventive medication in the past 3 months or use of alkaloids to treat migraine; use of anticoagulant, gout, or arthritis medications; and previous non-responsiveness to medication for migraine.

Intervention: all patients were trained to identify a qualifying migraine attack (based on IHS criteria). Patients who had a qualifying migraine (with or without aura) of at least moderate intensity pain were instructed to take the study medication: 243 were allocated to aspirin, 1000 mg (Extra Strength Bayer Aspirin Caplets, Bayer Consumer Care Division, Morristown, NJ), and 242 were allocated to matched placebo. Patients were encouraged to wait ≥2 hours before taking rescue medication.

Outcomes: primary outcomes were headache response at 2 hours (change in pain intensity [4 point scale] from moderate or severe at baseline to mild or none) and freedom from pain. Other outcomes included reduction in symptoms of nausea, photophobia, and phonophobia; improvement in functional ability; and adverse events. Outcomes were based on patient self report diaries completed at 30 minutes, and 1, 2, 3, 4, 5, 6, and 24 hours.

Patient follow up: 401 patients (83%) who took the study medication and had confirmed migraine were included in the analysis.

For correspondence: Dr R B Lipton, Department of Neurology, Albert Einstein College of Medicine, Bronx, NY, USA. rlipton@aecom.yu.edu

Source of funding: Bayer Corporation, Morristown, NJ, USA.

MAIN RESULTS

At 2 hours, more patients who received aspirin had a response and were pain free compared with patients who received placebo (table). Pain intensity difference scores were higher in the aspirin group from 1 hour onward. At 2 hours, more patients in the aspirin group had resolution of photophobia and phonophobia; the groups did not differ for resolution of nausea (table). More patients in the aspirin group had improved functional ability from 1–6 hours ($p<0.001$). The groups did not differ for overall adverse events (table).

CONCLUSION

Aspirin, 1000 mg, reduced pain, photophobia, and phonophobia in appropriately selected patients with moderate to severe acute migraine pain.

Commentary

Migraine headaches are characterised by debilitating, unilateral, throbbing pain aggravated by routine activity and associated with nausea, vomiting, photophobia, and phonophobia.[1] An estimated 12% of the population have migraines, and more than half of patients treat this condition with over-the-counter (OTC) medication.[2] Lipton *et al* offer a needed evaluation of aspirin in caplet form for acute migraine. Notably, the study sample did not exclude patients bedridden by migraine, a common limitation of previous OTC migraine medication trials.

The authors reported that aspirin was statistically superior to placebo for most reported migraine pain and symptom endpoints. However, the clinical effects of treatment translate more modestly to 18% more responders and 14% more pain-free patients compared with placebo at 2 hours, with wide confidence intervals noted for numbers needed to treat (abstract table). Furthermore, 80% of patients who took aspirin still had at least mild pain at 2 hours, and recurrence rates at 6 and 24 hours were not different between groups. Marked attrition (173/401) at the 24 hour recurrence endpoint and the lack of a crossover design, as recommended by the IHS, were 2 noted study limitations.

Health professionals need to ensure that symptoms of acute migraine are differentiated from other serious health conditions such as hypertension or brain tumour, recognise the limitations of OTC medications for treating chronic or severely debilitating migraine attacks, and be aware of the potential for medication-induced headaches and other side effects if OTC treatments are overused. With these considerations in mind, the study by Lipton *et al* supports the recommendation of a 1000 mg dose of caplet form aspirin in appropriately selected patients as an inexpensive, potentially beneficial OTC treatment option for patients with acute migraine headache.

Diana E McMillan, RN, PhD
Faculty of Nursing, University of Manitoba
Winnipeg, Manitoba, Canada

1 Wenzel RG, Sarvis CA, Krause ML. *Pharmacotherapy* 2003;**23**:494–505.
2 Lipton RB, Stewart WF, Diamond S, *et al*. *Headache* 2001;**41**:646–57.

Aspirin, 1000 mg, *v* placebo for acute migraine with moderate to severe pain*

Outcomes at 2 hours	Aspirin	Placebo	RBI (95% CI)	NNT (CI)
Response†	52%	34%	53% (21 to 94)	6 (4 to 12)
Pain free	20%	6%	233% (83 to 513)	8 (5 to 14)
Resolution of nausea	52%	43%	21% (−2 to 49)	Not significant
Resolution of photophobia	30%	14%	114% (44 to 221)	7 (5 to 13)
Resolution of phonophobia	34%	17%	100% (40 to 188)	6 (4 to 12)
			RRI (95% CI)	NNH
Any adverse event over 24 hours	8.8%	4.9%	79% (−14 to 273)	Not significant

*Abbreviations defined in glossary; RBI, RRI, NNT, NNH, and CI calculated from data in article.
†Response = change in pain intensity from moderate or severe at baseline to mild or none.

그림 3-14. EBN의 논문 본문 예

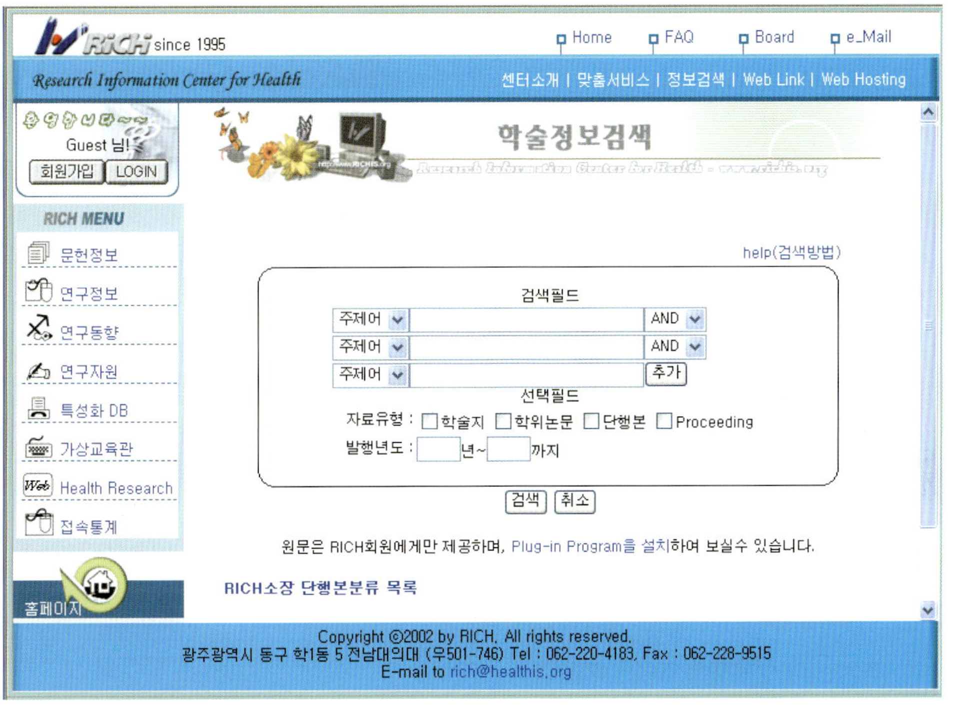

그림 3-15. RICH의 홈페이지

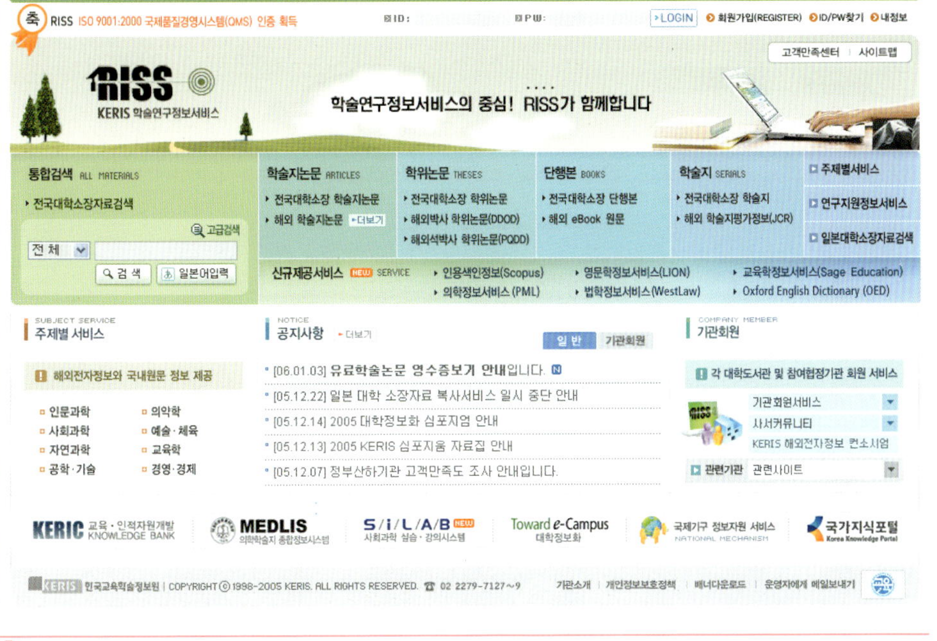

그림 3-16. RISS의 홈페이지

RISS

한국교육학술정보원에서 개발한 학술연구정보서비스(http://www.riss4u.net)로서 국내 원문과 해외전자정보를 제공하고 있다. 학술지논문, 학위논문, 단행본, 학술지 등의 형태로 의약학, 인문 · 사회 · 자연과학, 공학, 예술, 체육, 교육학, 경영, 경제 분야의 정보를 제공하고 있다(그림 3-16).

국가전자도서관

국가전자도서관(http://www.dlibrary.go.kr)은 국립중앙도서관, 국회도서관, 법원도서관, 과학도서관, 한국과학기술정보연구원, 학술연구정보서비스, 농업과학도서관, 국가지식포털 등의 국내 주요도서관과 연계하여 다양한 분야의 정보를 제공하고 있다(그림 3-17).

Internet

1) 근거중심 검색 전문 웹사이트

인터넷 사이트 중 근거중심 보건의료와 관련된 정보위주의 검색을 도와주는 특화된 사이트로는 다음 세 가지 사이트가 대표적이다.

TRIP(Turning Research into Practice) database (http://www.tripdatabase.com/)

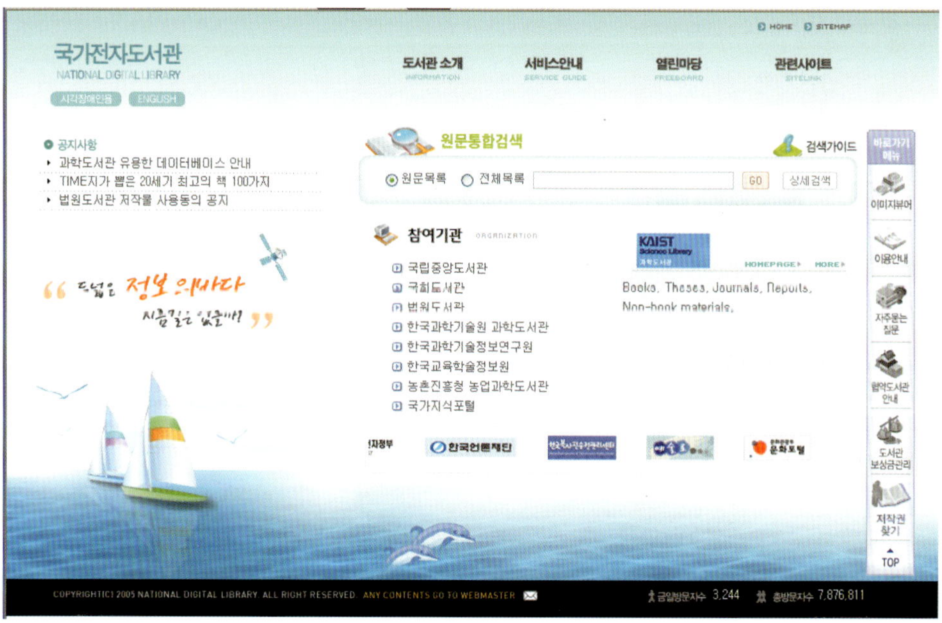

그림 3-17. 국가전자도서관 홈페이지

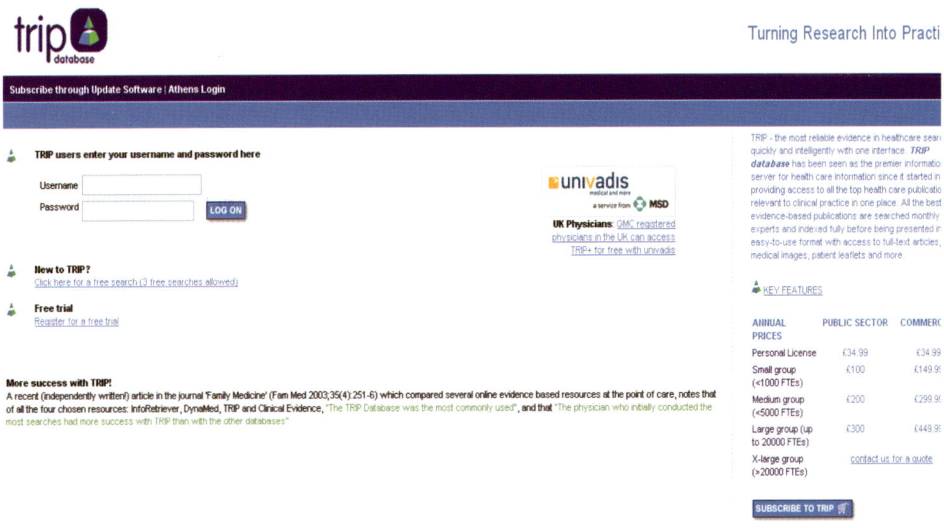

그림 3-18. TRIP 웹사이트

TRIP는 Effective Healthcare Bulletins, NHS CRD Roports, Bandolier, Cochrane Library database와 기타 광범위한 근거중심 보건 의료 관련 웹사이트를 검색한다(그림 3-18).

SUMSearch (http://sumsearch.uthscsa.edu/cgi-bin/SUMSearch.exe)

San Antonio의 University of Texas, Health Science Center에서 개발한 사이트로서 MEDLINE, DARE, AHRQ 등을 검색한다(그림 3-19).

The Joanna Briggs Institute for Evidence Based Nursing and Midwifery
(http://www.joannabriggs.edu.au/about/home.php)

University of Adelaide에서 운영하며 특히 간호와 기타 보건의료관련 분야의 best practice를 위한 대표적인 사이트로서 근거의 종합 및 요약 자료를 제공하고 있다(그림 3-20).

2) Gateway 사이트

여러 관련 기관의 웹페이지를 연결해 주는 역할을 하는 사이트이다. 여러 대학과 병원사이트(도서관과 정보 서비스 페이지도 포함)를 쉽게 검색하도록 도와준다.

OMNI(Organizing Medical Networked Information) (http://omni.ac.uk)

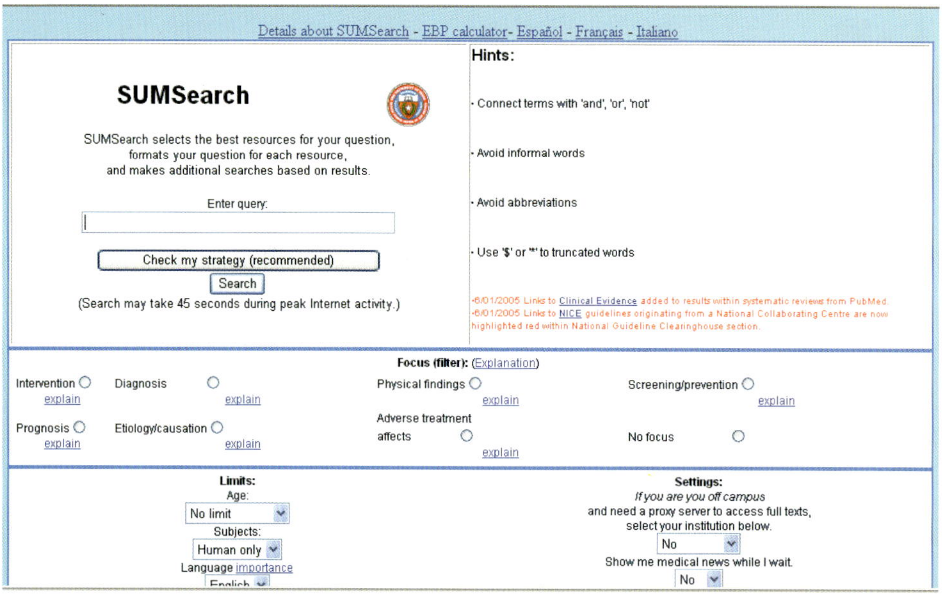

그림 3-19. SUMSearch 웹사이트

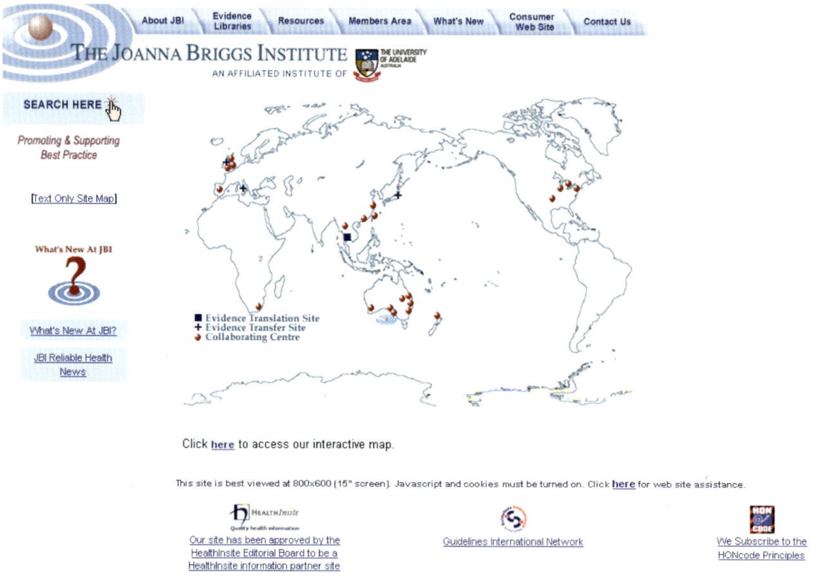

그림 3-20. The Joanna Briggs Institute 웹사이트

일정 기준에 합당한 건강과 의학 관련 웹페이지를 검색할 수 있다(그림 3-21).

Hardin Meta Directory (www.lib.uiowa.edu/hardin/mid)

미국 아이오와 대학에서 운영하고 있는 Hardin Meta Directory는 디렉토리들을 안내해주는 메타 디렉토리로서 "We list the best sites that list the sites" 라는 취지로 인터넷 상에서 디렉토리를 제공하는 사이트 중 최고의 사이트들만 모아서 안내하고 있다(그림 3-22).

3) List

특정 주제의 사이트를 검색하는 것을 돕기 위해서 관련 웹사이트의 목록을 제공한다.

ScHARR(the School of Health and Related Research)

(http://www.shef.ac.uk/~scharr/ir/netting.html)

근거중심의료와 관련된 웹사이트의 목록과 각 사이트에 대한 설명을 제공하는 대표적인 사이트이다(그림 3-23).

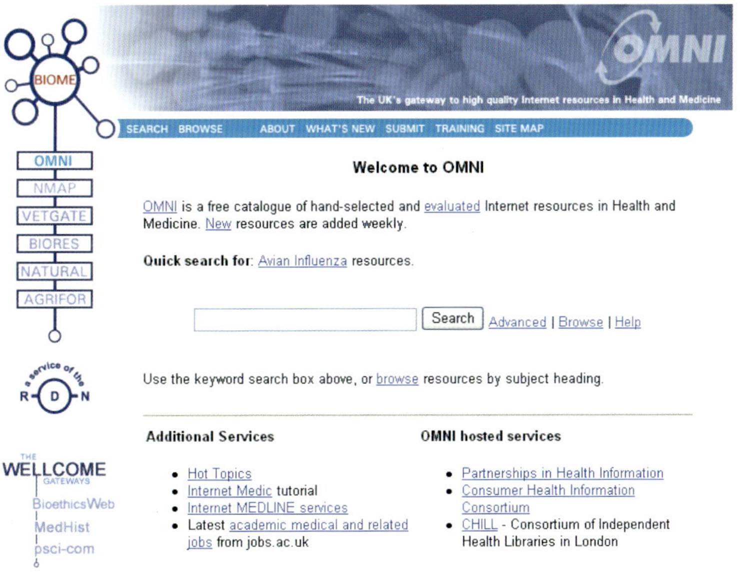
OMNI
The UK's gateway to high quality Internet resources in Health and Medicine
SEARCH BROWSE ABOUT WHAT'S NEW SUBMIT TRAINING SITE MAP
BIOME
OMNI
NMAP
VETGATE
BIORES
NATURAL
AGRIFOR
Welcome to OMNI
OMNI is a free catalogue of hand-selected and evaluated Internet resources in Health and Medicine. New resources are added weekly.
Quick search for: Avian Influenza resources.
Search Advanced | Browse | Help
Use the keyword search box above, or browse resources by subject heading.
a service of the
R D N
Additional Services
Hot Topics
Internet Medic tutorial
Internet MEDLINE services
Latest academic medical and related jobs from jobs.ac.uk
OMNI hosted services
Partnerships in Health Information
Consumer Health Information Consortium
CHILL - Consortium of Independent Health Libraries in London
THE WELLCOME GATEWAYS
BioethicsWeb
MedHist
psci-com

그림 3-21. OMNI 웹사이트

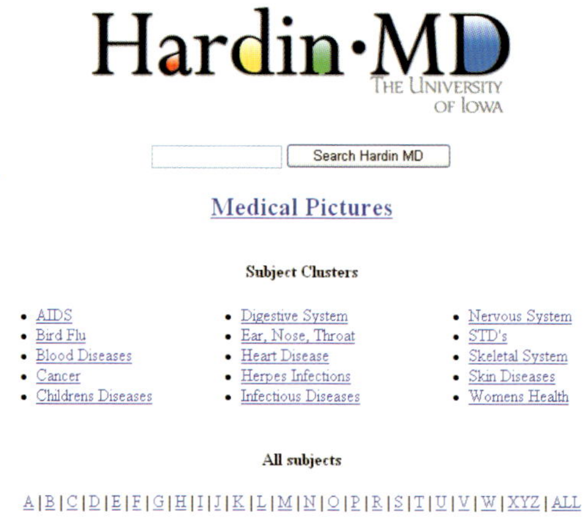

그림 3-22. Hardin MD 웹사이트

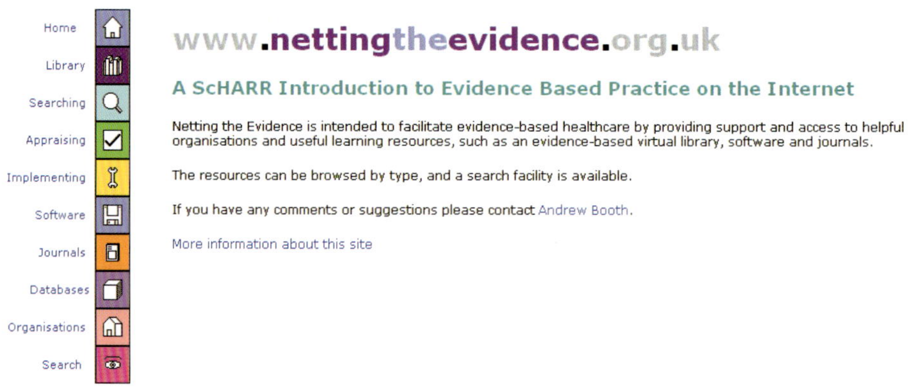

그림 3-23. ScHARR 웹사이트

3. 4. 근거 검색의 기본과정

근거를 검색하기 위해 다루게 되는 데이터베이스는 다양하지만 검색하는 과정은 거의 동일한 과정을 거치게 된다(그림 3-24). 다음은 근거 검색의 과정에서 일반적으로 거치게 되는 기본적인 과정에 대해 구체적으로 설명하고 있다.

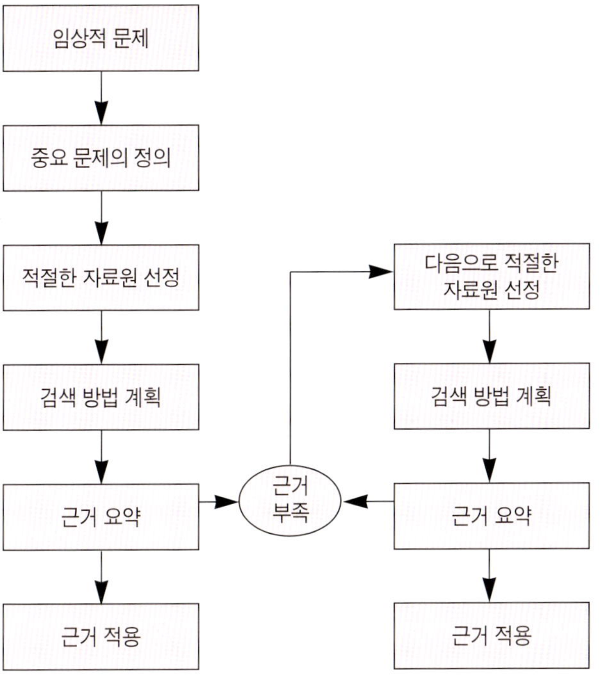

그림 3-24. 근거 검색 과정

다음의 사례를 바탕으로 근거의 검색과정을 구체적으로 살펴보기로 하자.

> 당신은 개흉술 후 1일이 지난, 우측에 2개의 흉곽 튜브를 꽂은 환자를 돌보는 신졸 간호사이다. 당신은 환자가 침상에서 앙와위를 하는 것과 그로 인해 흉관에 고리가 형성되는 것에 대하여 의문을 가지고 환자와 튜브를 위해 가장 치료적인 체위가 무엇인지에 대해 알고 싶어 한다. "환자는 fowler, semi-fowler, 우측위, 좌측위 중 어떤 체위를 취해야 하는가?" "흉관은 침상 옆에서 고리를 만들어 놓을지, 혹은 침상위에 감아놓아야 할지, 혹은 배액통과 일직선으로 펴놓아야 하는가?" 당신은 동료에게 이 환자의 체위와 튜브의 위치에 대한 이상적인 근거에 대해 물어보았고 여러 가지의 일치되지 않는 대답을 얻었다. 간호학 도서관과 컴퓨터 웹페이지에 접근할 수 있는 당신은 이 근거를 찾기 위해 어떻게 시작해야 하는가?

3. 4. 1. 질문 분석하기

문헌 검색을 실시할 때, 가장 중요한 것은 명확한 임상질문을 만드는 것으로 이렇게 함으로써 필요로 하는 정보를 정확하게 추려낼 수 있다. 근거 검색 전략의 개발을 위한 첫 번째 단계는 해당 임상질문을 핵심 요소들로 세분화하는 것이다(2장에서 언급한 PICO 질문을 만드는 과정을 참고하라). 대상, 치료/중재, 중재법의 비교 등에 대해 분석해 본다(Box 3-1).

Box 3-1. 임상질문과 핵심요소

질문1 : 흉곽 튜브를 꽂고 있는 개흉술 환자의 이상적인 체위는 무엇인가?
대상: 흉곽 튜브를 꽂고 있는 개흉술 환자
중재: fowler, semi-fowler, 우측위, 좌측위
비교: 각각의 중재끼리 비교
결과: 늑막 삼출액의 감소

질문2 : 흉곽 튜브를 꽂고 있는 개흉술 환자의 이상적인 흉곽 튜브의 위치는 무엇인가?
대상: 흉곽 튜브를 꽂고 있는 개흉술 환자
중재: 침상 옆 고리모양, 침상 위에 감아 놓기, 배액 통과 일직선
비교: 각각의 중재끼리 비교
결과: 늑막 삼출액의 감소

3. 4. 2. 임상질문과 연구설계의 비교

검색을 어디서 어떻게 시작할 지 결정하기 위해서는 질문의 해답을 얻기 위해 정확히 어떤 종류의 데이터가 필요할 지 미리 생각해 두는 것이 필요하다. 어떤 종류의 연구(임상 프로토콜, 환자결과자료, 질적 연구, 무작위대조시험, 메타분석 등)가 주어진 주제에 대해 가장 적용 가능한 연구결과를 도출할 수 있는가를 생각해 보아야 한다(표 3-3).

본 사례의 경우 중재의 효과를 비교하는 질문이므로 무작위대조시험이 가장 적절한 연구설계가 될 것이다. 적절한 연구설계가 결정되면 의문점을 해결하기 위해서 도움이 되는 문헌

표 3-3. 임상질문과 연구설계의 비교

임상질문의 형식	임상질문의 예시	연구 설계
치료 또는 중재의 효과	흉곽튜브를 꽂고 있는 환자에게 semi-fowler 체위는 늑막 삼출액 배액을 증진시키는가?	무작위대조시험 사전 사후 비교 연구
특정 건강문제 또는 질병의 결과 및 가능한 경과(예후)	여성이 경구피임약 사용과 흡연을 동시에 할 경우 심근경색의 위험이 급격히 증가하는가?	코호트연구: 참여자가 관련요인(피임약)에 노출된 후 MI가 발병하는지에 대해 계속 추적한다. 사례연구: MI를 가진 환자와 MI가 없는 환자를 통제군으로 분류하여 과거 관련 요인(피임약 복용)에 노출된 사실을 확인한다.
특정 진단 검사 또는 사정 방법이 효과	환자에게 흥미 저하 및 침울한 기분에 대해 질문을 하는 것으로 임상적 우울증 환자를 정확히 식별하는가?	집단 간 비교 연구: '새로운' 검사법을 기존의 방법과 비교한다.

을 효율적으로 검색하는 방법을 숙지할 필요가 있다. 각각의 임상질문에 대해 연구설계의 등급순서에 따라 근거를 검색하는 것이 효과적이다. 즉 엄격하고 편중을 최소화할 수 있는 연구설계를 우선적으로 검색하고 해당 연구가 없는 경우 그 다음 설계로 넘어가도록 한다.

3. 4. 3. 검색어 목록 만들기

질문으로부터 만들어진 핵심요소로부터 검색어 목록을 만들도록 한다. 유사어와 절, 복수 및 단수, 약어 등 가능한 용어 목록을 만들어 본다(Box 3-2). 검색어를 만들 때 임상용어와 "근거중심"이라는 용어를 접목하여 검색에 사용하는 것은 주의를 요한다. 예를 들어 "chest tubes"과 "chest drainage"이라는 용어와 "evidence based nursing practice"를 함께 사용하는 것은 흉부 배액과 관련된 근거를 찾기 보다는 근거중심간호의 개념에 초점을 둔 참고자료를 찾게 될 확률이 높기 때문이다. 임상적으로 관계되는 근거를 더 많이 찾기 위해서는 각 임상질문에 대한 구체적인 검색전략에 중점을 두어야 한다.

3. 4. 4. 검색할 데이터베이스 결정

단일 데이터베이스를 이용한 검색을 통해 모든 임상질문에 대한 답을 얻는 경우는 매우 드물다. 서로 다른 임상질문은 다양한 데이터베이스와 다양한 등급의 근거를 필요로 할 수 있다. 1차 검색이 이루어진 후 검색결과에 따라 임상질문을 추가로 수정할 수도 있으며 수정된 임상질문에 따라 가장 적절한 데이터베이스와 연구설계에 촛점을 둔 추가 검색이 이루어질 수도 있다.

대부분의 간호사는 국외의 경우 MEDLINE과 CINAHL, 그리고 국내의 경우 RISS와 RICH 등

Box 3-2. 질문 1, 2로부터 만들어진 용어 목록

질문1 : 흉곽 튜브를 꽂고 있는 개흉술 환자의 이상적인 체위는 무엇인가?
대상: chest tube(s), chest tubing, drainage, drain, position, posture
중재: fowler, semi-fowler, left side-lying, right side-lying
비교: (중재와 동일)
결과: improved pleural fluid drainage

질문2 : 개흉술 환자의 이상적인 흉곽 튜브의 위치는 무엇인가?
대상: chest tube(s), chest tubing, drainage, drain, position, posture
중재: dependent loop, coiled on the bed, straight line
비교: (중재와 동일)
결과: improved pleural fluid drainage

에서 문헌을 찾게 될 것이다. 비록 자신이 가장 친숙한 데이터베이스를 찾는 것이 편리하겠지만 관련된 모든 종류의 자료를 찾을 수 있는 데이터베이스는 없다는 것을 명심해야 한다. 검색 용어의 선택과 각 데이터베이스의 특이성이 창출하는 다양성 때문에 여러 출처에서 찾는 것이 바람직하다. 또한 근거중심 문헌을 찾기 위해서는 체계적 고찰을 정리해 놓은 Cochrane Library나 그 외 근거중심 관련 데이터베이스(clinical evidence, EBMR, EBN 등)를 우선적으로 활용하는 것이 바람직하다. 이러한 데이터베이스에서 자료를 찾을 수 없는 경우 1차 문헌을 위주로 정리한 MEDLINE, CINAHL, RICH, RISS 등의 데이터베이스를 활용하도록 한다.

다음은 각 데이터베이스를 바탕으로 임상질문에 답을 제시할 근거를 검색하는 전략에 대한 내용이다. 여러 가지 다양한 효과적인 검색방법과 도구에 대해 다루고 있다.

3. 4. 5. 검색어와 검색도구의 활용

1) MeSH(Medical Subject Heading)

MeSH(www.nlm.nih.gov/mesh/meshhome.html)는 논문을 표시하기 위해 사용되는 유의어를 분류해 놓은 목록이다. MeSH는 "나무 구조"로 되어있어 추상적인 용어가 목록의 꼭대기에, 점점 하부구조로 내려가면서 구체적인 용어로 구성되어 있다. 환자와 흉곽튜브를 가장 치료적인 체위에 대한 임상질문에 대해 Box 3.3에서 "Chest Tubes"라는 용어는 구조의 가장 아래쪽에 위치한다. 상부구조는 "Surgical Equipment", "Equipment and Supplies"의 순으로 더 광범위하고 일반적인 용어이다.

MEDLINE에 있는 "explode"기능은 MeSH 구조를 바탕으로 해당 용어뿐만 아니라 용어의 하부구조에 속하는 좀 더 구체적인 유사어도 포함하여 검색한다는 것을 의미한다. 검색에 "drainage"를 추가할 경우 "drainage, postural"과 같은 용어 아래에 색인된 논문들을 찾아낸다.

검색용어가 얼마나 구체적인가 또한 결과에 중요한 영향을 미친다. 검색어 "posture"를 입력하면 검색어가 대체적으로 신체 자세에 관련된다는 것을 나타내며 "Musculoskeletal

Box 3-3. "흉곽 튜브(chest tubes)"에 대한 MeSH 목록

Analytical, Diagnostic and Therapeutic Techniques and Equipment Category
  Equipment and Supplies
    Surgical Equipment
      -⟩ Chest Tubes ⟨-

Box 3-4. "체위(posture)"에 대한 MeSH 목록

Biological Sciences Category
Musculoskeletal, Neural, and Ocular Physiology
Musculoskeletal Physiology
-〉Posture〈-
Head-Down Tilt
Prone Position
Supine Position

Box 3-5. "nursing process"에 대한 MeSH 목록

-〉Nursing Process〈-
Nursing Assessment
Nursing Diagnosis
Nursing Research
Clinical Nursing Research
Nursing Administration Research
Nursing Education Research
Nursing Evaluation Research
Nursing Methodology Research

Physiology" 하부에 있는 용어로 나타난다. 만약 간호사의 관심이 "head-down tilt" 자세였다면, 좀더 검색범위를 좁힌 용어를 사용하는 것이 더 효율적일 것이다. 용어 "posture"를 사용하면 head-down tilt, supine, prone 체위에 대한 논문들을 모두 찾게 된다. 특정 체위와 관련된 자료를 찾고자 할 경우에는 임상질문의 초점에 부합하는 구체적인 전문용어를 사용하는 것이 더 효과적인 방법이 될 것이다(Box 3-4).

2) 검색필터

문헌(임상실무 가이드라인, 체계적 고찰, 메타분석, 무작위대조시험 등)의 종류에 상관없이 효과적으로 문헌을 검색할 수 있는 전략 중 하나는 검색필터를 사용하는 것이다. 이는 각각의 임상분야에 해당하는 유의어와 자유진술용어 목록이다. 검색을 위해 특정 용어와 필터를 함께 사용하는 것은 근거중심 자료를 찾는 데 도움이 될 것이다. OVID와 같은 데이터베이스 시스템은 MEDLINE이나 CINAHL 데이터베이스를 검색하기 위해 내장된 필터를 가지고 있다. 간호학 분야에서 주어진 주제를 검색하기 위해 검색의 초점을 좁히는 한 가지 좋은 방법은 "nursing process" 용어를 "exploding" 하여 검색 전략에 추가하는 것이다(Box 3-5)

지금까지의 검색전략을 종합하면 다음과 같은 검색어 목록이 만들어 진다.

"pleural effusion" OR "chest tubes" AND "drainage" AND Nursing Process"

환자 체위의 개념은 아직 검색에 추가되어 있지 않다. 만약 환자 체위에 대한 MeSH 용어 "posture"가 추가된다면 검색 결과는 튜브 위치뿐만 아니라 체위에 관한 참고문헌이 포함되게 된다. 그 외 보다 포괄적인 검색을 위해 주제어 검색, Boolean 검색, 그리고 단어 변형 검색 등이 있다.

3) 키워드 검색

키워드 검색은 검색 박스에 용어나 절을 바로 타이핑해 넣음으로써 검색을 시작한다. 이것은 적절한 유의어를 확인하기 어려울 때 유용할 수 있다. 만약 한 단어 이상(절)이 질문 박스에 입력되면 MEDLINE은 절 색인(phrase index)에서 찾으려고 시도한다. 일치되는 것이 없으면 MEDLINE은 자동적으로 절 안의 모든 단어들을 제목, 주제, 또는 개요 등 어떤 순서로든지 찾는다.

가장 최근의 문헌들은 종종 MeSH 용어를 지정 받기 전에 데이터베이스에 포함되는 경우가 있다. 이러한 최근의 문헌들은 Pre-MEDLINE 이라고 불리는 데이터베이스 파일에 들어있다. 이런 경우 MeSH 용어만으로 검색하면, MeSH용어로 지정되지 않은 문헌을 놓치게 되므로 키워드 검색을 활용하는 것이 도움이 된다.

4) Boolean 검색과 Wildcard

Boolean 검색은 검색용어들을 Boolean 연산자(AND, OR, NOT)와 결합시키는 것을 의미한다. MEDLINE에서 Boolean 연산자들은 항상 검색이 적절하게 실행되도록 하기 위해 상위 검색시 사용해야 한다. 예를 들어, 흉곽 튜브의 위치에 대한 근거 검색 실행에 있어 다음 세 가지 옵션이 각기 다른 방식으로 검색을 지시할 것이다.

"drainage AND chest tube"을 사용하는 것은 두 개의 용어 모두가 제목, 주제, 또는 초록에 나타나야 한다는 것을 의미한다(그림 3-25). "pleural effusion OR pleural fluid"는 두 개의 용어 중 어느 하나라도 포함되면 된다는 의미이다(그림 3-26). "head-down tilt NOT supine position"을 사용하는 것은 NOT 뒤의 두 번째 용어를 제외한 첫 번째 용어가 제목, 주제, 또는 초록에 나타나야 한다는 것을 가리킨다. "NOT" 연산자는 검색을 효과적으로 제한하고 해당되지 않는 문헌을 많이 제외시킬 수 있다고 여겨질 때, 최소한으로 사용되어야 한다(그림 3-27).

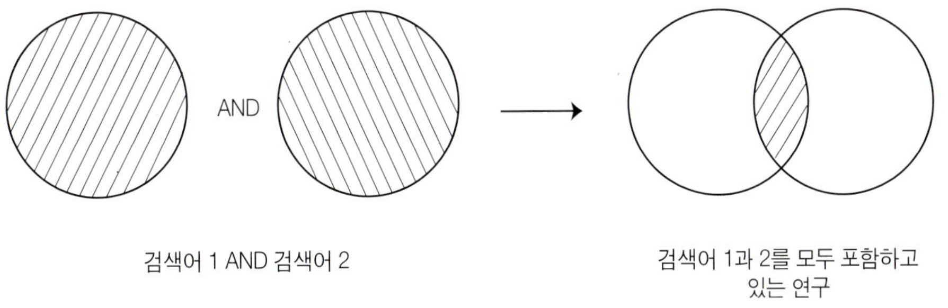

그림 3-25. AND 연산자

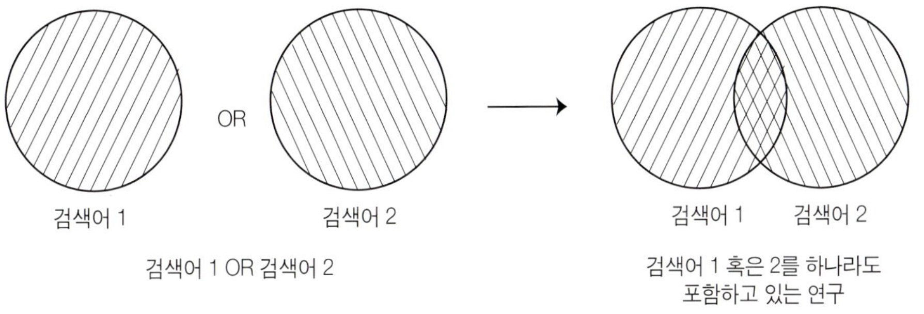

그림 3-26. OR 연산자

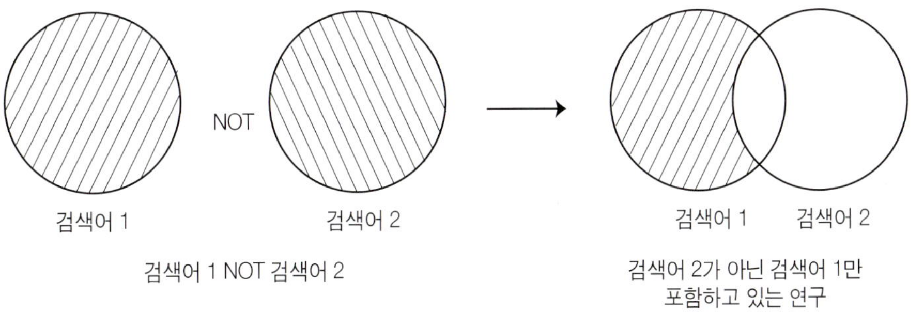

그림 3-27. NOT 연산자

는 한 단어의 다양한 형태를 검색할 수 있게 하기 위한 와일드카드로 사용된다(데이터베이스에 따라 다른 기호(예, $)를 사용하는 경우도 있다). 예를 들어, 용어 "drain"을 사용한 검색은 drain, drainage, drained, 또는 drains 등의 단어를 검색한다. *는 특정 주제에 상관없

는 문헌을 많이 검색해 낼 수 있기 때문에 주의해서 사용해야 한다.

키워드나 단어 변형을 추가함으로써 개흉술 후 치료적 체위에 대한 다음과 같은 포괄적인 검색 전략을 만들 수 있다.

> ("pleural effusion" OR "pleural fluid*" OR "chest tube" OR "chest tubes" OR "chest tubing") AND (drainage OR drain* OR prone OR pronat* OR position* OR postur* OR "head down") AND ("nursing process" OR nursing)

단, CINAHL의 경우, MeSH가 의학용어 중심으로 구성되어 있기 때문에 간호와 관련된 용어들을 주로 검색어 목록에 가지고 있다. 예를 들어, CINAHL 유의어 목록에는 "prone position" 그리고 "supine position"을 사용하지만 "head-down tilt"는 없다. 또한 CINAHL도 "posture"를 사용하지만, MeSH에는 없는 "patient positioning"이 좀더 적절한 용어이고 CINAHL에는 포함되어 있다.

다음은 CINAHL 데이터베이스 유의어를 사용한 포괄적인 검색 전략을 나타낸다(볼드체는 CINAHL에 있는 유의어 목록이다).

> [**pleural effusion** OR **chest tubes** OR (pleural effusion* OR pleural fluid* OR chest tub* in ti, ab)] AND [**drainage** OR (drain* or suction* in ti, ab)] AND [**patient positioning** OR **posture** OR **supine** OR **prone** OR (supin* OR prone OR pronat* OR head down OR position* OR postur* in ti, ab)]

이 검색 전략을 MEDLINE에서 사용한 검색전략과 비교해 보면 "nursing process"와 자유진술용어인 "nursing"은 CINAHL이 간호학 데이터베이스이므로 생략된다. 자유진술 검색 용어들을 논문의 제목과 개요(ti, ab)에만 검색 제한을 둔 이유는 논문의 본문과 참고문헌까지 포함한다면 더 많은 논문들을 찾으리란 기대를 할 수 있지만 무관한 많은 논문들을 찾게 될 확률이 높아지기 때문이다.

MEDLINE에서는 특정한 절이 MEDLINE 절 색인에 없는 경우 절로서 검색하도록 하기 위해 절을 인용부호 안에 넣어야 하나 CINAHL의 경우 절을 그대로 인식한다. CINAHL 데이터베이스는 또한 근접검색과 인접검색을 수행할 능력을 가지고 있으나 MEDLINE은 이러한 검색 특징이 없다.

5) Limit 사용하기

검색을 구체화하기 위한 또 하나의 전략으로 "제한(limits)"을 사용할 수 있다. limit은 주제에 임상적으로 관계있는 논문에 대한 검색비율을 높이기 위해 검색을 더욱 한정시키는 역할

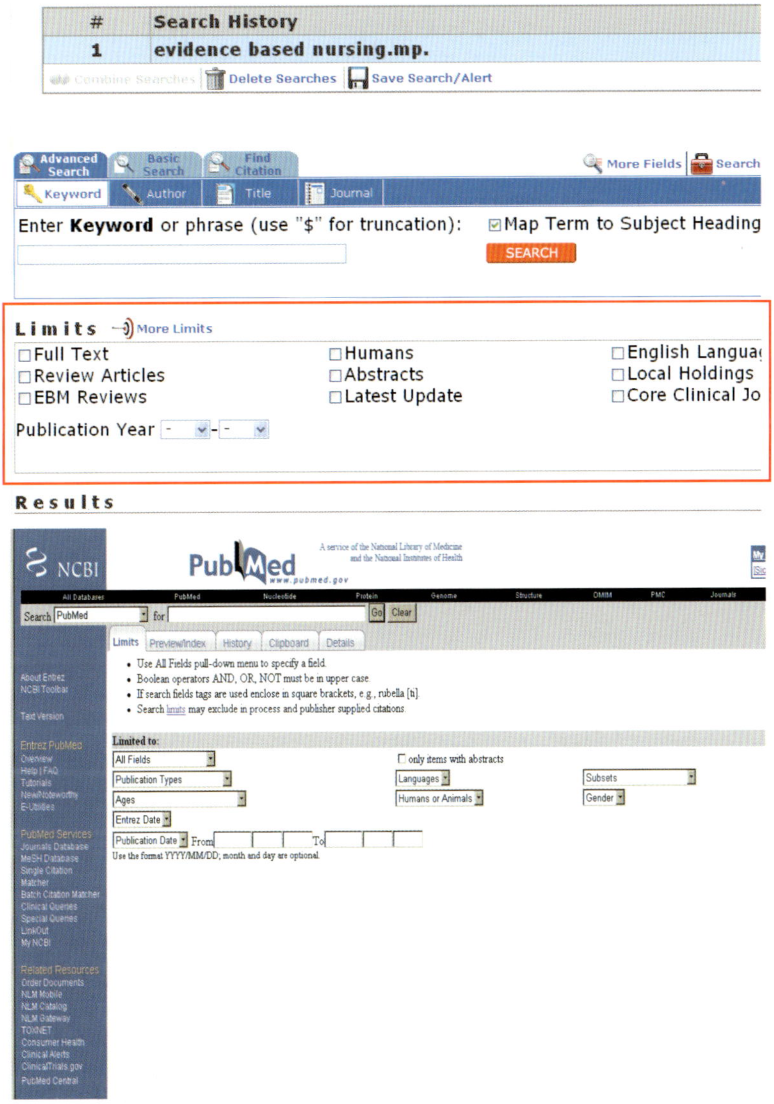

그림 3-28. OVID와 PubMed의 Limits

을 한다. "limiter" 의 형태는 "연구논문 유무", "출판시기", "언어, 그리고 "원문유무" 등이 있다. "limit" 의 사용은 특수성을 제공하지만 과용해서는 안 된다(그림 3-28).

표 3-4와 3-5는 근거중심 논문의 검색을 강화시킬 수 있는 MEDLINE과 CINAHL에서의 문서 형태 limiter와 유의어들을 임상질문의 유형별로 제시해준다. CINAHL 데이터베이스에서 limiter인 "문서형태(document type)" 는 MEDLINE limiter인 "발행형태(publication type)" 에

표 3-4. 근거중심 논문 검색을 위한 MEDLINE 발행형태의 limit과 MeSH 용어

임상질문	발행형태	MeSH 용어
치료/중재	Randomized controlled trial Clinical trial Multicenter study	clinical trials, epidemiologic research design, epidemiologic study characteristics, statistics
진단	Journal article (eliminates editorials/letters)	diagnostic errors, nursing assessment, probability, sensitivity, specificity
원인	Journal article (eliminates editorials/letters)	case-control studies, cohort studies, epidemiologic methods, epidemiologic research design, risk
예후	Journal article (eliminates editorials/letters)	cohort studies, incidence, mortality, prognosis, outcome and process assessment, survival analysis
체계적 고찰	Meta-analysis review academic review, tutorial(sometimes)	해당되는 용어 없음
임상실무 가이드라인	Practice guideline Consensus development conference	consensus development conference, guidelines
질적 연구	Journal article (eliminates editorials/letters)	data collection, evaluation studies, observation, quality of life, reproducibility of results

출처: Morrisey, L. J., & Debourgh, G. A. (2001). Finding evidence: Refining literature searching skills for the advanced practice nurse. AACN Clinical Issues, 12, pp. 571.

표 3-5. 근거중심 논문 검색을 위한 CINAHL 문서 형태 limit과 유의어

임상적 질문	문서 형태	유의어
치료/중재	Clinical trial Nursing interventions Protocol, Research Statistics, Tables/charts	Correlational study, Data analysis Statistical outcomes(health care) Nursing process, Research methodology statistics
진단	Nursing diagnosis	Bias(research), diagnosis, Reliability and Validity
원인	Research	Non-experimental study, Risk factors
예후	Research	Cross-sectional studies Morbidity, Mortality Nursing process, Outcomes(health care) Prognosis, Prospective studies
체계적 고찰	Systematic review Review(가끔 사용)	Meta-analysis
임상실무 가이드라인	Practice guidelines Nursing interventions	Clinical guidelines
질적 연구	Journal article	Data collection methods Evaluation studies, Multi-method studies Quality of life, Reproducibility of results

상응하는 것이다.

표 3-6은 MEDLINE, CINAHL, PsyINFO에서 근거중심 문헌을 검색하기 위한 자유 진술문의 예이다. Cochrane Library와 Evidence Based Nursing, Evidence Based Medicine Review는 근거중심 연구만을 받아들이는 엄격한 표준을 가지고 있으며 키워드와 MeSH를 사용하여 검색 가능하다.

출처: Morrisey, L. J., & Debourgh, G. A. (2001). Finding evidence: Refining literature searching skills for the advanced practice nurse. AACN Clinical Issues, 12, pp. 572.

표 3-6. MEDLINE, CINAHL, PsyINFO에서 근거중심 검색을 위한 텍스트 단어

임상적 질문	텍스트 단어
치료/중재	clinical trial*, controlled trial*, double-blind, placebo*
진단	diagnosis, diagnostic use, predictive value, sensitivity, specificity
원인	case control, cohort, etiolog*, odds ratio*, relative risk*
예후	follow-up, followup, morbidity, mortality, outcome*, predict*, prognos*
체계적 고찰	critical analys*, integrative review*, meta-anal*, systemic review*
임상실무가이드라인	guideline*, standards
질적 연구	interview*, listen*, observ*, phenoenolog*, Quantative*, quaility of life, questionnaire*, survey*, triangulat*

출처: Morrisey, L. J., & Debourgh, G. A. (2001). Finding evidence: Refining literature searching skills for the advanced practice nurse. AACN Clinical Issues, 12, pp. 574.

표 3-7. 근거 검색 결과 요약 표의 예

번호	1차문헌 데이터베이스 Primary Sources Data Base	근거의 시기 (Period)	주요어 Keyword	찾은 문헌수# Number of documents identified	사용한 문헌수# Number of documents used
1.	CINAHL	1996-2005	Chest tubes	# 182	# 60
2.	MEDLINE	1996-2005	Chest tubes	# 661	# 30

3. 4. 6. 근거 검색 결과 정리 및 요약

문헌검색의 종류와 검색결과는 검색 데이터베이스, 검색 근거의 시기, 검색어, 검색한 수, 실제 사용한 근거의 수로 자료를 요약하도록 한다(표 3-7).

흉곽 튜브를 달고 있는 환자의 치료적 체위에 대한 근거를 찾기 위한 사례에서, MEDLINE 검색을 통해 8개의 관련문헌을 찾아내었으며 그 중 2-3개는 이상적인 치료적 체위의 임상질문에 적합한 것이었다. 검색된 인용문들 중 하나는 동물(Schmelz et al., 1999)을 대상으로 행

해진 연구이고 또 다른 연구는 대조시험(Gordon et al., 1997)이다. 두 개의 참고문헌 모두 환자 체위가 아닌 튜브 위치에 초점을 맞추고 있다. 이것은 흉곽 튜브를 가진 환자의 체위에 관한 어떤 근거도 찾을 수 없다는 의미인가? 이들 두 개의 참고문헌이 흉곽 튜브 체위에 관한 유일한 근거인가? 꼭 그렇지는 않다.

첫째, 한 가지 데이터베이스(예, MEDLINE)만을 검색하는 것은 검색 결과들을 제한시킨다. CINAHL과 Cochrane 데이터베이스 모두를 검색하는 것이 권장된다. 둘째, 검색을 구축하는 데는 한 가지 이상의 방법이 존재한다는 것을 기억하는 것이 중요하다. 초기의 MEDLINE 검색 전략이 좀더 광범위했다면, 68개의 참고문헌이 검색되어졌을 것이다.

다음은 더욱 효과적인 초기 검색 전략을 나타낸다.

("pleural effusion"[MeSH] OR pleural fluid* OR pleural effusion* OR "chest tubes"[MeSH] OR chest tube OR chest tubes OR chest tubing) AND (drainage [MeSH] OR drain* OR suction*) AND ("nursing process"[MeSH] OR nursing)

이 검색 전략을 사용하여 검색된 문헌들은 환자 체위 뿐만 아니라 흉곽 튜브 위치에 관한 자료도 포함하고 있으므로 하나씩 검토되어져야 한다. 이 검색에서 찾은 논문의 고찰을 통해 세 가지 잠재적 튜브 위치(dependent loops, coiled on the bed, straight line) 가운데 늑막의 배액 강화를 위한 이상적인 체위는 dependent loops를 피하는 방법이라고 제안한다. coiled on the bed와 straight line은 배액에 있어 임상적으로 중요한 차이들이 발견되지 않았다.

검색결과에 기초하여 연구자들은 늑막 배액을 강화하고 늑막의 사강을 줄이기 위해 흉곽 튜브를 들어올려 일정한 간격으로(연구에서는 매 15분마다) 배액병으로 배액되는 것을 권장한다. 흉부 배액을 강화하기 위한 환자 체위에 대해서는 구체적인 자료가 없어 병리학적(예, 폐절제술을 위한 흉곽 절개술, 부분 폐엽 절제, 농흉 배액 또는 유출 등) 지식과 연관시킬 수 있는 자료를 바탕으로 좀 더 신중한 고찰이 요구될 것이다.

3. 5. 검색에 관한 일반적인 의문들

검색어를 입력하는 데 특정 순서가 있는가?

검색을 하기 위해 검색어를 입력하는 특정 규칙은 없다.

어떠한 순서로도 검색어를 입력할 수 있다.

단어/구는 나누어서 혹은 한꺼번에 입력할 수 있다.

단, 각 단계의 논리가 올바르고, 마지막 단계에서 동일한 최종 단어의 조합에 이르는 결과는 같아야 한다.

자유진술문과 색인목록 중 어느 것을 쓰는 것이 더 효과적인가?

어느 것을 사용할 것인가는 검색의 종류에 따라 좌우된다.

색인목록의 용어를 쓰는 것이 더 정확한 검색결과를 가져올 수 있다. 관련되는 모든 가능한 용어를 생각하는 수고를 덜기 위해 만들어진 것이 색인목록이므로 이를 사용하는 것이 가장 좋은 방법이다.

만약 더욱 철저한 검색이 요구된다면, 두 가지 방법을 다 사용할 수 있다.

데이터베이스에 있는 관련 문헌을 모두 찾았다는 것을 어떻게 알 수 있나?

관련 문헌이 모두 검색되었는지 알 수 있는 방법은 없다. 많은 저널들이 발행되어 데이터베이스에 지속적으로 추가되기 때문에 논문의 수는 매우 빨리 확장되므로 모든 논문을 련 주제별로 정확하게 분류하기는 어렵다. 최선의 검색방법은 찾고자 하는 관련 문헌을 최대화하고, 관련없는 논문은 최소화하는 것이다.

3. 6. 지식을 획득하는 방법

지식을 획득하는 방법에는 다음의 두 가지 방법이 있다(Muir Gray, 2001).

- 사전적 지식(proactive) 획득: 규칙적으로 문헌을 검토하여 잠재적으로 필요하리라 생각되는 지식을 찾는 방법(탐색(scanning) 활동이 우선적으로 많다)
- 반응적 지식(reactive) 획득: 어떠한 지식이 필요할 지 알 수 없으므로 검색기술을 강화시켜 필요할 때마다 찾는 방법(검색(searching) 활동이 우선적으로 많다)

일반적으로 대부분의 경우 지식이 필요한 상황에 맞추어 반응적 지식을 찾게 되는 경우가 많다. 하지만 근거중심 간호실무를 위한 지식을 축적하기 위해 이 두 가지 방법을 상황과 요구에 맞도록 적절하고 균형있게 사용하는 것이 중요하다(그림 3-29).

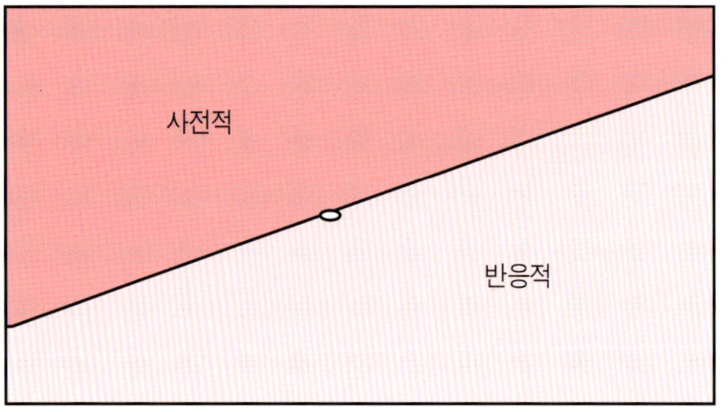

그림 3-29. 지식 관리의 두 가지 측면
출처: Muir Gray, J. A. (2001).Evidence Based Healthcare: How to Make Health Policy and Management Decisions. Edinburg: Churchill Livingstone. pp. 111.

첫째, 최신의 근거를 신속하게 획득하기 위해서는 사전적 지식을 습득하는 탐색적 근거 검색 활동을 습관적으로 실시하는 것이 바람직하다. 최근 일부 전자 데이터베이스는 이러한 수고를 덜어주기 위해 관련 주제의 최신 논문이 나올 때 이를 정리해서 알려 주는 서비스를 실시하고 있다.

둘째, 반응적 지식을 적절하게 획득하기 위해서는 주어진 시간 내에 필요한 정보를 얻을 수 있는 기술이 필요하다. 검색 기술을 위한 훈련을 받을 수 있는 코스나 강좌를 통해 기술을 강화시키는 방법과 사서의 도움을 받아 자신의 검색기술에 대한 점검을 받아 보는 것도 좋은 방법이 될 것이다.

셋째, 인간의 기억능력은 한계가 있다. 따라서 습득한 지식을 잘 저장하는 방법이 검색하는 것 못지않게 중요하다. 지식을 저장하는 가장 좋은 방법은 문헌을 관리해 주는 프로그램(예: Endnote)을 사용하는 것이 될 것이다. 종이복사본은 저자의 이름순 등 자기 나름의 저장방법을 개발하여 저장하는 것이 도움이 될 것이다(그림 3-30).

넷째, 어떠한 지식이건 그것을 실무에 사용하지 않으면 잊어버리게 된다. 근거를 검색하여 실무를 변화시키고자 하는 자세는 다른 실무자들에게도 좋은 사례가 될 수 있을 것이다. 자신의 검색방법과 사례를 타인과 공유하는 것은 개인 뿐 아니라 조직 전체를 바꿀 수 있는 계기가 될 것이다.

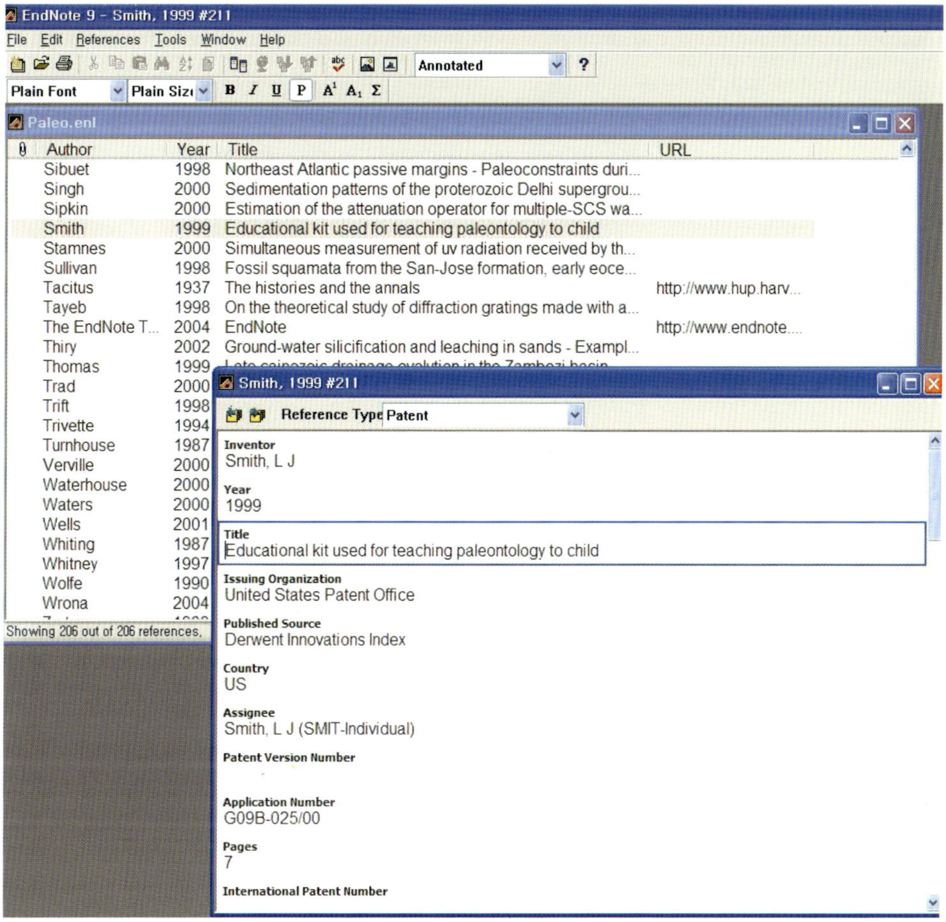

그림 3-30. ENDNOTE 저장 문헌목록과 문헌 저장내용의 예

3.7. 결론

근거중심 간호실무의 발전은 환자결과를 향상시키기 위한 방법들에 대해 지속적으로 의문을 가지는 것, 임상에서 발생하는 문제를 올바른 질문으로 만드는 것, 변화를 시작하기 위해 새로운 정보를 찾는 것을 통해 이루어 질 수 있다. 검색을 위해 임상질문의 틀을 개발하는 훈련은 중요한 출발점이 될 수 있다. 문헌 검색 기술을 다듬는 것은 적절한 정보에의 접근을 강화시키고 검색 산출량을 증가시키며 검색과정을 생산적으로 개선시킨다. 검색한 근거의 실무 적용가능성과 환자 간호에의 유용성을 결정하기 위해 자료를 고찰하고 비평적 분석을 사용하는 것은 임상실무 변화를 위한 중요한 단계를 마련하며 이는 다음 장에서 소개될 것이다.

근거중심 간호실무의 발전을 위해 검색의 효과 및 효용성을 향상시키기 위해서 다음의 주요사항들을 고려해야 한다.

- 가능하다면 검색을 수행하기 전 도서관의 정보검색 전문가와 상담을 한다.
- 찾고자 하는 근거의 형태(양적, 질적, 체계적 고찰, 메타분석)에 준하여 맞춤형 검색 전략을 계획한다.
- 관심 있는 주제에 초점을 맞춘 데이터베이스 사용법에 익숙해진다.
- 항상 한 가지 이상의 데이터베이스를 검색한다.
- 검색범주를 좁히는 기술과 데이터베이스의 특수 검색 용어들(키워드, 절, 유의어, MeSH와 Boolean 용어, 필터)에 익숙해진다.

참고문헌

1. Adams, C. E., Power, A., Frederick, K., & Lefebvre, C. (1994). An investigation of the adeqaucy of MEDLINE searches for randomized controlled trials (RCTs) of the effects of mental health care. Psychological Medicine, 24, 741-748.
2. Easterbrook, P. J., Berlin, J. A., Gopalan, R., & Matthews, D. R. (1991). Publication bias in clinical research. Lancet, 337, 867-872.
3. Gordon, P. A., Norton, J. M., Guerra, J. M., & Perdue, S. T. (1997). Positioning of chest tubes: Effects on pressure and drainage. American Journal of Critical Care, 6(1), 33-38.
4. McDonalds, S. J., Lefebvre, C., & Clarke, M. J. (1996). Identifying reports of controlled trials in the BMJ and the Lancet, BMJ, 313, 1116-1117.
5. Muir Gray, J. A. (2001). Evidence Based Healthcare: How to Make Health Policy and Management Decisions. Edinburg: Churchill Livingstone.
6 Morrisey, L. J., & Debourgh, G. A. (2001). Finding evidence: Refining literature searching skills for the advanced practice nurse. AACN Clinical Issues, 12, 560-577.
7. Pitkin, R. M., Branagan, M. A., & Burmeister, L. F. (1999). Accuracy of data in abstracts of published research articles. JAMA, 281, 1110-1111.
8. Rosenberg, W., & Donald, A. (1995). Evidence-based medicine: An approach to clinical problem-solving. BMJ, 310, 1122-1126.
9. Schmelz, J. O., Johnson, D., Norton, J. M., Andrews, M., Gordon, P. A. (1999). Effects of position of chest drainage tube on volume drained and pressure. American Journal of Critical Care, 8(5), 319-323.

04

3 단계 I: 비평적 분석

* * *

>> 근거중심간호의 단계 <<

1단계 - 임상질문: 실무현장에서 파생된 정보에 대한 요구에 초점을 맞추어서 구체적인 질문으로 전환한다.
2단계 - 검색: 구체적인 질문들과 관련된 근거를 확인하기 위해 연구문헌을 검색한다.
3단계 - 비평적 분석: 연구를 통해서 확인된 근거를 타당성과 일반화를 위하여 비평적으로 평가한다.
4단계 - 실무적용: 최선의 활용 가능한 근거를 임상적 경험과 대상자의 가치를 바탕으로 간호실무에 적용한다.
5단계 - 평가: 근거에 기반한 수행을 자가평가, 모니터 및 동료평가를 통해서 평가한다.

서론

발표된 모든 연구근거들이 간호실무에서의 의사결정에 사용될 수 있는 것은 아니다. 연구설계 자체의 결함은 연구결과의 현실성을 떨어뜨리며 특정 연구의 연구환경 및 연구대상의 오류로 인해 전혀 뜻밖의 결과를 도출할 수도 있다. 따라서 특정 임상상황의 문제 해결을 위해 사용될 연구근거는 해당 근거의 질, 중요성 및 적용가능성에 대해 사정하는 과정이 필요하다.

이와 같은 목적으로 시행되는 것이 바로 비평적 분석과정이다. 여기에서 비평적 분석은 특별한 요구를 가진 환자나 환자들 그룹의 간호와 연관되어 해결되어야 하는 문제들에 해답을 제공하는데 있다. 비평적 분석이라는 용어는 연구 또는 교육 목적으로 이루어진 문헌의 고찰과 연관지어 많이 사용되어 왔다. 교육 및 연구에서의 비평적 분석은 주로 특정 주제에 관한 정보를 이해하는 데 있다. 근거중심실무를 위한 비평적 분석의 목적은 보건의료 실무자 또는 환자에게 필요한 문제 해결법을 제공할 때 연구결과가 질적으로 충분히 믿을 만한 것임을 제시하는 것이다(NHS CRD, 1999).

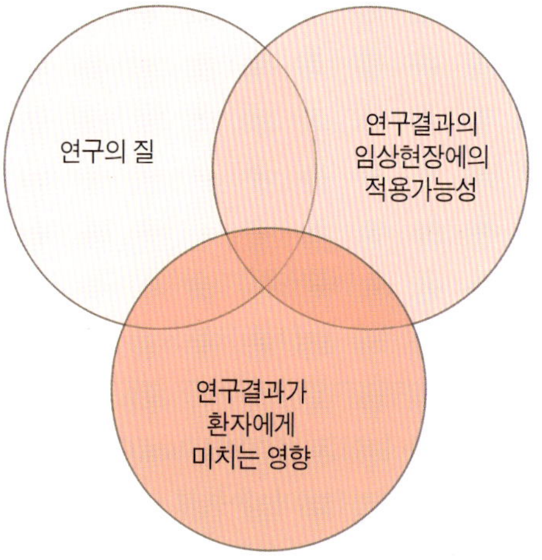

그림 4-1. 비평적 분석의 세 가지 요소
출처: Craig, J., & Smith, R. L.(2002). The Evidence-Based Practice Manual for Nurses. Edinburg: Churchill Livingstone. pp. 87.

비평적 분석을 위해 고려되어야 할 요소는 그림 4-1과 같이 다음의 세 가지 요소로 구분할 수 있다: 연구근거의 질, 연구결과의 임상현장에서의 적용가능성, 연구결과가 환자에게 미치는 영향. 이들 세 가지 요소는 완전히 분리된 별개의 요소가 아니라 세 가지 요소에 대한 분석은 중복되는 부분도 있다.

지난 20년 동안 전 세계의 연구자 및 실무자들이 근거중심 비평적 분석을 위한 표준의 개발을 위해 많은 노력을 기울여 왔다. 이 같은 노력으로 연구를 평가하기 위한 질적 기준이 제시되었고 연구의 질을 평가하는 과정을 체계적으로 진행시킬 수 있는 비평적 분석 체크리스트가 다양하게 개발되었다.

본 장은 비평적 분석의 세 가지 요소를 평가하는 과정과 이에 사용될 수 있는 도구에 대해 살펴보고자 한다. 또한 도구를 사용할 때 필요한 기술이나 지식 등에 대한 정보를 제공하고자 한다.

4. 1. 비평적 분석 I : 연구의 질에 대한 평가

첫 번째 요소인 연구근거의 질에 대한 평가에서 우선 고려되어야 할 사항은 연구설계가 해

Box 4-1 연구 계획시 고려하는 질문 (Blaikie, 2000)

- 연구문제는 무엇인가?
- 연구문제에 답하기 위한 가장 적절한 연구계획은 무엇인가?
- 적절한 표본은 무엇이며 어떻게 선정할 것인가?
- 무엇을 측정할 것인가?
- 연구자의 개입에 따른 효과는 어떻게 통제할 것인가?
- 어떤 방법으로 자료를 모을 것인가?
- 어떤 방법으로 수집한 자료를 분석할 것인가?

당 임상질문에 대한 답변을 주기에 적절한 가를 평가하는 것이다. 그리고 연구의 질이 연구 결과를 신뢰할 만큼 충분한 것인지 평가하게 된다.

연구자들이 연구를 계획하고 진행함에 있어 봉착하게 되는 가장 큰 문제 중 하나는 편중(bias)을 최소화하는 것이다. 편중이란 연구의 결론을 왜곡시키는 잘못된 결과를 가져올 수 있는 모든 것으로 정의할 수 있다. 즉, 어떤 요인이라도(연구 수행 중, 결과 분석 중 또는 출판 중에 일어나는) 실제로는 효과가 없는 중재를 효과적인 것으로 또는 효과가 있는 중재를 없는 것으로 결과를 유도하는 데 영향을 미친다면 이는 편중이라 할 수 있다.

연구를 계획할 때 연구자들은 많은 문제들을 고려한다(Box 4-1). 이 문제들은 모든 형태의 연구에 다 적용이 되는 것이다. 연구자들이 각각의 질문을 고려하여 내린 결정은 즉각적으로 연구 결과에 편중이 포함되는 정도에 영향을 준다. 편중을 최소화하는 전략은 여러 가지 소개되어 있으며 연구설계의 특성에 맞게 편중을 최소화하는 전략도 다양하게 사용되고 있다. 따라서 연구결과를 사용하는 연구소비자의 관점에서 보았을 때 각 연구에서 사용된 편중을 최소화하기 위한 전략은 연구의 질을 평가할 수 있는 좋은 기준이 될 수 있다. 그림 4-2는 연구의 종류에 따라 편중의 개입을 최소화하기 위해 사용되는 전략들을 요약한 것이다.

4. 1. 1. 연구 설계가 질문에 적합한 것인가?

근거중심실무를 위한 비평적 분석 과정은 임상질문을 만드는 것에서 시작한다. 질문의 유형에 따라 편중의 위험이 가장 적고 결과가 가장 정확한 '적절한' 연구 설계를 찾아야 한다(표 4-1). 하지만 한 가지 알아두어야 할 것은 우리가 처음에 판단하기에는 연구문제에 적합하지 않다고 생각되는 연구 설계가 연구자의 의도를 충분히 알고 난 후 다시 검토해 보면 적절한 연구 설계임을 알게 되는 경우도 있다. 개별 연구는 고유한 목적을 가지고 진행되며 연구자가 일정 수준의 유연성을 갖도록 허락하는 것도 필요한 일이다.

질문	중재의 효과	특정 사정 및 진단방법의 유용성	특정 건강문제 또는 질병의 결과 혹은 예후
설계	비교/후향적 연구 무작위대조시험(이상적)	횡단적 연구 비교연구	장기간의 코호트연구 사례연구
표본	- 실험군 또는 대조군을 무작위 할당하기 - 할당되기 전 까지 무작위화를 노출시키지 않음 - 사전 그룹 비교	목적에 적합한 대상	비슷한 시점에 수집한 대표성이 있는 표본
측정	중재법이 명시되어 있음. 적절한 측정 도구	기존 표준치에 대한 새로운 검사치 비교	적절한 종결시점
조사자	대상자의 할당그룹에 대한 맹검 (실무자, 조사자, 환자)	기존 표준치에 대한 맹검 (실무자, 조사자, 환자)	대상자와 연구자 간의 상호영향력 없음
자료수집	연구대상자의 중도 탈락의 최소화	새로운 검사와 기존의 표준검사에 대상자를 동등하게 배치	적절한 추후조사 기간 종료 시 모든 대상자 참여
자료분석	편중을 배제하기 위한 분석을 수행	신뢰도의 보고	시간의 혼란 효과에 대해 검토함

그림 4-2. 연구의 질 평가를 위한 기준

출처: Shultz, K. F., Chalmers, I., Hayes, R. J., & Altman, D. G. (1995). Empirical evidence of bias: Dimensions of methodological quality associated with estimates of treatment effects in controlled trials. Journal of the American Medical Association, 273, 408-412.

이와 같이 연구에 사용될 수 있는 연구 설계는 매우 다양하나, 엄격하게 수행된다는 가정 하에는 규모가 크고, 여러 지역을 대상으로 실시하는 다기관 대조시험(multi-centered controlled trial)이 가장 좋은 근거를 제공하는 것으로 간주된다(Mant, 1999).

4. 1. 2. 체계적 고찰

방대한 양의 연구근거들이 쏟아져 나오므로 이 모든 연구근거에 개인이 접근한다는 것은 불가능한 일이며 더욱이 많은 문헌을 모두 검색해서 읽는다는 것 자체가 엄청난 시간이 소요되는 일이다. 또한 적절한 연구 자료가 검색되었다 하더라도 이들 자료의 결과가 각기 다른 결과를 보고할 때, 일관된 한 가지 답을 얻기 어렵게 된다. 이러한 이유들로 인해 체계적 고찰(systematic review)은 적합한 근거를 제공하는 최선의 방법으로 인정되고 있다. 체계적 고찰

표 4-1. 임상질문과 연구 설계의 비교

임상질문의 형식	임상질문의 예시	연구 설계
치료 또는 중재의 효과	급성 천식으로 입원한 환아의 간호사에 의한 가정간호 교육프로그램이 환아의 재 입원을 낮추는가?	무작위대조시험 사전 사후 비교 연구
특정 건강문제 또는 질병의 결과 및 가능한 경과 (예후)	여성이 경구피임약 사용과 흡연을 동시에 할 경우 심근경색의 위험이 급격히 증가하는가?	코호트 연구 : 참여자가 관련요인 (피임약)에 노출된 후 MI가 발병하는지에 대해 계속 추적한다. 사례 연구 : MI를 가진 환자와 MI가 없는 환자를 통제군으로 분류하여 과거 관련요인 (피임약 복용)에 노출된 사실을 확인한다.
특정 진단 검사 또는 사정 방법의 효과	네 가지 질문으로 구성된 FAST 도구로 알코올 남용 환자를 정확히 식별할 수 있는가?	집단 간 비교 연구 : '새로운' 검사법 (또는 검진방법)을 기존의 방법과 비교한다.

(systematic review)은 전통적인 고찰(review)과는 달리 체계적이고 표준화된 방법으로 연구를 찾고 평가하며 얻어진 결과를 종합하는 방법이다. 이러한 체계적 고찰 방법은 개별 연구가 가지고 있는 임상적, 방법론적 제한점을 극복하는데 도움을 줄 수 있을 것이다(Mulrow, 1994). 체계적 고찰에 대해서는 5장에서 자세한 내용을 다룰 것이다.

4. 1. 3. 근거의 등급

중재의 효과에 관한 근거를 찾고자 할 때, 여러 가지 무작위대조시험(RCT)을 모아 이에 대해 체계적 고찰을 수행한 결과나 양질의 개별 무작위대조시험(RCT)이 가장 강력하고 질 좋은 근거를 제공한다. 연구를 무작위(randomization)로 수행하는 과정은 실험군과 대조군이 보이는 차이점이 순수하게 중재의 효과로 인한 것(예를 들어 환자, 간호사 또는 의사의 선호도 등은 배제한다)임을 의미한다. 그러나, 상황에 따라 무작위화가 가능하지 않은 경우도 있다. 예를 들어 환자에게 해가 될 수 있는 물질을 실험을 위해 복용토록 하는 것은 윤리적으로 허용되지 않는다. 무작위화가 허용되지 않는 이러한 경우에는 유사실험과 같은 다른 연구설계 방법을 사용한 연구가 근거를 제공하는 핵심적인 역할을 하게 된다(McPherson, 1994).

이러한 근거의 등급을 중재의 효과를 보는 연구가 가장 중요하다거나 무작위대조시험이 유일한 근거가 된다는 것으로 잘못 이해하는 경우가 많다(Castledine, 1997). 우리가 기억해야 할 것은 이러한 근거의 등급은 주로 치료나 중재법의 효과에 대한 질문의 답을 찾을 때 중요하며 치료나 중재의 효과를 보는 것은 여러 가지 임상질문 중 하나일 뿐이라는 것이다. 간

Box 4-2. 질적 연구에 해당되는 임상질문

- 왜 환자들은 중재/치료를 원하거나 거부하는가?
- 환자가 현재 치료방법 외에 어디에서 도움을 구할 수 있는가?
- 도움을 구하는 행동을 용이하게 하거나, 제한하는 요인은 무엇인가?
- 환자들이 자각한 질환의 원인은 무엇이고, 이는 건강관리 전문가의 의견과 어떻게 다른가?
- 치료 결정에 있어서 의료진-환자 관계의 영향은 무엇인가?
- 건강관리 전문가는 치료에서 환자와 어떤 관계를 갖는가?
- 왜 건강관리 전문가가 환자 관리에 대한 특별한 결정을 하는가?
- 환자가 치료를 고수하는 것을 돕거나, 방해하는 요소는 무엇인가?
- 환자들이 치료에 필요하다고 지각하는 것은 무엇인가?
- 특정 임상 가이드라인을 따르는데 있어서 실무자나 건강관리팀을 방해하거나, 돕는 요소는 무엇인가?

호학의 경우 전인적 측면을 다루는 학문의 특성상 중재나 치료의 효과와 관련된 임상질문 뿐 아니라 환자의 경험, 현상의 원인 등과 관련된 임상질문도 많이 존재하므로 무작위 통제를 통한 실험보다 유사실험연구나 비실험연구로부터 더 적절한 답을 구하는 경우도 있다(Maggs, 1997). 최근에는 간호학적 측면에서의 근거의 관점을 확장시켜 질적 연구를 포함시킨 등급도 제시되고 있다(Pearson, 2002). 근거의 등급에 대해서는 7장에서 더 세부적인 내용을 다룰 것이다.

4. 1. 4. 질적 연구의 평가

질적 연구는 양적 연구방법을 통해 그 해답을 얻기 어려운 임상질문(Box 4-2)에 답을 제공하는 역할을 한다(Green & Britten, 1998). 질적 연구의 적용은 개별 대상자의 요구에 맞는 근거중심 간호실무를 개발하는 데 크게 기여할 것이다(Popay & Williams, 1998). 이러한 질적 연구도 근거중심 간호실무에 활용되기 위해 양적 연구와 마찬가지로 엄격한 기준 아래 평가되어야 한다. 표 4-2는 질적 연구의 종류에 따른 평가기준을 제시하고 있다(Barbour, 2000).

4. 1. 5. 연구의 종류에 따른 연구 질 평가

다양한 사례를 바탕으로 연구의 종류에 따라 연구의 질을 평가하는 과정을 살펴보고자 한다.

표 4-2. 질적 연구의 평가 기준(현상학적 연구 기준)

관심현상의 서술
1. 관심현상이 명확히 확인되었는가?
2. 연구자는 이 현상이 왜 질적인 형식을 필요로 하는지를 확인했는가?
3. 연구자는 이 연구의 철학적 기초를 서술하고 있는가?

목적
1. 연구자는 연구를 수행하는 목적을 명확히 설명하고 있는가?
2. 연구자는 이 연구가 간호에 미치는 중요한 의의를 서술하고 있는가?

방법
1. 연구목적에 맞는 방법으로 자료를 수집하였는가?
2. 관심현상을 설명하기 위한 적절한 연구방법인가?
3. 특정 접근법이 연구의 지침이 되었다면, 연구자는 서술된 과정에 따라 연구를 완성했는가?

표집
1. 연구자는 참여자 선정에 대해 서술하였는가? 의도 표집(purposive sampling)을 하였는가?
2. 선정된 정보제공자는 연구에서 정보를 제공하기에 적절한가?

자료수집
1. 연구자는 자료분석을 위해 사용한 전략에 대해 서술하였는가?
2. 연구자는 자료에 충실하였는가?
3. 독자가 자료분석을 위해 사용된 절차를 이해할 수 있도록 기술되어 있는가?
4. 연구자는 자료의 진실성(credibility), 감사가능성(auditability), 적합성(fittingness)을 언급하였는가?

진실성
1. 참여자들은 기술된 경험을 자신들의 것으로 인식하는가?

감사가능성
1. 독자는 연구자의 사고를 따라 갈 수 있는가?
2. 연구자는 연구과정을 기록하였는가?

적합성
1. 연구결과를 연구상황이 아닌 다른 상황에 적용할 수 있는가?
2. 개인들에게 의미있는 결과들이 연구에 모두 포함되어 있는가?
3. 자료분석에 활용된 전략은 연구목적에 맞는 것인가?

결과
1. 연구결과는 같은 맥락 내에서 제시되어 있는가?
2. 독자는 결과보고서에서 경험의 진수를 파악해낼 수 있는가?
3. 연구자는 자료에 충실하게 개념화를 하였는가?
4. 연구자는 그 현상에 대해 이미 알려져 있는 내용과 같은 맥락으로 보고서를 기술하고 있는가?

결론, 의의, 제언
1. 결론, 관련성, 제언들은 독자에게 연구결과를 활용할 수 있는 정황을 제공하는가?
2. 결론은 연구결과를 반영하는가?
3. 연구자는 미래연구에 대한 제언을 제시하였는가?
4. 연구자는 이 연구가 간호에 미치는 의의를 명확히 하였는가?

출처: 김귀분 외(2005). 질적 연구 방법론. 현문사. pp. 394-395.

사례 4.1: 중재 또는 치료의 효과에 대한 연구의 질 평가

> 당신은 급성 천식을 가진 아동을 자주 접하게 되는 아동병동에 근무하는 간호사이다. 지난 6개월 동안 급성 천식으로 4번이나 입원한 병력을 가진 11살짜리 미혜에 대한 사례발표가 집담회를 통해 이루어졌다. 병동 간호팀 구성원들은 미혜의 반복적인 입원의 가능한 여러 가지 이유들을 논의하는 과정에서 미혜와 가족들이 미혜의 투약과 천식발작을 잘 관리하지 못한다는 결론에 일부 동의하게 되었다. 따라서 반복되는 입원 횟수를 줄이기 위해 환자 및 환자가족을 교육하는 중재법들에 대해서 조사해 보기로 결정하였다. 팀원 중 한 사람이 예전에 자신이 간호사의 가정간호 교육프로그램이 환아와 환아가족의 천식의 자가 관리에 도움이 된다는 내용의 논문을 읽은 것을 기억하고 논문을 찾아오기로 하였다.

1) 임상질문 만들기

> 간호사의 가정관리 교육프로그램이 급성 천식을 가진 환아와 환아가족의 재입원률을 낮추는 데 효과적인가?

2) 근거 찾기

> Madge, P., McColl, J., & Paton, J. (1997). Impact of a nurse led home management training program in children admitted to hospital with acute asthma: A randomized controlled study. Thorax, 52, 223-228.

이 논문은 천식으로 인해 입원한 201명의 2~16세의 아동에서 무작위대조시험을 한 결과를 보여주고 있다. 환자 교육프로그램 및 자가 관리 계획 등을 포함한 가정간호 교육프로그램의 효과를 기존의 방법과 비교하였다. 결과로 천식 발작 후 재입원률과 응급실 입원 횟수 등을 제시하였다.

3) 연구의 질 평가하기

표 4-3는 그림 4-2의 연구의 질 평가를 위한 기준을 적용하여 상기 논문을 비평적으로 분석한 예이다.

4) 평가 결과

본 연구는 평가 기준의 대부분을 충족하였다. 맹검에 대한 기준을 완전히 충족하지는 못하였지만 이는 비약물적 중재를 사용한 연구들의 공통된 특징으로 완전한 맹검을 수행하기는 힘들거나 불가능하다. 하지만 결과를 측정하는 조사자들은 그룹에 대한 정보를 모르도록 할

표 4-3. Madge 등(1997)의 연구 질 평가 체크리스트

	기준	질 평가를 위한 질문	사례 평가
설계	비교/후향적 연구 무작위대조시험(이상적)	두개 또는 그 이상의 무작위로 선택된 그룹의 결과를 비교하는가?	**충족** 연구에서 급성 천식으로 진단받은 입원아동들을 두 그룹으로 무작위 할당하여 기존의 교육 또는 간호사의 가정간호 교육프로그램을 받도록 하였다.
표본	실험군 또는 대조군을 무작위 할당하기	환자들이 무작위로 그룹에 할당되었는가?	**충족** 두개의 그룹으로 나눌 때 이름을 봉투에 넣어 봉한 채로 무작위 할당했다.
	할당되기 전까지 무작위화를 노출시키지 않음	할당 시 환자, 연구자 및 실무자들이 환자가 어떤 그룹으로 배정될 것인지에 대해 실험이 시작되기 전까지 모르게 하였는가?	**충족** 동의를 얻기 전까지 환자의 이름이 담긴 봉투는 열리지 않은 채로 무작위 할당하였다.
	사전 그룹 비교	두 그룹의 사전 특성이 잘 묘사되어 있는가? 또한 결과에 영향을 미칠만한 특성이 있는지 확인하였는가?	**충족** 두 그룹의 사전 특성은 연령, 병원 입원기간, 입원 후 치료법, 응급 상담경험에서 유의한 차이가 없었다.
측정	중재법이 명시되어 있음.	연구자가 적용하고자 하는 중재/수행은 무엇인가?	**충족** 천식에 대한 정보, 피해야 할 위험요인 및 약물 및 기구
	적절한 측정 도구	측정하고자 하는 결과가 명시되어 있는가?	**충족** 주요 측정 결과는 14개월간의 입원율과 천식 증상, 응급실 방문률이다.
조사자	대상자의 할당그룹에 대한 맹검 (실무자, 조사자, 환자)	실무자, 조사자, 환자가 할당그룹에 대해 알지 못하도록 하였는가?	환자와 가족들은 자신들이 퇴원교육을 받는다는 사실을 알게 되지만 입원을 결정하는 의사는 이 사실을 모르게 한다.
자료 수집	연구대상자의 중도 탈락의 최소화	연구에 참여한 대상자를 분석에 다 포함시켰는가?	**충족** 14개월 간의 결과 측정에 포함하였다.
자료 분석	편중을 배제하기 위한 분석을 수행	분석 시 그룹의 성격을 모르도록 하였는가?	**충족** 14개월간의 결과 측정 시 분석자는 집단의 성격을 모르게 하였다.

수 있다. 또한 퇴원 후 14개월 이내 재입원은 객관적인 자료이고 조사자가 잘못 해석할 가능성은 거의 없으며 연구자가 재입원 결정에 영향을 미칠 수 없다. 따라서 두 집단에서 나타난

결과의 차이는 편중에 의한 것이 아니므로, 본 연구의 결과에 대해 신뢰할 수 있다.

사례 4.2: 특정 사정 및 진단방법의 유용성에 대한 연구의 질 평가

당신은 응급실에서 근무하는 간호사이다. 당신은 사고로 응급실을 방문한 박씨가 술에 취해 있음을 발견한다. 2년간의 경험으로 응급실 방문 환자 중 상당수가 알코올 남용으로 인한 사고로 외상을 입고 오는 것을 알게 되었다. 응급실의 바쁜 스케줄 속에서 기존의 도구들은 사용하는 데 시간이 많이 걸려 불편하다는 의견이 많았다. 당신은 FAST 도구가 질문이 4가지이고 사용하기가 간편하다는 사실을 학회에서 알게 되었다. 이 도구를 사용하여 얼마나 정확하게 알코올 남용 환자를 구분할 수 있는 지 궁금하다.

1) 임상 질문 만들기

네 가지 질문으로 구성된 FAST 도구로 알코올 남용 환자를 정확히 식별할 수 있는가?

2) 근거 찾기

Hodgson, R. J., John, B., Abbasi, T., Hdgson, R.C., Waller, S., Thom, B., & Newcombe, R. G. (2003). Fast Screening for alcohol misuse. Addictive Behaviors, 28, 1453-1463.

이 논문은 영국에서 751명을 대상으로 실시한 횡단적 조사연구 결과에 대한 논문이다. 이 연구는 알코올 남용을 진단하는 데 있어 FAST(Fast Alcoholism Screening Test)를 사용하는 것과 좀 더 긴 설문지인 AUDIT(Alcohol Use Disorders Identification Test)를 방법적 효과 면에 초점을 두고 비교하였다.

3) 연구의 질 평가

표 4-4는 그림 4-2에서 주어진 횡단적 연구의 질적 평가 기준을 사용하여 논문을 비평적으로 분석한 예이다.

4) 평가 결과

해당 연구는 질 평가 기준을 대부분 충족하였으므로 결과를 신뢰할 수 있다고 간주한다.

표 4. 4. Hodgson 등(2003)의 연구 질 평가

	기준	질 평가를 위한 질문	사례 평가
설계	횡단적 연구, 비교연구	동일한 환자군에 두 가지 사정법을 비교해서 적용했는가?	**충족** (알코올 남용이 있는 혹은 있지 않은) 환자들에게 FAST와 AUDIT를 사용해 사정했다.
표본	목적에 적합한 대상	어떠한 기준에 의해 대상자가 선정되었는가?	영어를 하지 못하거나 심한 물질 남용환자, 통증이나 섬망이 심한 환자는 제외되었다.
측정	기존 표준치에 대한 새로운 검사치 비교	어떤 도구가 표준 참조치로 사용되었는가?	표준 참조도구로 AUDIT가 사용되었고 응급실 간호사들이 사정에 참여하였다. 10가지 질문으로 구성된 AUDIT의 양성 결과는 환자가 알코올 남용을 가지고 있다는 것을 의미한다.
조사자	기존 표준치에 대한 맹검 (실무자, 조사자, 환자)	조사자가 해당 검사 도구를 사용할 때 표준 검사치의 결과를 모르고 있었는가?	**충족** 조사자들은 FAST를 먼저 사용한 후에 AUDIT 도구를 사용하였다.
자료 수집	새로운 검사와 기존의 표준검사에 참여자들이 동등하게 배치	대상자들이 새로운 검사 및 기존 검사를 모두 받았는가?	**충족**
자료 분석	신뢰도의 보고	관찰자의 사정의 신뢰도가 확인된 상태인가, 여러 명의 조사자가 참여하였는가, 조사자간의 신뢰도는 검사되었는가?	**충족되지 않음** 논문에 보고되지 않음. 간호사를 검사자로 활용하였음.

사례 4.3: 건강 문제 및 질병의 결과 혹은 예후에 대한 연구의 질 평가

> 세 자녀를 둔 35세의 어머니인 이씨는 경구 피임약의 처방전을 얻기 위해 직장으로 출근하던 길에 의사에게 들렀다. 간호사인 당신은 이씨가 하루에 담배 1갑 이상을 피는 것을 알게 된다. 그녀의 기록에서 세 번째 아이를 출산한 후 지난 7년간 꾸준히 경구피임제를 복용해 온 것을 확인했다. 당신은 문득 경구 피임약 복용자들이 흡연할 경우 심근경색의 고위험에 놓이게 된다는 내용의 논문을 본 것이 떠올랐다.

1) 임상 질문 만들기

> 흡연과 경구 피임약 복용을 동시에 하는 여성들이 담배를 피우지만 다른 형태의 피임방법을 사용하는 여성들보다 심근경색증에 걸릴 위험성이 더 높은 것인가?

2) 근거 찾기

> Mant, J., Painter, R., & Vessey, M. (1998). Risk of myocardial infarction, angina, and stroke in users of oral contraceptives: An updated analysis of a cohort study. British Journal of Obstetrics and Gynaecology, 105, 890-896.

이 논문은 20-26년 간 피임을 해 온 17,032명의 여성을 추적한 코호트연구이다. 경구피임약을 복용하는 여성과 복용하지 않는 여성간의 심근경색증 발병률이 비교되어 있다. 또한 흡연과 경구 피임약 복용을 동시에 하는 여성과 담배를 피우지만 경구 피임약을 복용하지 않는 여성들의 심근경색증 발병률이 비교되어 있다.

3) 연구의 질 평가

표 4-5는 그림 4-2에서 주어진 질적 평가 기준을 사용하여 본 논문을 비평적으로 분석한 예이다.

4) 평가 결과

본 연구의 질이 의문시 되는 유일한 부분은 추후조사에서 중도 탈락한 여성의 수와 관련된 부분이다. 이와 같은 대규모의 장기간 연구에서는 대상자의 중도탈락은 흔히 일어나는 일이다. 하지만 연구의 결론이 타당성을 가지기 위해서는 이와 같은 대상자 수의 감소효과를 고려해야 한다. 총 1,740명의 여성이 추후조사에서 탈락하였는데 이 숫자는 표본의 10%에 해당하는 수이다. 5%이하이면 편중에 거의 영향을 미치지 않으나 20%이상이면 심각한 영향을 미친다는 '5와 20'규칙을 적용할 수 있을 것이다.

두 번째 접근법은 "만약 중도탈락자들이 계속 참여하였다면 결과가 어떻게 되었을까?" 를 생각해 보는 것이다. 중도탈락한 대상자 중 과도한 흡연을 하는 경구 피임약 사용자가 있었다면 그들이 연구에 계속 참여함으로 인해 반대되는 결과를 얻을 가능성이 있을 지 자문해보아야 한다.

4. 1. 6. 실무에서의 비평적 분석

연구는 현실 세계에서 이루어지는 과정이라는 것을 명심해야만 한다. 즉, 연구자들이 특정 연구의 부정적인 면과 자신의 연구결과를 지나치게 비교하거나 짜 맞추려는 노력을 하는 등의 인위적인 조작을 하게 되면 결과는 더 완벽해 보일 수 있겠지만 이상적인 완벽한 연구결과는 현실세계에서는 맞지 않는 것이므로 결국은 쓸모가 없다. 또한 연구의 대상자는 나의

표 4. 5. Mant 등(1998)의 건강 문제 및 질병의 결과 혹은 예후에 대한 연구 질 평가

	기준	질 평가를 위한 질문	사례 평가
설계	종적인 코호트 연구	일정 기간동안 그룹의 모든 대상자들이 추후조사에 참여하였는가?	**충족** 피임을 하고 있는 17,032명의 25세~39세 여성들을 소집해서 20~26년간 추후 조사를 실시하였다
표본	비슷한 시점에 수집한 대표성이 있는 표본	참여자들의 삶의 경로 또는 그들이 가진 질병 간에 공통점을 중심으로 표출한 표본으로 전체를 대표할 수 있고 그 정의가 명확한가?	**충족** 17,032명의 백인, 영국인, 기혼, 25~35세 사이의 연령, 피임법을 사용, 영국의 17개의 산부인과 병원에서 표출하였다.
측정	적절한 종결시점	연구를 시작하기 전에 적당한 종결시점을 미리 정하였는가?	**충족** 측정결과는 협심증, 심근경색증, 뇌졸중의 발병으로 병원 입원 또는 병원 의뢰, 사망이 발생하는 것으로 정하였다.
조사자	대상자와 연구자 간의 상호영향력 없음	조사에 참여한 대상자들과 연구자/조사자간의 관계는 어떠한가?	조사자들은 옥스퍼드대학의 연구팀에서 채용했다. 따라서 연구는 어떠한 경구피임약 생산회사의 개입이 없는 상태에서 이루어졌다.
자료 수집	적절한 기간 동안 추후조사	대상자들이 충분한 기간동안 추후조사를 받았는가?	**충족** 17,032명의 여성들이 1968~1974년 동안 연구에 참여하였다. 모든 참여자들이 45세가 될 때까지 추후조사를 받았다. 45세가 되는 시점에 15,292명의 대상자들이 참여하였다. 45세 여성은 세 그룹 중 한 그룹으로 배치되었다. 1. 경구 피임약을 한번도 복용한 적이 없다. (n= 5,881) 2. 8년 혹은 그 이상 경구피임약을 복용하였다. 3. 나머지 여성 경구피임약을 복용한 적이 없는 참여자 또는 8년 이상 복용한 경험이 있는 여성들만 대상으로 하여 45세 이후에도 추후조사를 계속하였다.
	모든 사례들이 연구의 종결상황 시 고려되어야한다.	모든 대상자들에게 종결 상황에 대한 정보를 제공했는가?	**충족하지 못함** 연구에서 중도 탈락하는 대상자들에게 종결 시 측정이 이루어지지 않았다. 중도 탈락에 대한 이유가 전부 제시되지 못하였다.
자료 분석	잠재적인 혼란요인이 주는 영향력에 대해 고려해야 한다.	모든 잠재적인 혼란변수의 효과를 자료 분석 시 고려했는가?	**충족** 결과 발생률은 잠재적인 혼란요인을 고려하여 계산되었다: 연령, 사회계층, 흡연, 비만 및 임신 등. 분석을 두 차례 실시하여, 두 번째 분석에서는 심혈관계 문제의 위험 요인을 가지고 있는 여성을 배제하여 결과를 얻었다 (위험요인을 가진 여성들은 경구피임약 복용을 의도적으로 삼가하는 경향이 있기 때문)

병원, 나의 병동 환자와는 똑같지 않다는 사실이다. 더욱이 연구에 참여한 대상자들을 선정하는 데 많은 노력을 기울이지만 이들의 특성이 일반적인 환자의 특성과 완벽하게 일치하기를 기대할 수는 없다. 비평적 분석을 처음 접하는 사람들은 어떤 연구결과도 자신이 사용하기에 충분한 것이 없다는 회의론에 빠질 수도 있다. 하지만 중요한 것은 결과를 신뢰할만한 연구 설계를 가진 적용 가능한 연구를 찾아내는 것이다.

4. 2. 비평적 분석 II: 연구결과의 임상현장에서의 적용가능성

비평적 분석의 두 번째 요소는 연구에서 발견된 결과들이 특정 실무현장에게 적용되는 것이 적절한 것인지 아닌지를 결정하는 과정이다. 건강관리와 관련된 연구들은 세계 여러 나라에서 우리가 돌보아야 할 대상자가 있는 곳과는 아주 다른 상황에서 이루어진 것일 수도 있다. 더욱이 연구는 좀 더 넓은 범위의 모집단에서 선택된 표본들을 대상으로 이루어지므로 개별 간호사가 근무하는 상황 및 개별 환자의 상황과 동일하지 않다. 건강관리 전문가들은 특정한 표본을 대상으로 한 연구에서 나타난 결과들이 연구대상과 차이가 있는 자신의 환자나 상황에 적용될 수 있는지를 결정할 수 있어야 한다.

4. 2. 1. 적용가능한 연구의 범위

연구의 적절성에 관하여 고려할 때 "연구대상인 환자들은 나의 병원, 병동의 환자들과 정확히 나이, 성, 기타 사항이 같은가?" 라고 묻는 것 보다 "나의 환자들과 상황이 너무 달라서 연구 결과가 적용될 수 없는가?" 라고 묻는 것이 더 바람직할 것이다. 만약 차이점이 있다면 이러한 차이점들이 결과에 어떻게 영향을 미칠 것인가를 묻는 것이 더 유용한 질문이다. 만약 차이점이 연구대상자에게는 유익한 결과를 가져왔으나 자신의 환자에게는 반대의 결과를 가져오는 것이라면 적용이 불가능하겠지만 중재의 규모나 중재 후 결과의 정도에만 차이가 있다면 자신의 환자에게 적용할 수 있도록 조정할 수 있을 것이다. 예를 들어 연구에 참여한 대상자들은 실제 상황의 환자들보다 좀 더 연구에 적합한 경향이 있다. 이는 실제 상황에서 중증 환자에게 중재를 제공할 경우 다른 결과를 나타낼 수 있다는 것을 의미한다(더 낮은 효과를 나타내거나 중증 환자들이 중재에 대한 반응이 더 좋아 효과적일 수 있다는 것을 의미한다).

4. 2. 2. 적절성 평가와 적용가능한 연구의 선별을 위한 질문들

연구의 질에 대한 평가 과정과 적절성 평가 과정이 부분적으로 중복되는 부분이 있으며 두 가지 과정의 일정 부분은 동시에 평가가 이루어진다. 적절성에 대한 평가가 수행하기 쉬운 점을 감안해 평가가 우선적으로 이루어지며 평가를 통해 해당 연구 결과가 현재 상황에 적용될 수 없다고 판단되면 더 읽어 내려갈 필요가 없거나 비평적 분석 과정을 지속할 필요가 없다.

그림 4-3의 질문들은 연구의 대상자 및 상황들이 자신의 임상환경에 적용가능한 지를 확인하기 위해 사용되어진다. 이러한 질문들에 대한 답은 연구보고서를 통해 얻을 수 있어야 한다. 연구의 질 평가에서 연구 설계에 따라 질문이 달라졌던 것과는 달리 연구의 적용가능성을 평가할 때는 동일한 질문들이 사용되어 질 수 있다.

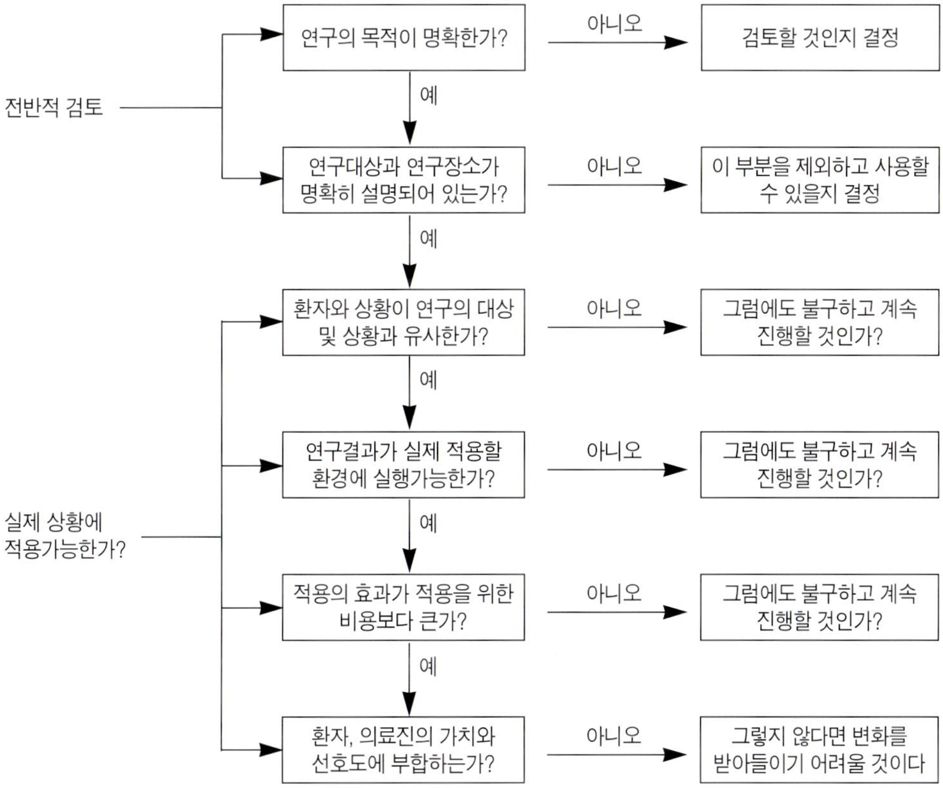

그림 4-3. 연구의 적용가능성 평가 질문

출처: Craig, J., & Smith, R. L.(2002). The Evidence-Based Practice Manual for Nurses. Edinburg: Churchill Livingstone. pp. 117.

적절성을 평가할 때 고려되어지는 사항들은 다음과 같다.

- 연구대상자의 특성은 결과에 잠재적으로 영향을 미칠 수 있는 특성들이다. 이는 나이, 질병, 상태의 심각성, 성별, 등을 포함한다. 이러한 특성들이 연구에서 보고되었다면 연구대상자와 자신의 환자와 차이가 있는지 유사한 지 결정할 수 있다.
- 연구에서 사용된 중재나 실험들을 적용가능한지 확인하여야 한다. 예를 들어 협심증 환자를 중환자실에서 간호한 연구 결과는 환자들이 일반 병동에서보다 특수 병동에서 간호를 받았을 때 결과가 더 좋았음을 제시하였다. 하지만 이러한 연구 결과가 일반 병동에서 근무하는 당신이 연구결과를 적용하는 것을 전부 포기해야 하는 것을 의미하는 것이 아니라 당신이 속한 병동의 수용범위 내에서 가능한 중재들을 찾아볼 필요가 있음을 의미한다.
- 중재나 실험의 비용과 이익을 고려할 때 단순히 얼마가 더 들 것인가를 계산하는 것을 넘어선 분석이 필요하다. 대부분의 경우 새로운 것을 시행하거나 혹은 다른 방법으로 바꾸는 것은 현재 하고 있는 무언가를 중지해야 함을 의미한다. '중지' 에 드는 비용을 계획된 변화의 이익과 비교해 볼 필요가 있다. 환자 측 혹은 의료진에 의해 비용이 너무 높다고 판단되면 계획된 변화를 수용하기 어렵다는 것을 의미한다.
- 환자의 가치는 중요하게 고려되어져야 할 측면이다. 환자는 특정한 중재에 대해 선호를 가지고 있을 수 있다. 환자에게 중재를 사용하도록 강요하는 것은 비윤리적이고 역 효과적일 수 있다.

표 4-6은 앞서 언급한 사례 4.3의 적절성을 평가하기 위한 질문과 평가내용을 열거하고 있다.

사례 4.3: 건강 문제 및 질병의 결과 혹은 예후에 대한 연구

대상: 세 자녀를 둔 35세의 어머니인 이씨, 7년간 꾸준히 경구피임제를 복용, 하루에 담배를 1갑 이상 피움
임상질문: 흡연과 경구 피임약 복용을 동시에 하는 여성들이 흡연과 다른 형태의 피임방법을 사용하는 여성들보다 심근경색증에 걸릴 위험성이 더 높은 것인가?
근거: Mant, J., Painter, R., & Vessey, M. (1998). Risk of myocardial infarction, angina, and stroke in users of oral contraceptives: an updated analysis of a cohort study. British Journal of Obstetrics and Gynaecology, 105, 890-896.

표 4-6. 연구의 적절성 평가를 위한 질문

질문	사례 4-3
연구의 목적은 무엇인가?	경구 피임약 사용자의 심근 경색증 발생 위험을 타 피임 방법 사용자와 비교하여 연구하였다.
연구대상자는 누구인가?	25~39세 사이의 영국의 17개 가족 계획 클리닉의 관리를 받는 여성들이다. 흡연자, 비흡연자 모두 포함되어 있다. 모두 영국인으로 기혼자이며 백인이다.
환자 및 환경과 차이가 있는가?	비록 국외에서 이루어진 연구이나 연구에서 흡연과 경구 피임약을 복용하는 개인적 요인만 간주한다면 이씨와 유사할 것이다.
연구장소는 어디인가?	참여자들은 영국의 가족 계획 클리닉에서 모집되었다
연구 결과가 우리 환경에 적용될 수 있는가?	결과가 이씨가 경구 피임약을 계속 사용할 경우 심근 경색의 위험이 높아지는 것을 의미한다면 이씨가 개인적 기호인 흡연과 피임 방법을 바꾸는 데 큰 어려움은 없을 것이다.
연구결과의 이익은 무엇인가?	이씨에게 잠재적 이익은 심근경색 위험이 감소되는 것이다. 이는 이씨의 가족의 건강을 위해서도 잠재적 효과를 가질 것이다.
적용에 드는 비용은 무엇인가?	이씨와 가족들에게 잠재적 비용은 원치 않는 임신의 발생 위험 증가와 다른 가능한 피임 방법들의 불편감을 포함한다. 이러한 측면들은 건강관리 전문가의 관점에서는 놓치기 쉬운 부분이지만 고려해야 할 부분이다.
환자의 가치 및 선호도와 일치하는가?	이씨의 피임방법에 대한 선호도는 확인된 정보가 없다. 심근경색증의 상대적인 위험도를 제시하여 환자가 결정하도록 해야 할 것이다.

4.3. 비평적 분석 III: 연구결과의 환자 및 상황 적용가능성

근거중심실무는 절대적으로 통계치에 의존한다는 생각은 잘못된 관념이다. 근거중심실무를 위해 연구를 비평적으로 분석할 때 가장 중요한 고려사항은 연구에서 나타난 통계 분석 결과가 아니라 연구 설계의 질이다. 연구가 잘 설계되었다면 결과에 대한 신뢰성이 높아진다. 아무리 훌륭한 통계분석이라도 연구설계의 부족에서 발생한 편중을 보상하지는 못한다.

연구의 질이 좋고 결과가 적용될 수 있다고 평가되면 다음 단계는 연구결과가 개별 환자에게 어떠한 의미가 있는가를 해석하는 것이다. 연구결과의 보고방식이 때로는 실제 임상 실무에 적용하기 위해 연구결과를 해석하는 것을 어렵게 하는 경우가 있다. 주된 이유 중하나는 연구자들이 결과를 보고할 때 연구결과가 우연에 의해 발생한 것이 아니라는 사실에 초점을 두기 때문이다. 예를 들어 천식을 예방하기 위한 간호사 중심의 가정간호 교육프로그램에서 퇴원 후 14개월 이내에 재입원한 아동의 비율은 실험군에서 25%, 대조군에서 8% 감소하였다(χ^2 = 9.63, p = 0.002). χ^2는 두 그룹의 결과의 차이가 통계적으로 중요한 것인지 아닌지를 보여주는 분석이다. "p 값이 0.002이다"라는 것은 연구결과가 우연에 의할 가능성이 1000분의 2임을 보여주어 이것이 우연에 의한 결과가 아니라는 것을 의미하는 것으로 p 값 자체는 차이의 크기나 방향에 대한 정보를 제공하지는 않는다. 그러므로 실제 환자에게 어떠한 영향을 미칠 것인가를 평가하는 데는 크게 도움이 되지 않는다(Altman, 1998).

이러한 전통적인 통계분석 방법의 단점을 보완하기 위해 좀 더 임상적으로 의미 있는 여러 가지 측정방법들이 임상질문과 연구 설계의 형태에 맞추어 개발되어 왔다. 표 4-7에 각 연구형태에 따른 임상적 효과 측정을 위한 수치들이 열거되어 있다. 하나의 예로 치료를 필요로 하는 환자 수(Number Needed to Treat: NNT)는 치료나 중재의 효과에 대한 연구의 결과를 해석하는데 유용하다. NNT는 한 명의 환자에서 원하는 치료효과를 얻기 위해 치료하여야 하는 환자의 수로 절대 위험감소율의 역수로 계산된다. 특정한 진단이나 사정의 방법이 효과적인지 알기 위한 연구들은 종종 검사의 민감도(sensitivity), 특이도(specificity)로 결과를 도출한다. 이러한 수치들은 특정 환자를 위해 검사결과가 어느 정도 사실인가를 보여주는 자료들이다.

결과를 도출하기 위하여 이러한 형태의 측정을 사용한 더 많은 연구들이 발표되고 있으므로 건강관리전문가들은 이러한 수치들이 어떠한 과정을 통해 산출된 것이며 그 의미는 무엇인지 숙지할 필요가 있다. 본 장에서는 앞서 다룬 사례를 통하여 이러한 수치들의 의미를 좀 더 자세히 알아볼 것이다.

4. 3. 1. 중재 또는 치료의 효과에 대한 연구결과 해석

사례 4.1.

대상: 6개월 동안 급성 천식으로 4번이나 입원한 병력을 가진 11살짜리 미혜
임상질문: 간호사의 가정간호 교육프로그램이 급성 천식을 가진 환아와 환아가족의 재입원률을 낮추는 데 효과적인가?
근거: Madge, P., McColl, J., & Paton, J. (1997). Impact of a nurse led home management training program in children admitted to hospital with acute asthma: A randomized controlled study. Thorax, 52, 223-228.
연구결과: 실험군과 대조군 간에 유의한 차이를 보임- 6개월간의 입원율 감소(실험군에서 25% 감소, 대조군에서 8% 감소).

표 4-8의 2x2 표는 임상적으로 의미 있는 결과들을 계산하기 위해 사용되어진 표준 도구로서 사례의 분석을 위해 사용되어질 것이다. 표의 칸은 a, b, c, d 로 표시한 한 개의 수치를 포함하고 있다. 표는 새로운 중재법을 받은 대상자 그룹(a와 b)과 이를 받지 못한 그룹(c와 d)

표 4-7. 연구형태에 따른 임상적 효과 측정치

코호트/무작위대조시험연구	비교위험도비 (Relative Risk: RR)	실험군에서의 위험도와 대조군에서의 위험도의 비로써 무작위대조시험이나 코호트 연구에서 쓰인다. 비교위험도비 = 실험군의 사건발생률 / 대조군의 사건 발생률
	절대위험도증가율 (Absolute Risk Increase: ARI)	실험군과 대조군에서 긍정적인 질병결과 발생률 차이의 절대값 │실험군 사건발생률 - 대조군 사건발생률│
	절대위험도감소율 (Absolute Risk Rate: ARR)	실험군과 대조군에서 부정적인 질병 결과의 발생률 차이의 절대값 │실험군 사건발생률 - 대조군 사건발생률│
	부작용이 발생할 수 있는 환자 수 (Number to Needed to Harm: NNH)	대조군에 비해 실험군에서 추가적으로 한 건의 원치 않은 질병결과를 발생하기까지 실험적 치료를 받아야 하는 환자의 수 1/절대위험도증가율
	치료를 필요로 하는 환자수 (Number to Needed to Treat: NNT)	한 명의 환자에서 원하는 질병결과를 얻기 위해 치료하여야 하는 환자의 수 1/절대위험도 감소율
	실험군 사건 발생 확률 (Experimental Event Rate : EER)	실험군에서 관찰하고자 하는 사건이 발생한 환자의 비율
	대조군 사건 발생 확률 (Control Event Rate: CER)	대조군에서 관찰하고자 하는 사건이 발생한 환자의 비율
검사 및 진단 방법	민감도 (Sensitivity)	검사가 양성으로 나온 사람 중에 해당 질병을 가지고 있는 사람들의 분율.
	특이도 (Specificity)	검사가 음성으로 나온 사람 중에서 해당 질병을 가지고 있지 않은 사람들의 분율.
	양성 우도비 (Positive likelihood ratio)	표적 질환을 가진 환자에게서 결과가 양성으로 나올 비율: 민감도/(100-특이도)
	음성 우도비 (Negative likelihood ratio)	표적 질환이 없는 환자에게서 결과가 음성으로 나올 비율: (100-민감도)/특이도
	검사 전 대응비 (Pre-test odds)	검사 수행 전에 해당 환자가 특정질병을 가지고 있을 대응비: 검사전 확률/(1-검사전 확률)
	검사 후 대응비 (Post-test odds)	검사를 수행한 후 해당 환자가 특정질병을 가지고 있을 대응비: 검사 전 대응비 × 우도비.
	검사 후 확률 (Post-test probability)	해당 질환을 가진 환자들 중 특정검사결과를 보일 환자의 분율: 검사후 대응비/(1+검사후 대응비).

으로 나뉜다. 결과에서 재입원한 군(a와 c) 혹은 재 입원하지 않은 군(b 와 d) 으로 다시 나눌 수 있다. 각 부분들의 수치들은 연구 결과를 바탕으로 얻어진다. 만약 연구결과에 수치들이 보고되지 않은 경우 수치를 계산하는 것이 가능한 경우도 있다.

표 4-8. Madge 등 (1997)의 연구를 바탕으로 중재의 효과를 해석하기 위한 2 x 2 테이블

		결과: 14개월간의 재입원		계
		있다	없다	
대상집단	실험군 (구조화된 퇴원계획)	8 a	b 88	a + b 96
	대조군 (기존의 퇴원계획)	26 c	d 79	c + d 105
계		34 a+c	b+d 167	a + b + c + d 201

1) 치료를 필요로 하는 환자 수 계산

표 4-9는 사례 4. 1에서 검색된 근거인 Madge 등(1997)의 연구결과를 사용하여 계산한 결과이다. 치료를 필요로 하는 환자수(NNT)를 계산하기 위해서는 몇 가지 간단한 계산들이 필요하다. 첫째, 실험군의 사건 발생률(EER: experimental event rate)을 계산하여야 한다. 이 수치는 실험군에서 퇴원한 그룹의 아이들 중 14개월 이내 재입원한 아동의 백분율(%)이다. 둘째, 대조군의 사건 발생률(CER: control event rate)을 계산하여야 한다. 이는 기존의 방식으로 퇴원한 아이들 중에서 14개월 이내 재입원한 아동의 백분률(%)이다. 이 두 가지 수치는 절대 위험도 감소율(ARR: absolute risk reduction)을 계산하는 세 번째 단계를 위해 필요하며 절대 위험도 감소율(ARR)은 치료를 필요로 하는 환자수(NNT)를 계산하기 위해 필요하다. 치료를 필요로 하는 환자 수는 한 명의 환자가 그 중재로부터 이익을 볼 수 있도록 몇 명의 환자가 새로운 중재를 받아야 하는가를 의미하며 치료를 필요로 하는 환자수가 작을수록 치료 효과가 크다는 것을 의미한다.

이 사례에서 치료를 필요로 하는 환자수(NNT)는 6(반올림한 수치)이다. 이는 아동이 기존의 교육을 제공받은 경우 재입원할 가능성이 있는 한 명의 아동의 재입원을 방지하기 위해서는 여섯 명의 아동이 간호사의 가정간호 교육프로그램을 받아야 함을 의미한다.

표 4-9. 치료를 필요로 하는 환자 수(NNT) 계산

단계	측정	공식	사례
1	실험군 사건 발생률(EER)	a/(a + b)	8/(8+88) = 8.3%
2	대조군 사건 발생률(CER)	c/(c + d)	26/(26+79) = 24.8%
3	절대 위험도 감소율(ARR)	CER - EER	24.8 - 8.3 = 16.5%
4	치료를 필요로 하는 환자수(NNT)	100/ARR	100/16.5= 6(반올림)

Box 4-3. ARR과 NNT의 95% 신뢰구간 계산

ARR의 95% CI 계산공식= $\pm 1.96\sqrt{\frac{EER(100-EER)}{a+b}+\frac{CER(100-CER)}{c+d}}$

Madge 등(1997)의 연구를 활용한 예

ARR의 95% CI = $\pm 1.96\sqrt{\frac{8.3(100-8.3)}{96}+\frac{24.8(100-24.8)}{105}}$

ARR의 95% CI = ± 99.4%

NNT의 95% CI 계산공식 = ARR의 100/상위 95% CI ~ 100/하위 95% CI

Madge 등(1997)의 연구를 활용한 예

NNT의 95% CI = 100/26 to 100/6.5

NNT의 95% CI = 4 to 15

2) 임상적 중요성(신뢰 구간) 측정

신뢰구간은 효과의 크기 예측치의 정확성을 계산할 수 있는 임상적으로 유용한 방법이다. 주로 95% 신뢰구간을 많이 사용하며 모수의 참값이 주어진 범위 내에 위치할 확률이 95%라는 의미이다. 신뢰구간의 간격이 좁을수록 측정치의 정확도가 높다는 의미이다. ARR과 NNT의 95%신뢰구간을 계산해 낼 수 있고 이에 대한 방법이 Box 4-3에 나타나 있다.

Madge 등의 연구(1997)에서 NNT는 6이며 95% 신뢰구간은 4과 15사이이다. 즉 본 연구의 NNT의 실제값이 4과 15사이에 있을 확률이 95%라는 의미이다. 6개월 이내 재입원률에 대한 ARR은 16.5%였으며 95% 신뢰구간은 6.5%에서 26%이다. 즉 ARR의 실제값이 6.5%와 26% 사이에 있을 확률이 95%라는 의미이다.

3) 임상적 최종 결론

앞서 언급한 사례의 연구결과의 임상적 의의를 분석하여 보면 급성 천식으로 진단받고 입원한 아이들에게 간호사 중심의 가정간호 교육프로그램을 적용받는 아동 여섯 명 마다 한 명의 아이가 병원에 입원하는 것을 방지할 수 있다는 것을 의미한다. 11살의 미혜는 급성 천식으로 몇 번 입원한 경험이 있으므로 이러한 연구에 적합한 대상이다. 나이가 많음에도 불구하고(어린 아동들은 나이가 많은 아동보다 재입원할 위험이 크다), 미혜가 4번 입원한 경험이 있다는 사실을 간주할 때(실험군과 대조군의 평균 입원률은 2번), 미혜는 다른 아동보다 재입원의 위험이 더 높다고 간주할 수 있다. 미혜가 재입원에 대한 높은 위험 요소를 가졌다면 NNT는 연구에서 보고된 수치(6)보다 낮을 것이다. 자신의 임상현장에서 천식아동에게 기존의 방식으로 교육이 이루어지고 있거나 교육이 이루어지지 않고 있다면 본 연구결과를 바탕으로 변화를 시도해 볼 필요가 있을 것이다.

4. 3. 2. 사정 방법 및 진단방법의 효과에 대한 연구결과 해석

사례 4. 2

> 대상: 술에 취한 채 외상을 입고 응급실로 내원한 박씨
> 임상질문: 네 가지 질문으로 구성된 FAST 도구로 알코올 남용 환자를 정확히 식별할 수 있는가?
> 근거: Hodgson, R. J., John, B., Abbasi, T., Hdgson, R.C., Waller, S., Thom, B., & Newcombe, R. G. (2003). Fast screening for alcohol misuse Addictive Behaviors, 28, 1453-1463.
> 연구결과: FAST 도구의 정확성에 대한 긍정적 결과 - 민감도 92.8%(95% 신뢰구간 89.2-95.2%), 특이도 87.6%(95% 신뢰구간 84.3-90.3%)

1) 임상적으로 의미 있는 결과 만들기

진단적 연구결과들은 민감도(알코올 남용환자가 FAST도구에서 양성일 확률), 특이도(알코올 남용이 없는 사람이 FAST도구에서 음성일 확률)의 용어들로 보고되어진다.

이 예에서 민감도 92.8%는 박씨가 FAST에 음성인 경우 알코올 남용을 가지고 있지 않다고 상당히 확신할 수 있다는 의미이다. 즉 민감도가 높은 검사에서, 결과가 음성으로 나오는 것은 배체진단을 (100명 중 8명의 환자에서 잘못된 결과를 나타낼 수 있다) 용이하게 한다.

이 예에서 특이도 87.6%는 박씨가 FAST에 양성인 경우 알코올 남용을 가지고 있다고 어느 정도 확신할 수는 있다는 의미이다. 즉 특이도가 높은 검사에서 양성 검사결과가 나올 경우 효과적으로 진단이 가능하다(100명 중 87.6명의 환자들이 FAST에 양성인 경우 알코올 남용을 가지고 있다). 본 연구와 같이 민감도와 특이도가 모두 높을 때 효과적이겠지만 같은 검사에서 민감도와 특이도가 모두 높은 것은 흔하지 않다.

표 4-10. 두 가지 검사의 결과를 보여주는 2×2 테이블

		대상 문제 : AUDIT 점수로 진단받은 알코올 남용		계
		있다	없다	
새로운 검사:	양성	269 a	b 404	a + b 673
FAST	음성	21 c	d 57	c + d 78
계		290 a+c	b+d 461	a + b + c +d 751

* * *

표 4-11. 특정 사정 및 진단검사 방법의 유용성을 계산하는 공식

측정	공식	사례 4.2
민감도(sensitivity)	a/(a + c)	269/290 = 0.928 or 92.8%
특이도(specificity)	d/(b + d)	404/461 = 0.876 or 87.6%
양성 우도비 (positive likelihood ratio)	민감도/(100 - 특이도)	92.8/(100 - 87.6) = 7.5
음성 우도비 (negative likelihood ratio)	(100 - 민감도)/특이도	(100 - 92.8)/87.6 = 0.08
검사 전 대응비 (pre-test odds)	이환률/(100 - 이환률)	38.8/(100-38.8) = 0.63
검사 후 대응비 (post-test odds)	검사전 확률 × 양성우도비	0.63 × 7.5 = 4.7
검사 후 확률 (post-test probability)	검사후 대응비/(검사후 대응비 + 1)	4.7/(4.7+1)=0.83 or 83%

더욱이 검사의 수행은 해당 인구의 이환율에 영향을 받는다. 해당 인구집단에서 어느 정도의 우울증을 기존에 가지고 있는지를 나타내는 검사 전 확률(pre test probability)에 의해 영향을 받을 수 있다는 의미이다. 본 사례에서 간호사는 AUDIT 검사를 통해 밝혀진 이환율은 38.8%이다(이는 박씨가 알코올 남용을 가지고 있지 않을 확률이 61.2%임을 의미한다).

사정 혹은 진단 검사법이 효과가 있는지 없는지 확인하기 위한 연구에서 새로운 검사는 '기존의 표준치' 와 비교되어진다. 따라서 연구대상이 되는 환자들은 두 가지 검사를 모두 받게 된다. 본 사례의 근거가 되는 연구 결과를 2x2 테이블로 작성하였다(표 4-10).

2) 검사전 확률과 검사후 확률의 차이 계산

양성과 위양성결과의 비를 양성 우도비(positive likelihood ratio)라 하고 음성결과와 위음성 결과의 비를 음성 우도비(negative likelihood ratio)라고 한다. 우도비를 민감도와 특이도를 표 4-11의 공식을 사용하여 계산할 수 있다.

계산에 따르면 본 사례의 양성 우도비는 7.5이며 이는 FAST에 양성인 사람이 알코올 남용을 가지고 있을 확률은 알코올 남용을 가지고 있지 않은 사람보다 7.5배 높다는 것을 의미한다. 이때 간호사는 7.5배의 의미에 대해 여전히 의문을 가질 수 있다. 양성 우도비가 7.5배라 하더라고 박씨가 알코올 남용을 가지고 있을 검사 전 확률이 매우 낮은 사람이라면 검사결과가 반드시 알코올 남용으로 진단받을 것을 의미하지는 않는다. 즉 대상집단의 기본적 특성에 의해 상당한 영향을 받는다는 것을 의미한다. 검사 전 대응비(0.63)는 우도비(7.5)와 곱해져서 검사 · 후 대응비(4.7)를 계산해 낼 수 있다. 검사 후 대응비를 검사 후 확률로 바꾼 결과 83%로 나타났다.

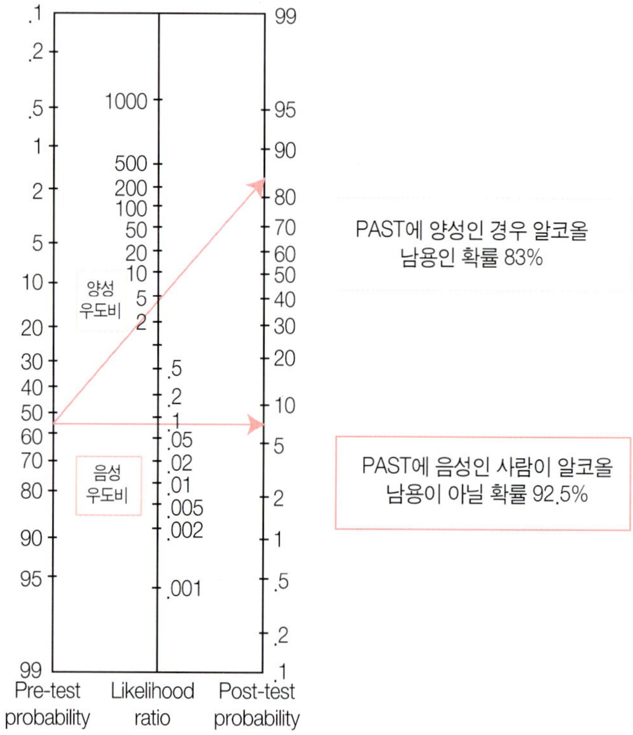

그림 4-4. 우도계산표(nomogram)을 이용한 우도 계산

출처: Sackett et al. (2000). Evidence Based Medicine: How to Practice and Teach EMB(2nd ed.). Edinburgh: Churchill Livingstone. pp. 79.

검사후 확률을 검사전 확률과 음성우도비 및 양성우도비를 알면 Sackett 등(2000)이 제시한 우도계산표(nomogram)를 통해 쉽게 구할 수 있다(그림 4-4).

3) 임상적 최종 결론

본 사례의 임상적 의의를 살펴보면 박씨가 FAST에 음성으로 나올 경우 알코올 남용을 가지고 있을 확률은 매우 낮고(약 7.5%), FAST에 양성으로 나올 경우 알코올 남용을 가지고 있을 확률도 높다. 따라서 FAST는 임상적으로 유용한 검사가 될 수 있을 것이다.

4. 3. 3. 건강 문제 및 질병의 결과 혹은 예후에 대한 연구결과 해석

사례 4.3

대상: 세 자녀를 둔 35세의 어머니인 이씨, 7년간 경구피임제를 복용, 하루 한 갑 이상 흡연
임상질문: 흡연과 경구 피임약 복용을 동시에 하는 여성들이 흡연과 다른 형태의 피임방법을 사용하는 여성들보다 심근경색증에 걸릴 위험성이 더 높은 것인가?
근거: Mant, J., Painter, R., & Vessey, M. (1998). Risk of myocardial infarction, angina, and stroke in users of oral contraceptives: An updated analysis of a cohort study. British Journal of Obstetrics and Gynaecology, 105, 890-896.
연구결과: 경구피임약을 복용하지 않으나 담배를 많이 피우는 여성의 경우 심근경색증에 걸릴 확률이 여성 1000명당 0.24인데 비해 경구피임약을 복용하면서 담배를 많이 피우는 경우 심근경색증에 걸릴 확률이 여성 1000명당 1.18배로 4배 이상 높은 것으로 나타났다. 비교위험도(RR)의 경우 담배를 많이 피우는 여성 중 과거에 경구 피임약을 복용한 사람은 4.0, 최근 사용한 적이 있는 사람은 4.2, 그리고 최근 사용하고 있는 사람은 4.9로 나타났다.

1) 임상적으로 의미 있는 결과 만들기

표 4-12와 같은 2 x 2 테이블을 만들어 볼 수 있다. 본 연구에서는 심근경색증에 걸릴 수 있는 비교위험도(4.9)가 보고되었다. 비교위험도가 3이상인 경우는 편중의 영향이 미미하다고 간주할 수 있으므로(Christaki & Sachs, 1996) 본 연구결과는 편중에 의한 것이 아님을 확인할 수 있다. 하지만 이씨 부인에게 피임방법을 바꾸라고 권유할 수 있을 정도의 결과인지 임상적으로 확인해 볼 필요가 있다.

표 4-12. 흡연 및 경구피임약 복용과 심근경색증에 대한 연구의 2×2 테이블

		부정적 결과 : 심근경색증		비율
		있다	없다	
사건에의 노출 (경구피임약)	예: 담배를 많이 피우는 여성으로 경구 피임약 복용	a	b	a/(a + b) = 1.18 "예"집단 비율
	아니오: 담배를 많이 피우는 여성으로 경구 피임약 복용 한 적 없음	c	d	c/(c + d)= 0.24 "아니오" 집단 비율

표 4-13. 예후 및 유해에 대한 임상적 측정치를 계산하는 공식

측정	공식	사례 4.3
비교위험도(RR)	(a/(a+b))/(c/(c+d))	1.18/0.24 = 0.49
절대위험도증가율(ARI)	(a/(a+b))-(c/(c+d))	1.18-0.24 = 0.94 per 1000
부작용을 일으킬 수 있는 환자수(NNH)	1/ARI	1/0.00094 = 1063

2) 부작용을 발생시킬 수 있는 환자수(Number Needed to Harm)의 계산

비교위험도(RR), 절대위험도증가율(ARI), 부작용을 발생시킬 수 있는 환자수(NNH)를 표 4-13과 같이 계산할 수 있다. 절대위험도증가율은 두 집단간의 질병발생률의 차이의 절대값으로 본 연구에서는 일년간 1000명당 1명 미만이다. 질병이 발생할 수 있는 환자수(NNT)는 1063명으로 1063명이 1년 동안 경구 피임약을 복용하면서 담배를 많이 피울 경우 1명이 심근경색증이 발생할 수 있다는 의미이다.

3) 임상적 최종 결론

본 연구에서 심근경색증이 발생할 확률은 결과적으로 낮은 편이며 이러한 위험률과 이씨가 다른 피임방법으로 바꾸었을 경우 원치 않는 임신을 하게 되는 결과와 상대적인 가중치를 비교할 필요가 있음을 시사하고 있다.

4. 4. CAT(Critically Appraised Topic) 정리하기

지금까지 배운 논문을 비평적으로 분석하는 방법을 바탕으로 시간과 노력을 투자하여 논문을 분석하였다면 이것을 다음에 활용하거나 다른 사람들이 이용할 수 있도록 정리해 놓지 않는다면 매우 비경제적인 일이다. 이를 위해 분석한 논문을 한 페이지에 표준화된 형식으로 정리해 놓는 것을 "CAT(Critically Appraised Topic)"이라고 한다(Sackett et al., 2000). 제목은 평서문 형태로 기술하고 논문을 비평적으로 분석한 뒤 임상적 의의를 "임상적 최종 결론(clinical bottom line)"에 기술한다. 그 다음 PICO 형식의 질문을 서술하고 논문을 검색할 때 사용한 검색어와 데이터베이스를 기록한다. 마지막으로 연구방법을 기술하고 핵심적인 연구결과를 표로 정리한다. 또한 CAT를 실제 환자에게 적용할 때 주의할 임상적 고려사항을 표 아래에 적는다. 이러한 CAT 작성을 돕기 위해 다양한 도구가 개발되어 있는데 Center for Evidence Based Medicine in Oxford의 http://cebm.jr2.ox.ac.uk 사이트에 들어가면 무료로 CAT tool을 다운로드 받을 수 있다(그림 4-5).

Box 4-4. CAT의 예

CAT; FAST 도구로 알코올 남용 환자를 유용하게 식별할 수 있다.

임상적 최종 결론: FAST가 나올 경우 알코올 남용을 가지고 있을 확률은 매우 낮고 (약 7.5%), FAST가 양성으로 나올 경우 알코올 남용을 가지고 있을 확률도 높다. FAST는 임상적으로 유용한 검사가 될 수 있을 것이다.

임상사례: 사고로 응급실을 방문한 박씨가 술에 취해 있음을 발견한다. 응급실 방문 환자 중 상당수가 알코올 남용으로 인한 사고로 외상을 입고 온다. 응급실의 바쁜 스케줄 속에서 기존의 도구들은 사용하는 데 시간이 많이 걸려 불편하다는 의견이 많다.
검색용어: "FAST" 와 "Alcohol abuse" 를 검색어로 사용
비평적 분석자와 일시: ○○○; 2005년 6월 5일
연구방법:

독립적인 비교?	예
맹검법?	예
검사결과에 무관하게 표준적 진단법 이용/	예
적절한 환자군 대상?	예

표준기준: 10가지 질문으로 구성된 AUDIT(Alcohol Use Disorders Identification Test)
환자: 응급실을 방문하는 알코올 남용이 의심되는 환자
검사: 네 가지 질문으로 구성된 FAST(Fast Alcoholism Screening Test)
근거:

측정	검사결과
민감도	269/290 = 0.928 or 92.%
특이도	404/461 = 0.876 or 87.6%
양성 도우미	92.8(100 - 87.6) = 7.5
음성 도우미	(100 - 92.8)/87.6 = 0.08
검사 전 대응비	38.8/(100 - 38.8) = 0.63
검사 후 대응비	0.63 × 7.5 = 4.7
검사 후 확률	4.7/(4.7 + 1) = 0.83 or 83%

유효기간: 2006년 5월까지
참고문헌:
Hodgson, R. J., John, B., Abbasi, T., Hdgson, R.C., Waller, S., Thom, B., & Newcombe, R. G. (2003). Fast screenining for alcohol misuse. Addictive Behaviors, 28, 1453-1463.

앞서 다룬 사례 4. 2를 가지고 CAT를 작성해 보면 다음과 같다(Box 4-4).

본 장에서는 연구결과를 실무에 적용할 지를 결정하는 과정과 주어진 연구결과를 실무에 적용하기 위해 임상적으로 유용한 수치로 전환하는 방법에 대해 다루어 보았다. 연구의 질과 임상에서의 적용가능성을 평가하는 것은 일종의 비평적 분석 주제(CAT)를 만드는 과정이다.

연구가 실무에 활용하기 적절한 것이라고 판단되면 다음 단계로 무엇을 할 것인지 생각해야 한다. 실무상황에 변화가 필요하다고 느낀다면, 어떻게 필요한 변화를 일으킬 것인가를 계획해야 한다. 단순히 "이러한 변화가 필요하다" 라고 말하는 것은 비효율적인 방법이다. 이러한 결론에 이르게 된 과정을 상세히 알림으로서 결론의 타당성을 공유하는 과정이 효율적

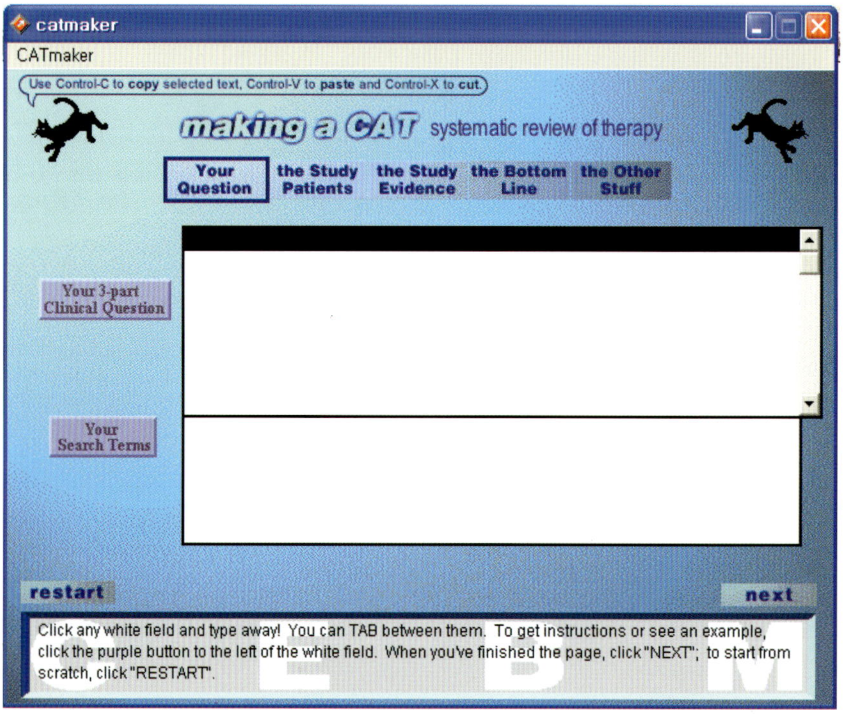

그림 4-5. CAT Tool의 임상질문과 검색어 입력창

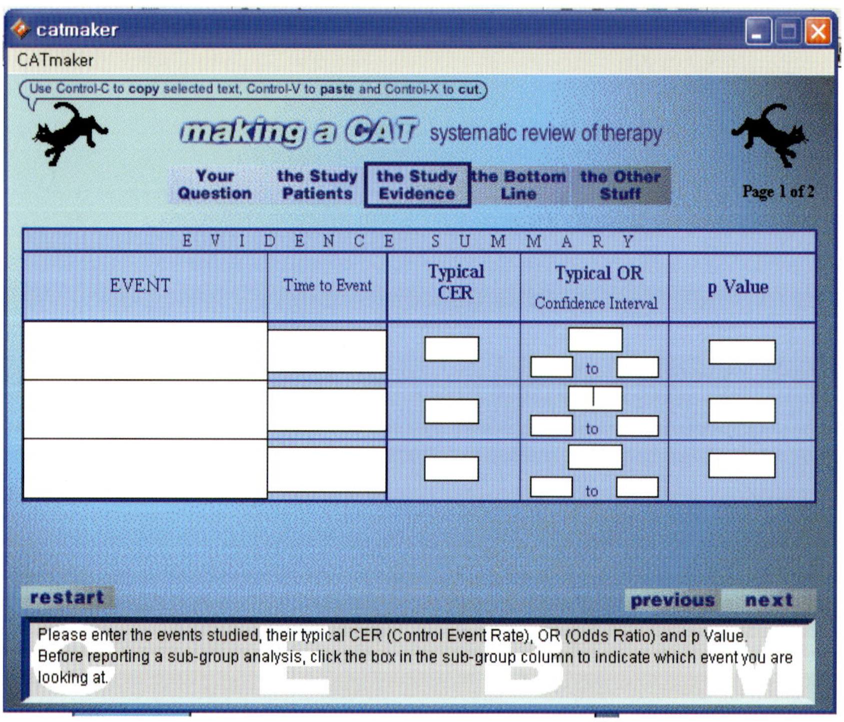

그림 4-6. CAT Tool의 연구근거를 요약하는 창

인 방법이 될 수 있다.

참고문헌

1. 김귀분 외(2005). 질적 연구 방법론. 서울: 현문사.
2. Altman, D. G. (1998). Confidence intervals for the number needed to treat. British Medical Journal, 317, 1309-1312.
3. Barbour, R. S. (2000). Checklists for improving rigour in qualitative research: A case of the tail wagging the dog? British Medical Journal, 322, 1115-1117.
4. Blaikie, N. (2000). Designing Social Research. Cambridge: Policy Press.
5. Castledine, G. (1997) Barriers to evidence-based nursing care. British Journal of Nursing, 6(18), 1077.
6. Center for Evidence Based Medicine in Oxford. http://cebm.jr2.ox.uk. accessed December 2005.
7. Christaki, N. A., & Sachs, G. A. (1996). The role of prognosis in clinical decision making. Journal of General Internal Medicine, 11, 422-425.
8. Craig, J., & Smith, R. L. (2002). The Evidence-Based Practice Manual for Nurses. Edinburg: Churchill Livingstone.
9. Green, J., & Britten, N. (1998). Qualitative research and evidence based medicine. British Medical Journal, 316, 1230-1232.
10. Guyatt, G., Sackett, D., & Cook, D. (1993). Users' guides to the medical literature II. How to use an article about therapy or prevention. Journal of the American Medical Association, 270, 2598-2601.
11. Hodgson, R. J., John, B., Abbasi, T., Hodgson, R.C., Waller, S., Thom, B., & Newcombe, R. G. (2003). Fast screening for alcohol misuse. *Addictive Behaviors*, 28, 1453-1463.
12. Madge, P., McColl, J., & Paton, J. (1997). Impact of a nurse led home management training program in children admitted to hospital with acute asthma: A randomized controlled study. Thorax, 52, 223-228.
13. Maggs, C. (1997). Research and the nursing agenda: Confronting what we believe nursing to be. Nursing Times Research, 12(5), 321-322.
14. Mant, J. (1999). Case control studies. In: Dawes M, Davies P, Gray A, Mant J, Seers J, Snowball R (eds) Evidence-Based Practice: A Primer for Health Care Professionals. London:

Churchill Livingstone, 73-85.

15. Mant, J., Painter, R., & Vessey, M. (1998). Risk of myocardial infarction, angina, and stroke in users of oral contraceptives: An updated analysis of a cohort study. British Journal of Obstetrics and Gynaecology, 105, 890-896.
16. McPherson, K. (1994). The best and the enemy of the good: Randomized controlled trials, uncertainty and assessing the role of patient choice in medical decision making. Journal of Epidemiology and Community Health, 4(48), 6-15.
17. Mulrow, C. (1994). The rationale for systematic reviews. British Medical Journal, 309, 597-599.
18. NHS CRD (NHS Centre for Reviews and Dissemination) (1999). Getting evidence into practice. Effective Health Care, 5(1).
19. Pearson, A. (2002). Nursing takes the lead: Redefining what counts as evidence in Australian healthcare. Reflections on Nursing Leadership, Fourth quarter, 18-21.
20. Popay, J., & Williams, G. (1998). Qualitative research and evidence-based health care. Journal of Royal Society of Medicine, 91(35), pp. 32-37.
21. Sackett, D., Strauss, S., Scott Richardson, W., Rosenberg, W., & Haynes, R. (2000).Evidence-Based Medicine: How to Practice and Teach Evidence-Based Medicine(2nd ed.). Edinburgh: Churchill Livingstone.
22. Shultz, K. F., Chalmers, I., Hayes, R. J., & Altman, D. G. (1995). Empirical evidence of bias: Dimensions of methodological quality associated with estimates of treatment effects in controlled trials. Journal of the American Medical Association, 273, 408-412.

05

3단계 II: 근거의 체계적 고찰

* * *

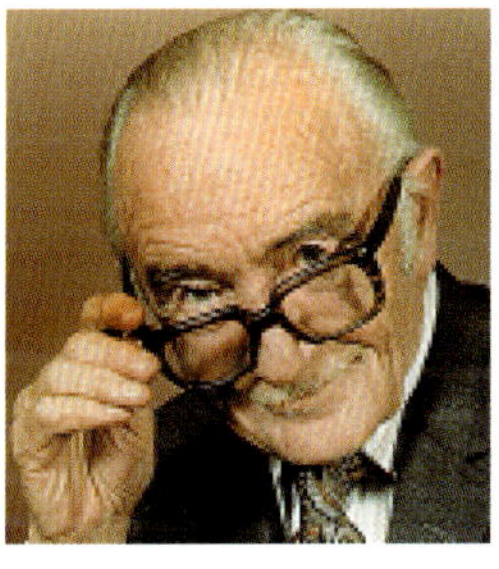
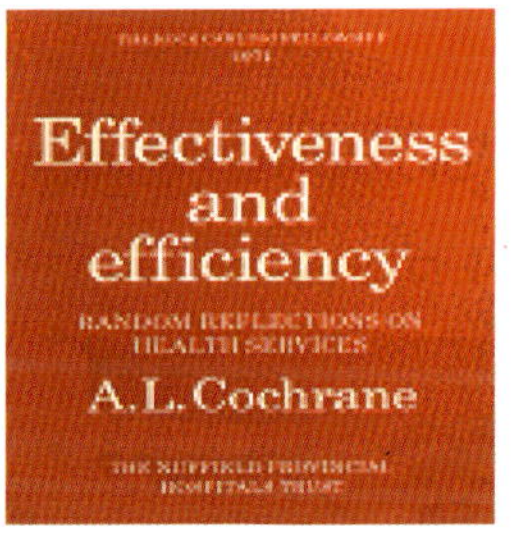

"의료분야에서 주기적으로 전문영역별 RCT (편중이 최소화된 연구방법) 연구결과를 비평적으로 요약한 자료가 없다는 것은 수치스러운 일이다" Archie Cochrane(1909-1998)

근거중심의료는 임상에서 연구를 활용하는 방법의 새로운 패러다임을 제시하고 있다. 체계적 고찰(systematic review)은 이러한 근거중심 보건의료의 방법론적 패러다임의 핵심이라 할 수 있다.

보건의료분야에서 활용되고 있는 고찰은 대상의 종류 및 지식수준에 따라 다양한 형태로 구분된다. 전문가들로 구성된 위원회를 위한 보고서나 종설처럼 임상저널을 위한 형태일 수도 있고 교과서의 장으로 수록될 수도 있다. 이들 고찰의 핵심 목적은 특정한 임상 영역의 최신 정보를 독자들에게 신속하게 전달하는데 있다. 특히 이러한 고찰 자료들이 주목을 받게 된 배경에는 정보기술의 발전으로 인한 정보량의 폭발을 빼놓을 수 없을 것이다. 건강관리전문가들이 자신의 임상관련분야에서 매 주 또는 매 달을 기준으로 쏟아져 나오는 출판물들을 모두 읽어본다는 것은 불가능하므로, 고찰 형태로 제공되는 근거의 요약판에 의존할 수 밖에 없다. 근거중심의료는 '논문의 바다에서 허우적대는 우리를 구해줄 수 있는 잠재력' 으로 묘사되고 있다(Mulrow, 1994).

기존의 고찰 논문(review article)은 적절한 연구수준을 갖추고 있으며, 그림과 사진 등을 넣어 흥미롭고 유용한 정보가 가득하나, 치료 및 진단검사 등에 대한 개괄적인 요약본이므로 해석에 있어 오류가 있는 경우가 있다. 왜냐하면, 고찰 논문은 보통 전문가들에 의해 쓰여지는 데 전문가들이 자신이 이전에 가졌던 선입견적 지식을 배제한 자료를 검토하는 것이 어려운 일이어서 전문가의 견해가 반영되는 경우가 많다. 또 다른 이유로는 고찰 논문을 쓰는 것을 중요한 학문 활동이라고 여기지 않는 추세를 들 수 있다. 또한 고찰 논문을 위한 과정은 실제로 연구논문의 초고 작성에 소비되는 시간보다, 더 많은 시간이 소모된다. 그러나 많은 고찰 논문이 모든 근거에 대한 철저한 비평적 분석을 바탕으로 쓰여지기 보다 연구자 자신이 이전에 썼던 내용을 정리하거나 간단한 고찰 정도의 수준에 머무르는 경우가 많다.

기존의 서술형 고찰(narrative review)의 이 같은 단점을 극복하기 위해 엄격하고 체계적인 문헌 분석 방법을 적용한 것이 체계적 고찰(systematic review)이다(표 5-1). 이는 '연구 종합' 또는 '이차 연구' 에 해당하는 과정을 수행함에 있어 원 연구논문을 수행하는 것 만큼의 엄격한 기준으로 고찰을 수행하는 것이다.

5. 1. 체계적 고찰의 용어 정의

체계적 고찰을 의미하는 다양한 용어들이 근거중심 보건의료의 발전과 더불어 사용되어 왔다. '근거 요약(evidence summary)' 이라는 용어가 여러 연구결과를 바탕으로 한 근거 종합을 언급하기 위해 종종 사용되어졌으며 그 외 체계적 고찰(systematic review), 근거 종합(evidence synthesis), 통합적 고찰(intergrative review), 메타분석(meta-analysis) 등의 용어들이 사용되어 왔다.

표 5-1. 서술형 고찰과 체계적 고찰의 비교

서술형 고찰(narrative review)	체계적 분석(Systematic Review)
■ 광범위한 영역과 주제를 다룸 ■ 원인, 임상증상 및 치료 등 배경지식을 강조 ■ 문헌의 선정과 종합 등에 있어서 오류의 가능성이 있음	■ 특정한 구체적인 한 두 개의 주제를 다룸 ■ 배경지식보다는 구체적, 전향적 지식을 강조 ■ 문헌의 선정 및 종합에 있어서 엄격한 방법론을 사용 ■ 종합된 추정치 등을 제시

"체계적 고찰(systematic review)"은 Cochrane Collaboration에 의해 사용되어진 용어로서 최근 근거의 체계적인 요약, 분석, 종합을 나타내기 위해 가장 많이 사용되고 있다. 체계적 고찰에 의한 결과는 근거중심 보건의료에서 '가장 권위 있고 유용한 근거'로 인정되고 있다. "근거 종합(evidence synthesis)"이란 용어는 미국의 보건의료 질 평가 기구인 Agency for Health Research and Quality에 의해 주로 사용되었다.

그 외 관련 용어로는 "메타분석(meta-analysis)"과 "통합적 고찰(integrative-review)"이 있다. 메타분석은 단일 연구에서 파생된 연구변수 수치보다 더 정확한 변수의 효과를 예측하기 위해 다수의 연구결과를 정량적으로 요약하는 통계적 방법을 말한다. 통합적 고찰은 방법론의 엄격성은 떨어지지만 여러 연구에서 나온 결과들을 체계적으로 결합하기 위해 사용되는 방법을 의미한다(Craig & Smith, 2002).

5. 2. 체계적 고찰의 필요성

체계적 고찰은 연구결과를 통합하려는 이전의 노력과는 차별화되는, 근거중심간호의 새로운 패러다임의 가장 두드러진 특징이다. 근거중심간호의 다섯 단계 중 세 번째 단계인 비평적 분석의 과정에 포함되거나 비평적 분석의 대상이 될 수도 있다. 연구의 복잡성, 동일 주제에 대한 연구 논문의 양, 연구의 편중, 동일 주제에 대한 다양한 연구결과, 표본 크기의 다양화 등은 체계적 고찰의 필요성을 더욱 촉진시키는 요인들이다. 이러한 체계적 고찰의 이점을 정리하면 Box 5-1과 같다.

Box 5-1. 체계적 고찰의 이점

- 특정 중재의 효능과 효과에 대한 모든 접근 가능한 연구 결과를 수집하여 평가한다.
- 많은 양의 근거를 보다 현실적으로 활용 가능하고 관리 가능한 형태로 정리한다.
- 개별 연구의 모순된 결과의 불일치에 대한 일반화를 제공한다.
- 일관된 의료중재의 효과에 대한 자료를 제공함으로서 인종, 배경, 중재방법, 결과의 차이에 상관없이 적용될 수 있다.
- 중재와 결과 사이의 인과관계의 파워와 타당도를 증가시킨다.
- 지식을 사용 가능한 요약으로 통합함으로써, 임상에서 근거중심 실무과정의 주축 역할을 담당한다.
- 개별 연구의 무작위 및 체계적 오차로 인한 편중을 줄인다.
- 임상간호, 재정적 결정, 추후 연구설계, 정책 개발 등의 결정을 위해 존재하는 근거를 통합하여 제공한다.
- 연구와 임상적용간의 시간적 격차를 줄인다.
- 끊임없이 새로이 업데이트된 근거를 위한 형식을 제공한다.

출처: Stevens, K.R. (2001). Systematic reviews: The heart of evidence-based practice. AACN Clinical Issues, 12(4), 533.

Box 5-2. 체계적 고찰를 위한 단계

1. 고찰의 목적과 가설을 설정한다.
2. 대상 연구의 종류, 연구대상자, 중재종류, 연구결과를 바탕으로 문헌 선정 기준을 결정한다.
3. 가능한 한 모든 연구에 대해 광범위한 검색을 시행한다.
4. 각 연구가 선정기준에 맞는지 검토한다(최소한 두 명의 독립된 검토자가 수행).
5. 선정된 연구의 특성에 대해 서술하는 표를 작성한다.
6. 선정된 연구의 방법론적 질을 평가한다(최소한 두 명의 독립된 검토자들이 평가).
7. 선정된 연구로부터 자료를 추출한다(평가자들이 함께 수행).
8. 추출된 연구의 결과를 분석한다.
9. 고찰결과를 보고한다.

5. 3. 체계적 고찰의 과정

본 장에서는 체계적 고찰의 과정을 지면의 한계 상 간략히 설명하고 있으나 Cochrane Library에 수록된 것과 같은 양질의 체계적 고찰을 만들어내는 과정은 상당한 시간과 노력이 필요한 복잡한 활동이다. 좀더 구체적인 체계적 고찰의 과정에 대한 정보가 필요한 경우에는 Cochrane handbook for systematic reviews of interventions 4.2.5(2005)를 참고하기 바란다. 체계적 고찰은 특히 고찰 과정에 대한 지침을 고찰이 시작되기 전에 규정하여 이를 철저히 지킴으로 고찰과정 중에는 어떠한 선입견의 개입이 없었음을 명백히 하고 있는 것이 큰 장점 중 하나이다.

체계적 고찰의 과정은 Box 5-2와 같이 요약할 수 있다(Oxman, 1994).

체계적 고찰의 과정을 하나씩 살펴보면 다음과 같다.

1) 고찰의 목적과 가설을 명확히 설정하여 추후의 과정을 진행하는 데 일관성을 유지하도록 한다.
2) 어떤 연구가 포함되어야 할 지를 명확히 결정하는 것이다.
3) 관심 있는 주제에 대한 모든 관련 연구를 찾아본다(출판물과 미출판물, 광범위한 언어권). 중재효과가 없거나 연구자의 기대에 미치지 못하는 연구들은 출판될 가능성이 낮다는 "출판의 편중"(Easterbook, et al., 1991)을 고려할 때 미출판물도 체계적 고찰에 포함시키는 것은 고찰의 편중을 줄이는 좋은 방법이다. 모든 미출판물을 검색할 수 있는 완벽한 방법은 없지만 한 가지 예를 든다면 국제학회에서 발표된 초록집을 검색하는 것이 좋은 방법이 될 수 있을 것이다. 또 하나 체계적 고찰의 질을 떨어뜨리는 요인은 영어 이외의 언어로 출판된 연구들이 제외되는 경우가 많다는 것이다. 예를 들면, 대체의학 분야에서의 많은 연구들이 영어가 아닌 동양권의 언어로 된 저널에 주로 실리며 이러한 논문들을 검색할 수 있는 방법을 최대한 활용하여야 한다(Linde et al., 2001).

Box 5-3. 간호학의 체계적 고찰을 검색하기 위한 전략

MEDLINE (Silver Platter) search strategy for the identification of randomised controlled trials and systematic reviews in nursing

#1	NURSE-PATIENT-RELATIONS (Allows no subheadings)
#2	explode NURSING-CARE/all subheadings
#3	PSYCHIATRIC-NURSING/all subheadings
#4	explode NURSING/all subheadings
#5	explode NURSING-RESEARCH/all subheadings
#6	explode NURSE/all subheadings
#7	SKILLED-NURSING-FACLITIES/all subheadings
#8	COMMUNITY-HEALTH-NURSING/all subheadings
#9	SCHOOL-NURSING/all subheadings
#10	health visit*
#11	midwi*
#12	nurs*
#13	SB = NURSING
#14	#1 or #2 or #3 or #4 or #5 or #6 or #7 or #8 or #9 or #10 or #11 or #12 or #13
#15	RANDOM-ALLOCATION (Allows no subheadings)
#16	RANDONISED-CONTROLLED TRIALS/all subheadings
#17	DOUBLE-BLIND METHOD (Allows no subheadings)
#18	META-ANALYSIS (Allows no subheadings)
#19	randomly or randomised or controlled
#20	meta-analysis
#21	systematic revies
#22	RANDOMISED-CONTROLLED-TRIAL in PT
#23	CONTROLLED-TRIAL in PT'
#24	#15 or #16 or #17 or #18 or #19 or #20 or #21 or #22 or #23
#25	#14 and #24

'PT = Publication Type'

출처 Drogan, J., & Cullum, N. (1998). Systematic reviews in nursing. International Journal of Nursing Studies, 35, 13-22.

간호학의 경우 체계적 고찰의 수가 의학에 비해 한정되어 있는 것이 사실이나 그 수가 계속 증가하고 있다(Drogan & Cullum, 1998). 간호학의 체계적 고찰을 찾기 위해 사용할 수 있는 검색어는 Box 5-3과 같다.

4) 엄격한 기준에 따라 논문이 선정 및 제외되며 선정과정이 고찰 논문에 보고되어야 한다. 선정된 연구의 설계, 대상자의 특성, 중재 및 그에 따른 결과에 대해서도 보고하여야 한다. 편중을 최소화하기 위해서 최소한 두 명 이상의 검토자가 각각 논문을 검토한 뒤 결과를 비교해 볼 수 있다. 또한 각 검토자의 검토결과에 차이가 있을 때 이를 어떻게 해결할지 결정하는 데 도움이 되는 지침이 미리 갖추어져 있어야 한다.

표 5-1. 연구의 특성 요약표의 예

저자 및 연도	Palmer, M.. H., German, P. S., & Ouslander, J. G. (1991)
연구목적	1) 65세 이상 노인환자의 요실금의 변화 상태 측정 2) 입소 1년 후 위험 요인 확인
연구방법(설계)	요양원을 대상으로 수행된 종단적 연구결과를 이차 분석
대상	요양원에 입소한 65세 이상 434명의 노인 중 1년 후 연구에 계속 참여한 196명
도구	MMSE(인지수준), Hamilton Depression Rating Scale, Psychogeriatric Dependency Rating Scale(적응 행동, 기능적 의존도)
중재	입소 후 2주, 2달, 1년에 자료 수집. 환자를 담당하는 생활보조원의 도움을 받음
연구결과	입소 1년 후 요실금 발생률은 43.8%임, 연령은 요실금 발생과 연관이 없었음. 확인된 요실금 위험요인은 남성, 요실금 병력, 입소 2주째 부적응 행동을 나타내는 경우, 입소 2달째 치매와 기동성 장애가 나타나는 경우로 확인됨. 일단 요실금이 생긴 후에는 지속적으로 증상이 유지됨. 요실금 위험요인에 대한 조기사정이 요실금 예방에 효과적일 것으로 사료됨.
근거등급	III (7장 근거중심 임상실무 가이드라인에서 자세히 설명)

5) 고찰에 포함시킬 논문을 선정하면서 논문에 대해 기술하는 표를 작성할 필요가 있다(표 5-1). 여기에는 연구방법, 대상자, 중재와 결과에 대한 자세한 설명이 기술된다. 연구의 특성에 대한 요약표의 작성은 검토자들이 함께 하는 것이 바람직하고 최종 요약표가 작성되면 이는 고찰 논문에 포함되어 독자들도 연구가 제대로 선정되었는지 평가할 수 있을 것이다. 연구를 제외할 때도 제외된 이유를 명확히 밝혀 그 타당성을 확인할 수 있도록 하여야 한다.

6) 선정된 연구의 방법론적 질을 평가한다. 선정된 연구의 질을 어떻게 평가하며 어떻게 정보를 추출하고 분석할 것인지에 대한 설명이 포함되어 있는 지침이 마련되어 있어야 한다. 논문의 선정과 마찬가지로 두 사람 이상의 평가자가 개입되는 것이 바람직하다. 연구논문의 질은 체크리스트나 평가도구 등을 사용하여 평가하는 절차를 거쳐야 한다(4장 및 부록 II 참조). 현재 다양한 도구들이 무작위대조시험과 그 외 연구의 종류에 따라 개발되어 있고 계속 개발 중이다.

7) 자료를 추출하고 8) 분석한다. 분석에 필요한 자료들을 추출하여 검토자들이 함께 분석한다. 메타분석이 근거 요약시 사용할 수 있는 최선의 통계방법으로 활용되고 있다.

9) 고찰결과를 보고한다. 분석 결과는 이해하기 쉬운 방법으로 독자들에게 제공되어야 한다. '효과가 있는 지에 대한 근거가 없음' 은 '효과가 없는 것을 입증하는 근거가 있음' 과는 전혀 다른 의미라는 것을 주지하여야 한다(Altman & Bland, 1995).

표 5-2는 간호분야의 논문을 대상으로 체계적 고찰 논문을 발표하고 있는 The Joanna Briggs Institute의 고찰을 위한 지침의 예이다.

표 5-2. The Joanna Briggs Institute의 고찰 지침

고찰 제목:
고찰 배경:
고찰 목적:
고찰을 위해 고려된 연구의 선정기준 대상자 유형: 중재 유형: 결과 측정 유형: 연구의 유형:
연구 검색 전략:
고찰방법 논문 선정: 질적 사정: 논문에서 자료를 수집하는 방법: 자료를 종합하는 방법: 고찰 시작일: 고찰 완료일:

출처: The Joanna Briggs Institute for Evidence Based Nursing and Midwifery. (http://www.joannabriggs.edu.ac). accessed December 2005.

5. 4. Cochrane의 체계적 고찰

임상질문에 대한 체계적 고찰 자료가 이미 보고되어 있어 이를 바로 활용할 수 있다면 근거중심간호의 2, 3단계인 근거의 검색과 비평적 분석과정은 이미 완료한 상태가 된다. 따라서 체계적 고찰은 근거중심간호에서 가장 어려운 두 단계를 완료하여 근거중심실무에 '지름길' 을 제공한다. 그러나 이 과정의 정확도를 높이려면, 독자가 읽고 있는 체계적 고찰이 양질의 것이라는 보장이 필요하다. 이러한 측면에서 Cochrane Library에 소장된 체계적 고찰은 근거중심실무의 중요한 보고이다.

기존의 저널에 수록된 체계적 고찰은 다음의 두 가지 큰 문제점을 가지고 있다. 첫째는 해당 고찰의 최신성 문제로서 저널에 실린 고찰은 저널이 출판되는 시점이전의 문헌만을 다루게 되고 지속적인 개정이 이루어지지 않는다는 점이다. 두 번째 문제점은 상당히 많은 노력과 시간이 요구되는 체계적 고찰을 이제 막 투고한 뒤에 누군가 동일한 주제로 출판한 사실을 알게 되는 경우이다.

Cochrane Library는 이러한 문제점들을 해결하기 위해 영국의 역학자인 Archie Cochrane에

1. Home care by outreach nursing for chronic obstructive pulmonary disease
   Cochrane Library full text View / submit comments Browse reviews by topic Index New reviews Updated reviews Search abstracts espa?l English The Cochrane Library Cochrane review abstract and plain language summary Th...
   - http://www.cochrane.org/reviews/en/ab000994.html (text/html) Sat, 28 Jan 2006 04:11:31 MET, 8666 bytes

2. Nursing interventions for smoking cessation
   Cochrane Library full text View / submit comments Browse reviews by topic Index New reviews Updated reviews Search abstracts espa?l English The Cochrane Library Cochrane review abstract and plain language summary Th...
   - http://www.cochrane.org/reviews/en/ab001188.html (text/html) Sat, 28 Jan 2006 04:02:41 MET, 7878 bytes

3. Organisational infrastructures to promote evidence based nursing practice
   Cochrane Library full text View / submit comments Browse reviews by topic Index New reviews Updated reviews Search abstracts espa?l English The Cochrane Library Cochrane review abstract and plain language summary Th...
   - http://www.cochrane.org/reviews/en/ab002212.html (text/html) Sat, 28 Jan 2006 03:43:10 MET, 7918 bytes

4. Nursing record systems: effects on nursing practice and health care outcomes
   Cochrane Library full text View / submit comments Browse reviews by topic Index New reviews Updated reviews Search abstracts espa?l English The Cochrane Library Cochrane review abstract and plain language summary Th...
   - http://www.cochrane.org/reviews/en/ab002099.html (text/html) Sat, 28 Jan 2006 03:43:07 MET, 9600 bytes

5. Cot-nursing versus incubator care for preterm infants
   Cochrane Library full text View / submit comments Browse reviews by topic Index New reviews Updated reviews Search abstracts espa?l English The Cochrane Library Cochrane review abstract and plain language summary Th...
   - http://www.cochrane.org/reviews/en/ab003062.html (text/html) Sat, 28 Jan 2006 02:50:18 MET, 7942 bytes

6. Effectiveness of intermediate care in nursing-led in-patient units
   Cochrane Library full text View / submit comments Browse reviews by topic Index New reviews Updated reviews Search abstracts espa?l English The Cochrane Library Cochrane review abstract and plain language summary Th...
   - http://www.cochrane.org/reviews/en/ab002214.html (text/html) Sat, 28 Jan 2006 02:43:38 MET, 9041 bytes

7. Prevention and treatment of urinary incontinence after stroke in adults
   Cochrane Library full text View / submit comments Browse reviews by topic Index New reviews Updated reviews Search abstracts espa?l English The Cochrane Library Cochrane review abstract and plain language summary Th...
   - http://www.cochrane.org/reviews/en/ab004462.html (text/html) Sat, 28 Jan 2006 04:07:14 MET, 8773 bytes

8. Plugs for containing faecal incontinence
   Cochrane Library full text View / submit comments Browse reviews by topic Index New reviews Updated reviews Search abstracts espa?l English The Cochrane Library Cochrane review abstract and plain language summary Th...
   - http://www.cochrane.org/reviews/en/ab005086.html (text/html) Sat, 28 Jan 2006 04:07:13 MET, 8703 bytes

9. Antifungal interventions for the primary prevention of cryptococcal disease in adults with HIV
   Cochrane Library full text View / submit comments Browse reviews by topic Index New reviews Updated reviews Search abstracts espa?l English The Cochrane Library Cochrane review abstract and plain language summary Th...
   - http://www.cochrane.org/reviews/en/ab004773.html (text/html) Sat, 28 Jan 2006 04:06:05 MET, 10013 bytes

그림 5-1. Cochrane Library에서 nursing을 검색어로 검색한 간호 관련 체계적 고찰 목록의 예

의해 설립된 국제적 연구기관이다. 우선 Cochrane Library에 출판된 고찰 논문은 정기적으로 개정된다. 고찰 과정이 이미 시작되어 진행 중인 주제에 대해서는 모든 체계적 고찰을 진행하는 집단에 그 주제를 알려서 같은 주제를 동시에 진행하는 일을 미연에 방지한다. 또 다른 Cochrane 체계적 고찰의 중요한 장점은 양질의 고찰 논문을 수록한다는 것을 들 수 있다.

체계적 고찰을 실시하는 방법은 Cochrane Collaboration에 의해 지속적으로 개발되어 왔고, 그 절차의 대략적인 설명이 Box 5-1에 나타나 있다. Cochrane은 아직은 의학 위주의 고찰들이 많으나 간호학과 관련된 고찰의 수가 증가하고 있다(그림 5-1).

Cochrane Library에서 요실금 중재의 일종인 배뇨자극(prompted voiding)에 대해 수록된 체계적 고찰의 내용을 살펴보면 다음과 같다(그림 5-2, 3, 4)

TABLE OF CONTENTS

ABSTRACT 1
BACKGROUND 2
OBJECTIVES 2
CRITERIA FOR CONSIDERING STUDIES FOR THIS REVIEW 2
SEARCH STRATEGY FOR IDENTIFICATION OF STUDIES 3
METHODS OF THE REVIEW 3
DESCRIPTION OF STUDIES 3
METHODOLOGICAL QUALITY 4
RESULTS 4
DISCUSSION 5
REVIEWER'S CONCLUSIONS 6
ACKNOWLEDGEMENTS 6
POTENTIAL CONFLICT OF INTEREST 6
SOURCES OF SUPPORT 6
SYNOPSIS 6
REFERENCES 7
TABLES 9
  Characteristics of included studies 9
  Characteristics of excluded studies 12
COVER SHEET 12
SUMMARY TABLES 13
GRAPHS AND OTHER TABLES 15
  01 PROMPTED VOIDING vs NO PROMPTED VOIDING 15
    01 No improvement of wet episodes 15

그림 5-2. Cochrane 체계적 고찰의 목차 예

TABLES

Characteristics of included studies

Study	Engberg 1997
Methods	randomised - method of allocation not stated crossover trial
Participants	19 cognitively impaired participants were eligible. 14 participants completed the treatment phase, mean age 83 years, SD 5.4, range 69.3-91.5 years, 10 female, 4 male. Inclusion criteria: homebound with full-time caregiver; age >=60 years; minimum urinary incontinence on average twice weekly and for a minimum of 3 months. Setting: participant's home
Interventions	Treatment group = 8 week treatment phase Control group = followed for 8 weeks, reassessed, then crossed over to treatment protocol. All participants reassessed at end of treatment protocol
Outcomes	Only baseline data available so far. Data analysis on-going in 1997.
Notes	Treatment implemented by full-time caregiver. Wet checks every 2 hours - waking hours only. During treatment weekly intervention visits by study nurse. Follow-up of all participants for 1 year following treament completion with reasssessment visit every 3 months. Cognitively intact participants were entered into a separate crossover trial of pelvic floor muscle training with biofeedback
Allocation concealment	B

그림 5-3. Cochrane 체계적 고찰의 논문 요약 례

SUMMARY TABLES

01 PROMPTED VOIDING vs NO PROMPTED VOIDING				
Outcome title	No. of studies	No. of participants	Statistical method	Effect size
01 No improvement of wet episodes	3	166	Peto Odds Ratio 95% CI	0.59 [0.31, 1.14]
02 Self-initiated toileting	1	126	Weighted Mean Difference (Fixed) 95% CI	-1.90 [-2.29, -1.51]
03 Pad changes in 24 hours	0	0	Weighted Mean Difference (Fixed) 95% CI	Not estimable
04 Incontinent episodes in 24 hours	2	257	Weighted Mean Difference (Fixed) 95% CI	-0.92 [-1.32, -0.53]

GRAPHS AND OTHER TABLES

Fig. 01 PROMPTED VOIDING vs NO PROMPTED VOIDING

01.01 No improvement of wet episodes

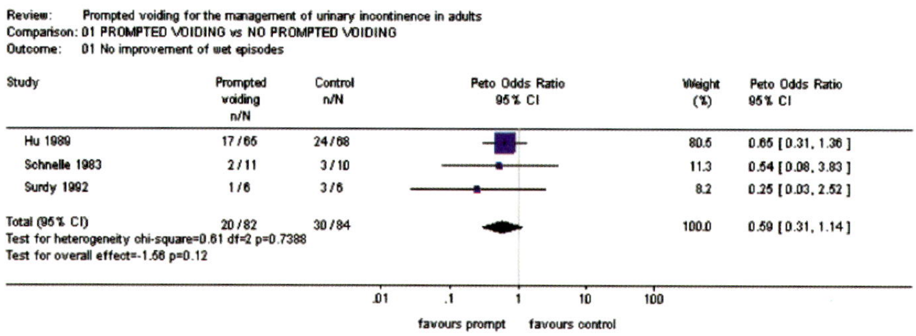

그림 5-4. Cochrane 체계적 고찰의 결과 요약 표와 그래프 예

5. 5. 체계적 고찰의 비평적 분석

Box 5-3은 체계적 고찰의 평가를 위한 간략한 체크리스트를 제시하고 있다. 체계적 고찰도 비평적 분석이 필요하며 체크리스트를 통해 일반적인 서술적 고찰과 체계적 고찰을 구분할 수 있다. 특히 체계적 고찰도 질적인 수준이 다양하므로 엄격한 평가가 필요하다.

예를 들면, 최근 Branes와 Bero(1998)이 간접흡연이 건강에 미치는 악영향에 대해 검토한 고찰의 질적인 면에 대해 평가한 자료에서 담배회사들의 영향을 받은 저자들의 경우 간접흡연은 전혀 해로운 것이 아니라고 주장하는 것을 발견했다. 이 같은 사실을 볼 때 '체계적 고찰' 이라는 제목이 독자들에게 결과에 대한 무조건적인 신뢰를 보장하는 것이 아님을 알아야 한다.

Box 5-3. 체계적 고찰의 평가를 위한 체크리스트

1. 고찰의 목적이 명확히 기술되어 있는가?
연구 문제가 명백하게 잘 정의되어 있지 않다면 연구 목적을 달성했는지 혹은 연구의 결론에 기초해서 대답하고자 하는 질문이 적절한 것인지 평가하는 것이 어려워진다.

2. 적절한 연구임을 증명하기 위해 체계적이고 광범위한 조사 전략을 사용하였는가?
제한된 문헌 검색에 바탕을 둔 체계적 고찰은(예를 들어 Medline만 검색) 편중되었을 확률이 상당히 높다. 제대로 수행된 고찰이 되려면 적어도 Embase, Medline, Cochrane library, 그리고 1990년 이후의 모든 문헌들이 검색되어져야 한다. 또한, 전자 데이터베이스 검색 이외에도 주요 잡지의 수기 검색 혹은 관련연구의 참고문헌 목록에 대한 검색도 이루어져야 한다.

3. 연구의 선정 및 제외 기준이 적합한가?(선입견이 배제되었는가?)
체계적 고찰에서 언급된 연구들은 명확한 기준을 가지고 선정되어야 한다. 분석 대상 연구들의 표본이 비교 가능한 집단인지, 사용된 연구방법이 동일한지, 연구결과에 대한 측정이 비교가능한지를 고려하여야 하고, 연구들 간의 효과 크기가 많이 나지 않아야 한다.

4. 연구의 질이 적절히 사정되었는가?
체계적 고찰은 각각의 연구를 확인하고 평가하기 위해 사용된 방법에 대해 구체적으로 서술하여야 한다.

5. 선정된 연구의 결과들이 체계적으로 적절하게 종합되어 있는가?
체계적 고찰과 일반적 문헌고찰의 중요한 차이는 체계적인 방법론의 사용이다.
메타분석 등의 통계적 분석방법을 통한 양적 통합과 연구의 질과 내용에 따른 질적 통합이 함께 이루어져야 한다.

6. 검토한 근거를 바탕으로 결론이 합리적으로 도출되었는가?
결론이 고찰에서 다루어진 근거를 바탕으로 합리적으로 나온 것인지 아니면 연구자의 주관적 판단으로 인한 성급한 결론인지를 확인하여야 한다. 결론이 기존의 가정들을 바탕으로 설명되어지지 않는 것인지, 생물학적 의학적으로 의미가 합리적인 것인지 확인하여야 한다.

출처: Scottish Intercollegiate Guideline Network (SIGN) (2002). A Guideline Developers' Handbook. Edinburgh, U.K.: SIGN.

Dorogan과 Cullum(1998)이 간호학 분야에서 중재의 효과에 대한 체계적 고찰을 검색하여 분석한 결과에 의하면 1986년 이전에는 단 한편의 체계적 고찰이 보고되었으며 1987년에서 1994년 사이의 논문을 평가한 결과 53%의 논문만이 체계적 고찰의 평가기준에 합당한 논문으로 확인되었다. 또한 53%의 논문 중 반 수 이상이 1990년대 이후에 출판된 논문으로 간호와 관련된 체계적 고찰의 수가 1990년 이후 계속 증가하고 있다고 보고하였다.

5. 6. 체계적 고찰의 주요통계법: 메타분석

체계적 고찰 역시 다른 양적 연구와 유사하게 통계적 분석이 필요하다. 체계적 고찰에서 주

Box 5-3. 메타분석의 장점과 단점

장점	단점
① 통계적 검정력 증가: 개별 연구의 표본 및 기관별 연구의 표본을 종합하여 광범위한 표본을 가지고 가설을 검정하므로 통계적 검정력이 높아진다. ② 폭넓고 강력한 근거 제시: 여러 연구결과를 종합하므로 개별 연구에 비해 변수가 취하는 값의 범위가 넓어진다. ③ 정확한 효과크기의 추정: 개별 연구의 효과크기의 평균치를 구하므로 좀 더 정확한 효과크기를 산출할 수 있다. ④ 표준화된 과정에 의한 근거의 종합: 통계적으로 표준화된 과정을 거쳐 근거를 종합하므로 결과에 대한 신뢰성이 높아진다.	① 이질적인 연구결과의 통합: 사과와 오렌지를 섞는 것과 같이 비교할 수 없는 다른 성질의 연구결과들을 무리하게 종합하지 않아야 한다. ② 연구의 질에 대한 평가 부재: 연구의 질이 차이가 나는 연구를 단순하게 통합할 수 있다. 개별 연구의 질적 수준에 따라 적절한 비중을 두고 종합하는 것이 바람직하다. ③ 연구 표집의 대표성: 출판된 연구만을 대상으로 하지 않고 폭넓은 연구의 수집이 필요하다.

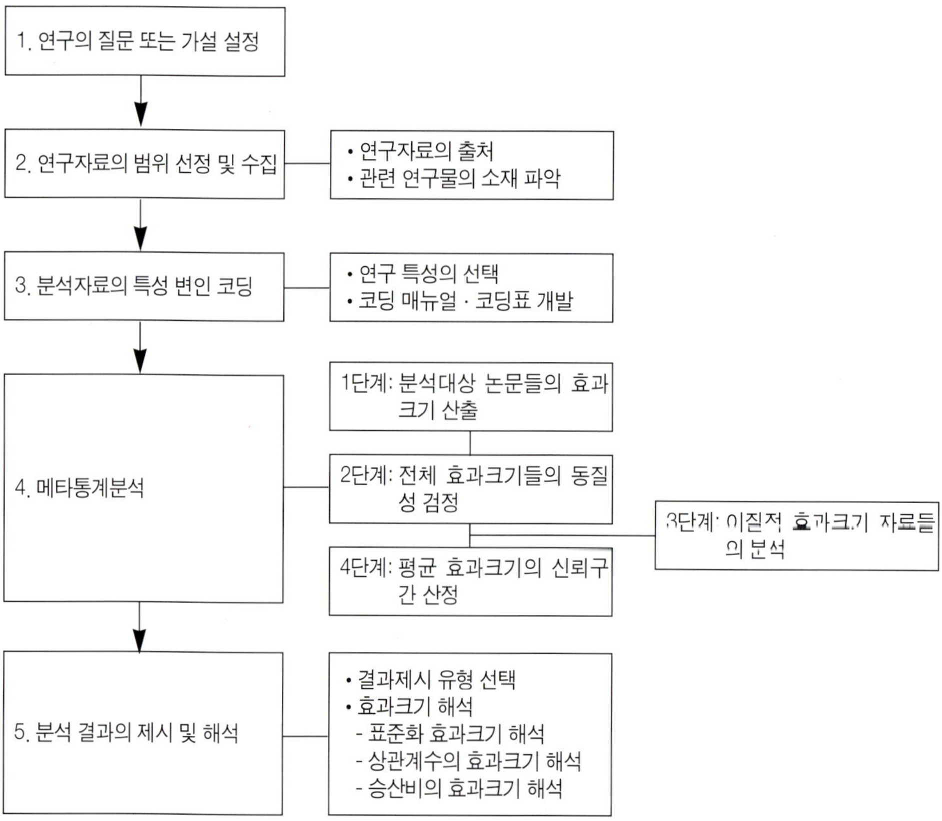

그림 5-5. 메타분석의 과정

출처: 오성삼 (2002). 메타분석의 이론과 실제. 건국대학교 출판부. pp 40.

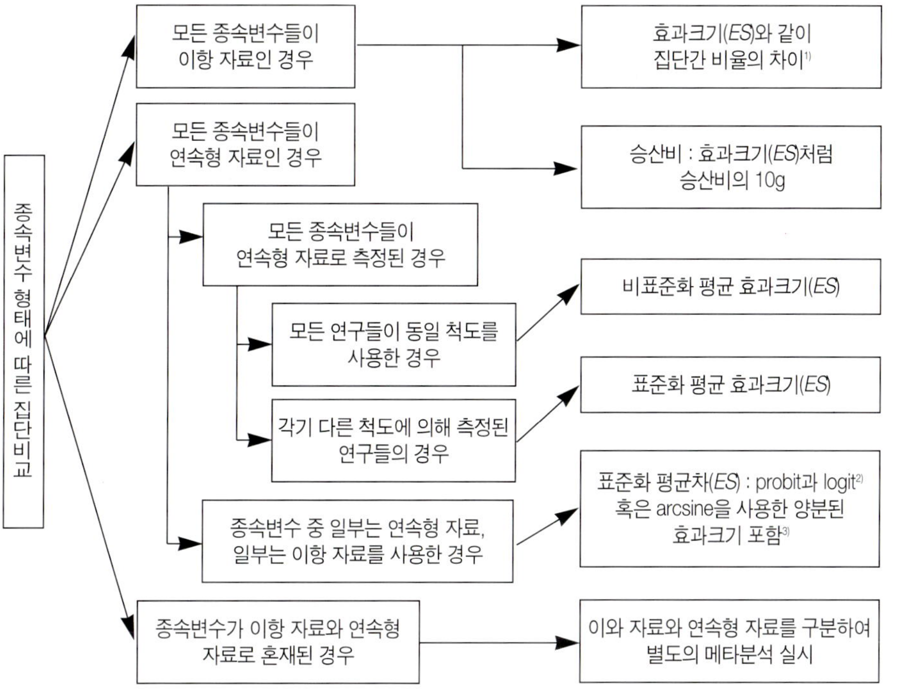

그림 5-6. 종속 변수 유형에 따른 집단간 비교 논문들에 대한 효과크기 결정방법

1) 효과크기는 0〈p〈1 사이로 다양한 자료의 이질성 문제 가능성

2) 자료의 분포가 정규성을 충족 못하는 경우 효과크기가 실제 크기보다 커지는 현상 발생

3) 자료가 정규분포가 아닌 경우 효과크기가 실제 크기보다 적게 나오는 경향 있으나 probit이나 logit에 의한 방법보다 나은 경우 있음

출처: 오성삼 (2002). 메타분석의 이론과 실제. 건국대학교 출판부. pp 72.

로 쓰고 있는 방법은 메타분석(meta-analysis)으로 근거를 통합하는 기능을 하고 있다. 이 분석법은 매우 효과적인 근거의 통합 방법으로 수년간에 걸쳐 축적된 연구 논문들을 요약하고 '분석'하는 분석법으로, 특히 상반되는 결과를 제시하는 수많은 연구들이 계속 누적되어 갈 때 이 논문들을 체계적이고 객관적으로 평가하고 종합하는 정량적 통계방법을 말한다. 통계적인 정의로는 모든 연구에 걸쳐 공통된 하나의 모수(parameter)가 있다고 가정하여 이 모수를 추정하여 병합하는 것이다. 메타분석과 체계적 고찰이 혼용되어 사용되는 경우가 있는 데 이는 적절하지 않은 것으로 메타분석은 체계적 고찰의 한 과정으로 근거를 종합하는 단계에 사용되는 방법이다. 근거중심간호에서 메타분석은 다음의 두 가지 질문에 대한 답을 제공한다. '이 중재법이 이로운 것인가 아니면 해로운 것인가?' 와 '효과의 크기는 어느 정도인가?'

메타분석의 장점과 단점을 다음과 같이 정리해 볼 수 있으며(Box 5-3), 메타분석의 일반적인 절차는 그림 5-5와 같다.

메타분석의 방법도 논리적인 면에서 일반적인 통계분석 방법과 동일한 과정을 거치게 된다. 분석대상으로 최종 선정된 전체 연구논문들에 대한 동질성 검정을 먼저 실시한다. 만약 전체 연구의 동질성이 검정되지 않을 경우, 즉 이질분포를 이루고 있는 자료들에 대해 각 그룹별, 특성별로 분석범주를 나누어 각 범주에 포함될 연구결과들만을 대상으로 소집단 동질성 검정을 실시한다. 분석 대상 연구논문의 동질성 검정을 마친 후 전체 집단 또는 그룹별 평균효과 크기의 산출과 평균차이의 검정 및 효과크기의 신뢰구간 등을 산출하는 과정을 거친다(그림 5-6).

Cochrane의 로고(그림 5-7)은 체계적 고찰에서의 메타분석 결과를 표현한 것이다. 각각의 가로선은 개별 연구 결과의 95% 신뢰구간을 나타낸다. 95% 신뢰구간은 상대위험도(relative risk) 혹은 대응비(odd ratio)의 추정치가 얼마나 정확한지를 의미한다. 선이 짧으면 짧을수록, 95% 신뢰구간이 좁아지기 때문에 결과는 더 명확해지는 것을 의미한다. 가로선이 전반적으로 세로선의 좌측이나 우측으로 이동하는 경우 해당 주제의 중재나 치료법은 높은 신뢰성을 가진 것을 의미한다. 그러나 가로선들이 세로선과 마주치거나 세로선을 가로지르는 경우 중재 및 치료의 효과가 아직 명확하지 않다는 것을 의미한다. 다이아몬드 모양의 점은 메타분석의 결과를 나타낸다.

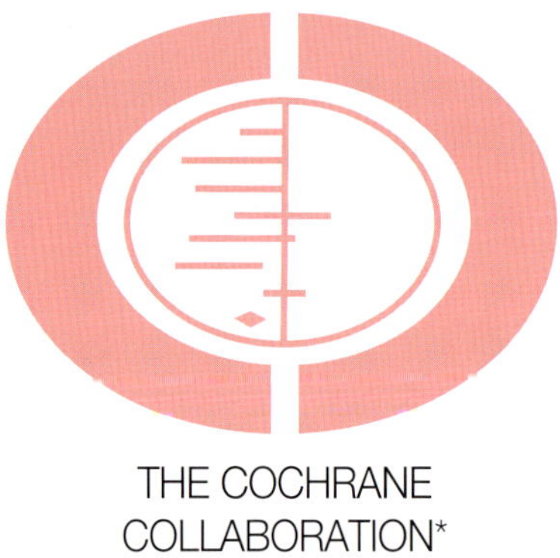

그림 5-7. Cochrane Logo

출처: Cochrane Library. Available http://cochrane.org, at accessed December 2005.

5. 7. 체계적 고찰의 활용 예

> 당신은 노인전문병원에 근무하는 간호사이다. 당신이 돌보고 있는 노인환자의 상당수가 요실금을 가지고 있어 이를 관리하는 것이 주요 간호문제이다. 패드를 착용하고 있으나 비용이 많이 들고 욕창 등의 문제를 일으켜 좀 더 효과적인 방법이 없을지 고민하게 되었다. 당신은 배뇨자극요법이 인지기능 장애가 없는 정상노인이나 치매노인의 요실금에 효과가 있다는 이야기를 학회에서 듣게 되어 배뇨자극요법의 효과에 대한 근거를 찾기로 한다.

먼저 Cochrane Library의 Cochrane Database of Systematic Review에서 검색어 "prompted voiding"을 입력하여 한 개의 체계적 고찰 논문인 "Prompted voiding for the management of urinary incontinence in adults"를 찾게 되었다(Eustice, Roe, & Paterson, 2004). 검토의 대상이 되는 논문은 요실금 관리를 위한 배뇨자극요법의 효과를 조사한 무작위대조시험 혹은 유사실험 연구로서 연구대상이 인지장애의 유무에 상관없이 요실금을 진단받은 노인 남녀인 논문이다. Cochrane의 incontinence trial register와 MEDLINE, CINAHL, 그리고 해당되는 논문의 참고문헌의 수기 검색, 관련 분야의 전문가 접촉 등의 방법을 통해 논문이 검색되었다. 두 명의 검토자가 각 각 논문의 질을 평가한 다음 이를 비교하여 합의에 이

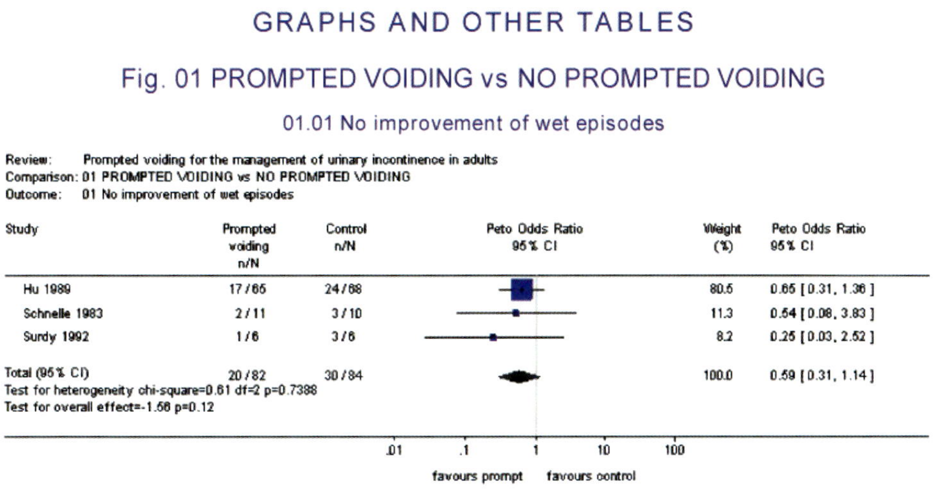

그림 5-8. Prompted Voiding for the management of urinary incontinence in adult.
출처: Eustice, S., Roe, B., & Paterson, J. (2004). Prompted voiding for the management of urinary incontinence in adult(Cochrance Review). The Cochrane Library, Issues 1. Oxford: Update Software.

르렀고 합의된 내용을 제 3의 검토자가 다시 검토하였다. 최종적으로 5개의 연구가 선정되어 총 355명의 노인(대부분이 여성노인)이 연구대상으로 포함되었고 그 중 세 개의 연구가 배뇨자극요법과 배뇨자극요법을 받지 않은 집단을 비교한 결과가 그림 5-8에 나타나 있다. 총 대응비는 0.59(95% CI 0.31-1.14)이다.

배뇨자극요법의 체계적 고찰의 검토자들은 "배뇨자극요법의 장기효과를 입증할 만큼의 근거는 충분하지 않지만 배뇨자극요법의 단기효과는 입증되었다"고 결론지었다. 이러한 결론을 바탕으로 당신은 자신의 임상현장에 배뇨자극요법을 도입하기 위한 계획을 세울 준비를 하게 된다.

체계적 고찰은 중재나 치료의 효과를 입증하는 "황금률"이다. 따라서 체계적인 고찰의 과정 및 이를 평가하는 방법과 결과를 참조하는 방법은 근거중심간호를 수행하고자 하는 임상실무자들이 숙지해야할 기본적인 지식이 되어야 할 것이다.

전문가의 지나친 열정 vs 냉정한 근거

노벨상 수상자인 Linus Pauling은 비타민 C 예찬론자였다. 그는 실제 비타민 C에 절어 살 정도였고, 한번도 감기에 걸린 적이 없다고 한다. 그는 1986년 'How to live longer and feel better'라는 책에서 30여 편의 논문을 인용하며, 비타민 C와 감기에 대한 자신의 주장을 말하였다. 그러나 Knipschild와 일부 학자들이 그의 이론에 반해 체계적인 고찰을 통하여 논문의 취사선택을 연구자 임의로 하지 않고, 미리 정해진 원칙에 따라 논문을 찾고, 연구한 결과 비타민 C가 감기를 예방할 수는 없으며, 감기에 이미 걸렸다면 다량 특 1gm정도를 써야 감기 기간과 정도를 약간 감소시킬 수 있다는 것을 발견하였다. 특, Pauling박사는 자신의 비타민 C에 대한 열정으로 자기의 주장에 부합하는 논문을 주로 선택하여 인용함으로써 실제 사실에서 벗어난 주장을 펴게 된 것이다. 이 사례는 개인적인 전문가의 의견은 근거를 취합하여 결론을 도출함에 있어서 편견이 개입될 수 있다는 선례를 보여 준다.

Kinpschild (1995)

참고문헌

1. 오성삼 (2002). 메타분석의 이론과 실제. 서울: 건국대학교 출판부.
2. Altman, D. G., & Bland, J. M. (1995). Absence of evidence is not evidence of absence. British Medical Journal, 311, 485.
3. Barnes, D., & Bero, L.(1998). Why review articles on the health effects of passive smoking reach different conclusions. Journal of the American Medical Association, 279, 1566-1570.
4. Cochrane, A. L. (1972). Effectiveness and Efficiency: Random Reflections on Health Services. London: Royal Society of Medicine Press.
5. Craig, J., & Smith, R. L. (2002). The Evidence-Based Practice Manual for Nurses. Edinburg: Churchill Livingstone.
6. Drogan, J., & Cullum, N. (1998). Systematic reviews in nursing. International Journal of Nursing Studies, 35, 13-22.
7. Easterbrook, P. J., Berlin, J. A., Gopalan, R., & Matthews, D. R. (1991). Publication bias in clinical research. Lancet, 337, 867-872.
8. Eustice, S., Roe, B., & Paterson, J. (2004). Prompted voiding for the management of urinary incontinence in adult(Cochrance Review). The Cochrane Library, Issues 1. Oxford: Update Software.
9. Higgins J. P. T, Green S, editors. Cochrane Handbook for Systematic Reviews of Interventions 4.2.5 [updated May 2005]. In: The Cochrane Library, Issue 3, Chichester, UK: John Wiley & Sons, Ltd.
10. Knipschild, P. (1995). Some examples of systematic reviews, In Chalmers I, Altman DG(eds). Systematic Reviews. London: BMJ Publishing, 9-16.
11. Linde, K., Jobst, J., & Panton, J. (2001). Acupuncture for chronic asthma (Cochrane review). The Cochrane Library, Issues 3, Oxford: Update Software
12. Mulrow, C. (1994). The rationale for systematic reviews. British Medical Journal, 309, 597-599.
13. Oxman, A.D. (1994). Checklists for review articles. British Medical Journal, 309, 648-651.
14. Pauling, L. (1986). How to live long and feel better. New York: Freeman. Stevens, K.R. (2001). Systematic reviews: The heart of evidence-based practice. AACN Clinical Issues, 12(4), 529-538.

06

근거중심 임상실무 가이드라인

"임상실무자들은 새로운 가이드라인은 색다르다고, 기존의 가이드라인은 오래되었다고, 복잡한 가이드라인은 복잡하다고, 간단한 가이드라인은 단순하다고, 광범위한 가이드라인은 구체적이지 않다고, 구체적인 가이드라인은 너무 깊이 있다고, 도해식 가이드라인은 너무 단순하다고, 서술식 가이드라인은 글이 너무 많다고 비평할 것이다(Dowswell et al., 2002)."

1990년대 이후 근거중심 보건의료를 필요로 하는 전문직, 공공 분야 및 정치적 요구에 맞추어 지역적, 국가적, 세계적으로 일정한 기준에 따른 근거중심 가이드라인 개발 활동이 전례 없는 증가현상을 보였다. 근거중심 임상실무 가이드라인(evidence based clinical practice guideline)은 특정 임상환경에서 의료인의 의사결정을 돕기 위해 적절한 근거를 검색, 평가하는 체계적인 접근법을 사용하여 개발한 지침이다(Field & Lohr, 1990).

나이팅게일(1860)이 1800년대 후반 간호에 대한 '기록(notes)'을 남긴 이래로 간호사들은 지속적으로 최상의 환자결과를 위한 적절한 의사결정을 도울 수 있는 여러 가지 임상실무 도구를 사용하여 왔다. 이러한 도구 중 가장 광범위하게 사용되고 있는 가이드라인은 최근 근거중심 보건의료의 발전과 더불어 다시 주목받고 있다. 역사적으로 가이드라인은 권고사항의 타당성과 신뢰성에 대한 사용자 측의 승인과정 없이 전문가 개인 혹은 전문가 집단의 합의를 바탕으로 개발되어 왔다. 그러나 최근의 근거중심 보건의료의 발전과 함께 가이드라인을 최선의 활용 가능한 연구근거를 바탕으로 체계적으로 개발하자는 움직임이 지배적이다. 현재까지 개발 및 검증되어 있는 근거중심 가이드라인은 대부분 의학에 속하는 것이지만, 간호학 분야에서도 이러한 근거중심 간호실무 가이드라인의 사용에 대한 관심이 증가하고 있

표 6-1. 임상실무 의사결정 도구의 예

임상 가이드라인(clinical guideline): 특정 임상 환경에 적절한 건강관리에 대한 임상실무자와 환자의 결정을 도와주기 위해 체계적으로 개발된 진술
알고리즘(algorithms): 조건에 따른 의사결정과정을 보여주는 플로우차트 형식의 가이드라인
임상경로(clinical pathway): 일정 목표를 달성하기 위한 중재의 적절한 순서와 더불어 입원에서 퇴원까지의 임상과정에서 필수적인 단계에 대한 정보를 제공하는 다분야의 관리 도구
절차(procedure): 특정 업무를 수행하기 위해 수립된 연속적인 단계
프로토콜(protocol): 비용효율적인 간호 업무 과정에 대해 자세하게 서술한 진술
기준(standard): 적절한 간호 수행을 증가시키기 위해 개발된 환자-간호과정의 기본적 원칙

출처: Courtney, M. (2005). Evidence for Nursing Practice. Marrickville: Churchill Livingstone. pp. 184.

는 추세이다(McClarey, 1997; Von Degenburg & Deighan, 1995).

가이드라인의 양적 증가와 더불어 가이드라인의 질적 수준을 평가하고 현재의 실무에 활용 가능한 가이드라인을 선택하는 과정과 선택한 가이드라인을 활용하는 방법에 대한 지식과 기술이 필요한 현 시점에서 본 장은 근거중심 가이드라인의 특성과 개발방법 및 평가에 대한 정보를 제공하고자 한다. 가이드라인의 실무 적용은 다음 장인 7장에서 다룰 것이다.

6. 1. 근거중심 임상실무 가이드라인의 정의

근거중심 임상실무 가이드라인은 특정 임상 환경에서 의료인의 의사결정을 돕기 위해 적절한 근거를 검색, 평가하는 체계적인 접근법을 사용하여 개발된 지침으로서(Field & Lohr, 1990), 프로토콜, 임상경로 등의 다양한 용어와 함께 사용되어 왔다. 그러나 이러한 용어들을 좀 더 명확하게 구분하여 정의하면 표 6-1과 같다. 근거중심 가이드라인은 실무환경별 부적절한 격차를 감소시키며 양질의 근거중심의료를 증진시키고 중재에 대한 기전을 제공하므로 건강관리전문가들이 자신이 행하는 중재에 대한 근거를 설명할 수 있도록 한다.

근거중심 임상실무 가이드라인의 기능은 다음과 같다(신승수, 2003).

- 근거중심의 명확하고 접근 가능한 표준을 제정한다.
- 보다 용이하고 객관적인 임상의사결정을 내릴 수 있도록 돕는다.
- 전문가의 업무수행을 평가할 수 있는 척도를 제공한다.
- 업무 분담을 규정한다(예: 전문간호사 대 일반간호사).
- 최신의 가장 적절한 의료에 대해 환자 및 의료인을 위한 교육도구로 사용된다.
- 보건의료 서비스의 비용-효과를 개선한다.

• 의료를 대상으로 하는 외부의 통제 도구로 이용된다.

다른 문서들과 마찬가지로 간호실무 가이드라인 역시 표준화된 양식으로 제시된다면 정보의 공유와 평가가 용이하다. 그러나 아직까지 이런 형식을 모두 갖추고 있는 간호실무 가이드라인은 그리 많지 않다. Box 6-1은 바람직한 간호실무 가이드라인이 갖추어야 할 형식을 열거하고 있다(craig & smith, 2002).

6. 2. 근거중심 임상실무 가이드라인의 특성

효과적인 가이드라인의 특성은 표 6-2와 같이 11가지로 나열할 수 있다(Royal College of Nursing Centre for Reviews and Dissemination, 1994). 가이드라인이 이들 기준에 적합하기 위해서는 개발을 위해 상당한 시간과 비용이 소모되는 방대한 작업이 필요하다.

6. 3. 근거중심 임상실무 가이드라인의 개발

가이드라인을 개발하기 위해 사용되는 방법은 개발의 주체가 되는 기관이 가진 고유한 철학과 접근법에 따라 차이가 있다. 임상실무 가이드라인의 개발을 위한 방법으로 1) 비공식적 합의(informal consensus development), 2) 공식적 합의(formal consensus development), 3) 근거중심(evidence based development), 4) 명시적 근거중심(explicit evidence based development)의 네 가지 주요 개발 방법이 있다(Bugers et al., 2003).

Box 6-1. 근거중심 임상실무 가이드라인의 구성요소

- 목적(objective) - 간호실무의 문제와 가이드라인의 대상이 되는 환자, 간호제공자, 간호환경 등을 포함하는 가이드라인의 주 목적
- 선택권(options) - 임상적으로 비교 및 선택이 가능한 실무내용들
- 결과(outcomes) - 서로 다른 중재들의 비교에 이용할 수 있는, 중요한 임상적 의의와 비용-효율성에 대한 결과들
- 근거(evidence) - 언제, 어떻게 근거가 수집, 선택, 종합되었는지에 대한 정보
- 가치(values) - 선택 가능한 임상실무에 따른 각각의 결과에 대해 어떻게 가치가 매겨졌으며, 이 작업에 누가 참여하였는가에 대한 정보
- 편익(benefits), 위해(harms), 비용(costs) - 가이드라인을 수행함으로써 환자들이 기대할 수 있는 편익, 위해, 비용의 종류 및 규모
- 권고(recommendations) - 근거를 바탕으로 형성된 지침사항
- 타당성(validation) - 외부 평가, 타 가이드라인과의 비교, 간호실무 가이드라인 이용에 대한 임상적 검증에 대한 보고
- 지원(sponsors) - 가이드라인의 개발에 대한 재정적 지원 및 자문과정에 참여한 사람들에 대한 정보

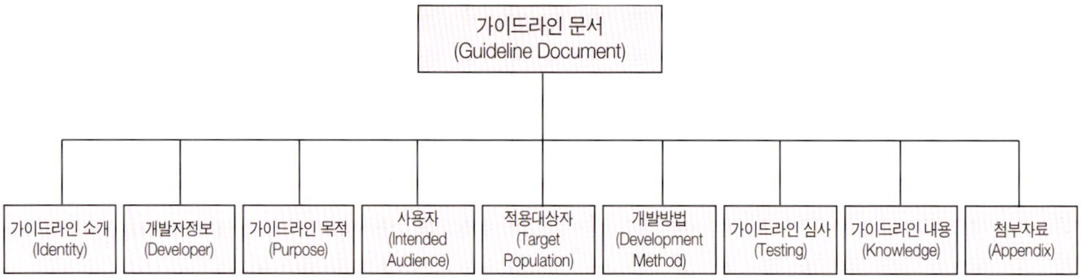

그림 6-1. 가이드라인 문서모델
출처: 박명화. (2004). 근거중심 간호실무 가이드라인 전자 문서화 모델 개발. 대한의료정보학회지, 10(2), p. 148.

6. 3. 1. 가이드라인 개발방법의 종류

1) 전문가 합의(Consensus based development method)

가이드라인의 개발을 위해 전문가의 전반적이고 주관적인 합의를 이용하는 방법으로 가장 많이 사용되는 방법이다. 고전적인 합의방법은 전문가집단을 구성하여 특정 상황의 의료에 대해 합의를 얻어내는 것이다. 다른 엄격한 가이드라인의 개발방법에 비해 빠르고 비용이 적게 든다는 장점이 있으나 이러한 방법에는 중요한 문제가 존재한다. 전문가 합의로는 참여자

표 6-2. 효과적인 가이드라인의 특성

속성	설명
타당성	근거가 올바르게 해석되어 가이드라인을 준수했을 때 기대하는 건강결과의 증진을 가져올 수 있어야 한다.
비용-효율성	가이드라인의 권고사항은 사용가능한 예산 안에서 이루어져야 한다. 만약 가이드라인이 비용을 고려하지 않고 치료 효과만을 고려한 권고를 제시한다면 비용에 비해 환자의 치료 면에서 개선이 미비하므로 이는 자원을 비효율적으로 사용하는 결과를 낳고, 이로 인해 임상실무자는 해당 가이드라인을 따르지 않게 될 가능성이 있다.
재생산성	동일한 근거 하에서라면, 서로 다른 가이드라인 개발팀이 개발하더라도 유사한 가이드라인을 만들 수 있어야 한다.
신뢰성	똑같은 임상상황이라면 서로 다른 건강관리 실무자라도 권고를 비슷하게 수행할 것이다.
대표성	관련된 핵심 전문 분야에서 가이드라인 개발에 참여한다.
임상 적용성	대상 인구집단은 근거를 바탕으로 설정된다.
임상적 유연성	예외를 구분하고 의사결정에 환자의 선호도를 어떻게 반영할 것인지에 대해 설명한다.
명확성	명확한 정의를 사용하며, 분명한 언어와 사용자에게 친숙한 형식으로 서술된다.
세밀한 문서화	개발자, 개발방법과 권고를 뒷받침하는 근거에 대한 설명이 기술되어 있다.
계획된 재검토	가이드라인은 언제, 어떻게 개정될 것인지에 대한 계획이 설정되어있다.
활용도 검토	가이드라인의 권고를 따르고 있는지를 평가할 수 있는 방법을 제시한다.

의 편중이 합의과정에서 제거될 수 없기 때문에 신뢰도가 떨어진다. 특히 다년간의 경험과 특정 분야에서의 많은 저술을 이유로 선정된 전문가는 치료에 대해 상당한 편중을 가지고 있을 가능성이 크다(Fink et al., 1984).

■ **비공식적 합의(Informal consensus development)**

수십 년간 임상 가이드라인은 거의 대부분 전문가의 의견을 바탕으로 만들어졌다. 가이드라인은 전문학회, 정부기관, 전문가로 구성된 위원회에서 토론을 통한 합의를 통해 만들어지고 때로는 단 한 번의 모임만으로 권고안이 만들어지는 경우도 있다. 이러한 과정을 거쳐서 만들어진 가이드라인에는 단지 권고만이 담겨 있을 뿐, 이 같은 권고가 나오기까지의 일련의 과정에 대해서는 별로 언급되어 있지 않다. 문헌 고찰 부분에 과학적인 근거가 실리기도 하나 편중의 개입 없이 검토가 이루어졌는지, 권고에 영향을 미친 것이 단지 근거에 의한 것인지를 판단할 수 있도록 도와주는 방법론상의 정보는 부실하다.

하지만, 비공식적 합의방법은 여전히 가이드라인 개발에 있어 흔한 방법이다. 이 방법은 전문가들이 특정 주제에 대해 잘 알고 있는 경우 합의를 보다 신속히 도출할 수 있고 근거와 근거 사이에 놓인 공백을 연계할 수 있는 연구경험이 있기 때문에 단순하면서 유연성이 있다. 또한 복잡한 분석방법이 필요 없으며, 정형화된 분석 방법에 익숙하지 않은 패널 구성원에게도 수용이 용이하다는 장점이 있다(Jones & Hunter, 1995).

■ **공식적 합의(Formal consensus development)**

1970년대부터 가이드라인을 개발하기 위해 합의를 구하기 위한 보다 정형화된 방법이 소개되기 시작하였다. 1977년 미국의 National Institutes of Health(NIH) Consensus Development Program이 이 방법을 도입하였다. 편중의 발생가능성을 줄이기 위해 방법론의 전문가, 임상전문가, 일반인 대표자들을 포함시키며 "특정 주제에 대해 강력하게 주장하는" 인물은 배제시키고 각 영역의 의견을 대표하는 전문가들이 공개된 자리에서 근거를 발표하고 토론하도록 초청하여 3일 간의 회의를 거쳐 합의를 도출하였다. 비록 이 같은 방법이 비공식적 합의 방법에 비해 구조화된 것이기는 하나 명확한 기준의 부재와 한번의 모임만으로 쫓기듯이 권고안을 만들어내야 하는 부분에 대해서는 비판이 있어왔다.

1980년대 RAND 협회에서는 합의에 도달하기 위한 좀더 정형화된 방법을 도입하였다. 전문가 패널은 특정 중재에 대해 잠재적인 적응증이 적힌 목록 외에 이의 과학적 근거를 살핀 배경논문을 제공받는다. 이어서 2단계 델파이 기법을 통해 첫 패널 모임 이전에 패널 구성원은 각각의 적응증에 대한 특정 중재의 적절성에 대해 질문 받는다. 패널 모임에서 목록상의 각각의 적응증을 살피고, 그룹에 의해 매겨진 각 적응증 별 점수의 분포를 검토하고, 자신의 판단과 전체적인 점수 사이의 차이를 비교하며, 불일치의 원인에 대해 토론하고 점수를 수정한다. 이 방법은 근래 들어 많이 이용되기 시작하였다. 이 방법의 제한점은 결과물인 적절성 점수 목록을 실제 임상에 적용하기엔 어렵다는 점이다. 또한 패널 내에서 과학적인 근거가 언급되기는 하지만 가이드라인 상에는 근거의 질과 권고 사이의 관계가 명확하게 연계되어 있지 않다(Grilli et al., 2000).

2) 근거중심(Evidence based method)

1980년대 이후 가이드라인 개발을 담당하는 국제적 기관에서 가이드라인을 좀더 과학적인 근거와 연계시키려는 노력을 하기 시작하였다. 대답 가능한 특정 질문을 정의하고, 근거의 선정기준을 제정하고, 적절한 근거를 검색하고 평가하기 위한 체계적 과정을 규정한 근거중심 접근법을 이용하여 일련의 가이드라인을 만들어내었다. 이 과정에서 패널은 모아진 근거의 강도가 명확히 반영된 권고를 제시한다. 이 같은 접근법은 가이드라인의 신뢰도와 타당도를 개선함으로써 신뢰를 얻었으며, 뒤이어 다른 그룹에서도 이 개발방법을 채택하게 되었다. 그렇지만 많은 그룹들이 이 방법을 채택함에 따라 근거중심 접근법이 다양한 주요 결과를 계량화하기 보다는 특정 결과에만 집중되는 결과를 낳기도 하였다. 근거중심방법에서 한 단계 더 나아가 기반을 둔 명시적(explicit) 개발법도 제안되었는데, 이는 특정 결과만이 아니라 가능한 모든 중요한 임상 결과에 대해 특정 처치의 효과를 확률적, 체계적으로 추정하는 방법이다.

■ 근거중심(Evidence based development)

기존의 주관적인 합의 중심 지침에 대응하여 권고와 근거의 질을 연계시킨 방법을 사용하려는 노력의 일환으로 1980년 ACP의 Clinical Efficacy Assessment Project에서는 전문가 자문위원을 통해 근거를 평가하고 이를 바탕으로 가이드라인을 개발하는 방법을 채택하였다.

임상 예방 서비스에 관한 가이드라인의 개발에 권고와 근거의 보다 명확한 연계를 도입한 사례로서, 1979년 CTFPHE(Canadian Task Force on the Periodic Health Examination)는 선별검사 및 기타 예방 서비스에 대한 권고에서 근거의 질을 반영하기 위해 권고의 강도에 등급을 매기기 시작하였다. 근거의 강도는 연구설계의 종류에 따라 구분되었다. 이후 가이드라인을 개발하는 다른 패널들도 이 같은 근거구분의 법칙을 채택하였다. USPSTF(U. S. Preventive Services Task Force)는 1984년 설립 당시부터 비슷한 근거기준을 채택하기 시작하여 1989년의 첫 보고서에는 이를 확대 반영하였으며 이후의 논문에서는 임상적 효과를 평가하는데 있어 더욱 명확한 기준과 체계적 방법을 채택하였다.

비록 근거중심 접근법이 가이드라인 개발의 과학적인 엄격성을 제고시킴으로써 신뢰를 얻었지만, 근거를 찾을 수 없어 적절한 권고를 제시하기 어려운 경우가 흔히 생긴다는 문제점이 제기되었다. 중재를 긍정도 부정도 하지 않는 중립적인 권고 또한 문제가 되었다. 비평가들은 근거중심 방법에 지나치게 얽매어 있으면 현재 임상연구를 통해 타당성이 증명된 일부 중재를 제외한 나머지 대부분의 중재는 배제되고 말 것이라고 주장한다. 따라서 가이드라인 개발 패널의 많은 수가 근거중심 접근법과 전문가의 의견 수렴을 통합한 방법을 채택하고 있다. 그리고 가이드라인 내에서 어떤 권고가 과학적 근거를 바탕으로 한 것이고 어떤 권고가 전문가의 의견을 바탕으로 한 것인지를 명확히 기술할 것을 요구한다(Grimshaw, Eccles, & Russell, 1995).

■ 명시적 근거중심(Explicit evidence based development)

이 방법에서는 개발자들이 대상 처치의 편익, 위해, 비용을 규정하고 각각의 결과의 발생가능성을 명확히 추정한다. 추정을 위해서는 가능한 한 과학적 근거와 정형화된 분석방법을 이용해야 하고, 부득이한 경우 전문가의 의견을 이용하기도 하지만 대신 이 같은 추정의 출처를 명확히 기술해야 한다. 또한 이와 같은 결과중심(outcome-based) 접근법에 그치지 않고, 환자의 선호도까지 융합시키는 선호도 중심(preference-based) 접근법을 채택하는 시도를 하고 있다. 이러한 과정과 더불어 각 가정에 따른 결과를 "대차대조표"로 비교해 환자, 의사, 정책관련자들이 각각의 선택에 따른 잠재적인 편익, 위해, 비용을 확인할 수 있게 해준다.

최근 들어 이 방법을 채택하는 기관과 학회가 늘어나고 있기는 하나, 아직까지는 비교적 새로운 방법이고 따라서 지침의 개발에 이 방법을 적용한 경험은 그렇게 많지 않다. 이 방법은 비용과 시간이 너무 많이 소모된다는 비평이 대두되고 있다(신승수, 2003).

6. 3. 2. 국제적 또는 지역적 근거중심 가이드라인의 개발

국제적인 가이드라인 개발 기구인 Scottish Intercollegiate Guidelines Network(SIGN)(2001)은 가이드라인 개발의 시작에서 출판까지의 전 과정은 24개월 이상에 걸쳐 주제 선정 및 문헌 검색 및 근거 분석과 종합, 전문가 피드백까지 가이드라인 개발팀의 집중적인 노력이 필요한 과정이라고 언급한 바 있다. 국제적 가이드라인의 개발은 단순히 일정 지역의 임상 건강관리자들이 사용한다는 지역적인 적용범위를 넘어서, 개발된 가이드라인이 국제적으로 선정되고 적용되어지기를 선호하는 바램에 의해서 이루어진다.

반면 지역적으로 개발된 가이드라인은 국제적으로 개발된 가이드라인에 비해 적은 자원을 바탕으로 개발되지만 지역사회에 맞게 개발되었으므로 해당 지역의 임상실무에 더 쉽게 적용된다는 장점이 있다. 그러나 이러한 경우 지역그룹들이 간호실무 가이드라인의 개발에 필요한 기술 및 자원을 충분히 확보하고 있지 못하기 때문에 적은 양의 자원으로 가이드라인을 개발할 수밖에 없어 가이드라인의 타당성과 신뢰성을 확신하기 어려운 경우가 많다(Grol, 1990). 최근 이에 대한 대안책으로 국가적/국제적 수준에서 가이드라인을 개발해 각 지역상

* * *

Globalize the Evidence
Localize the Decision
AHCPR

그림 6-2. 국제적 표준 가이드라인의 지역 변용을 강조하는 AHRQ의 로고

표 6-3. 국가별 대표적 임상실무 가이드라인 개발조직 및 웹사이트

기구	국가	웹사이트
Guidelines International Network(GIN)	국제기구	www.g-i-n.net/
National Health Service National Institute for Clinical Excellence(NICE)	영국	www.nice.org.uk/
Royal College of Nursing(RCN)	영국	www.rcn.org.uk/resources/guidelines/
Scottish Intercollegiate Guidelines Network(SIGN)	영국	www.sign.ac.uk/guidelines/
AHRQ의 US National Guidelines Clearinghouse	미국	www.guideline.gov/
Gerontological Nursing Interventions Research Center	미국	http://www.nursing.uiowa.edu/centers/gnirc/
Canadian Medical Association(CMA) Infobase	캐나다	http://mdm.ca/cpgsnew/cpgs/
Registered Nurses Association of Ontario	캐나다	www.rnao.org/bestpractices/
Joanna Briggs Institute	호주	www.joannabriggs.edu.au/pubs/best_practice/
National Health and Medical Research Council (NHMRC)	호주	www.health.gov.au/nhmrc/publications/
New Zealand Guidelines Group(NZGG)	뉴질랜드	www.nzgg.org.nz

황에 맞게 이를 수정하여 사용하는 방법이 적극 추천되고 있다(김수영, 2003)(그림 6-2).

6. 3. 3. 국외 근거중심 가이드라인의 개발현황

대부분의 선진국에서 임상실무 가이드라인의 개발, 확산 및 실행과 관련된 국가적 정책을 갖고 있으며 유럽의 임상실무 가이드라인에 관한 경험을 비교한 연구에서는 영국, 핀란드, 프랑스, 독일, 이탈리아, 네덜란드 등이 임상실무 가이드라인과 관련된 국가정책을 가지고 있다고 보고하였다. 이들 국가 중 프랑스, 네덜란드, 스코틀랜드 등은 1990년대 초반에 임상실무 가이드라인에 대한 국가적 수준의 접근방법을 채용하였으며, 영국, 핀란드, 독일 및 이탈리아는 1990년대 후반에 접어들어서 임상실무 가이드라인에 대한 국가정책을 확립하였다고 한다

(The AGREE Collaboration, 2001).

미국과 캐나다는 28,000개의 임상실무 가이드라인을 가지고 있으며 특히 미국의 경우 Agency for Health Research and Quality(AHRQ)는 1989년 설립된 이래, National Guideline Clearinghouse를 통해 임상실무 가이드라인의 개발방법 및 관련 자료 등을 축적하고 있다. 미국의 병원과 보건의료계에서 임상실무 가이드라인이 의료의 질 향상 및 의료비용 통제에 사용되고 있는 것은 보편적인 현상으로 자리잡고 있다(김남순, 2003).

호주는 1970년대 후반에 주 보건당국이 임상실무 가이드라인을 승인하였고, 현재는 대규모로 시행되고 있으며 임상실무 가이드라인의 질이 의료에 미치는 영향에 대한 연구가 활발히 수행되고 있다. 뉴질랜드는 임상실무 가이드라인이 국가보건정책에서 중요한 역할을 하고 있으며, 1992년에 임상실무 가이드라인에 의한 핵심 의료서비스를 정하기 위해 정부위원회가 설립되었다.

각 국의 가이드라인 담당기구(표 6-3) 및 웹사이트에 대해 다음에 소개되어 있다(그림 6-3~7).

6. 4. 근거중심 가이드라인의 개발과정

근거중심 임상실무 가이드라인 개발을 위한 방법은 국제적으로(예, SIGN) 혹은 지역적으로 표준화 되어왔다. 여기서 권장되는 단계들은 유사하며 다음 단계를 기본적으로 포함한다(그림 6-8).

각각의 단계에 필요한 기술과 방법에 대해 자세히 알아보기로 하자.

6. 4. 1. 가이드라인 주제 설정

■ 주제의 선정

가이드라인의 주제 혹은 다루어야 할 문제의 확인과 선정은 가이드라인을 개발함으로써 건강관리 서비스 제공에 변화를 가져올 수 있는 영역을 확인하는 과정이다. 근거중심 가이드라인 개발에 적절한 주제영역은 다음과 같다(SIGN, 2001).

- 심각한 유병률 및 사망률과 더불어 다수에게 영향을 미치는 문제
- 권고사항에 대한 논란이 많은 복합적인 문제
- 실제와 이상적인 의료 사이에 차이가 많은 부분
- 사용할 적절한 가이드라인이 개발되어 있지 않은 영역
- 가이드라인을 개발하기 위해 필요한 근거가 충분히 존재하는 영역

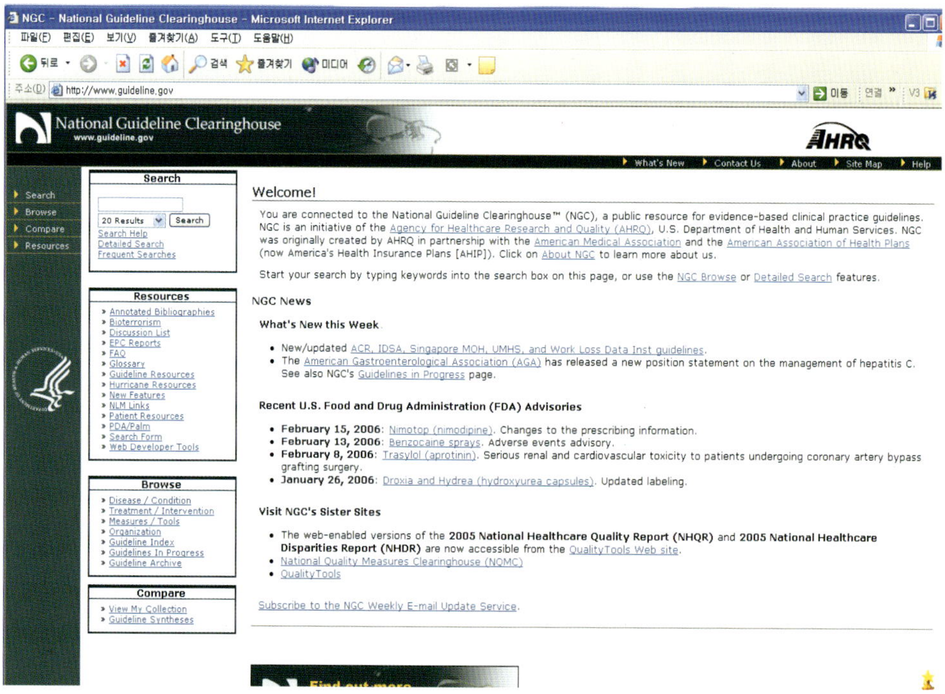

그림 6-3. 미국 AHRQ의 National Guideline Clearinghouse 웹사이트

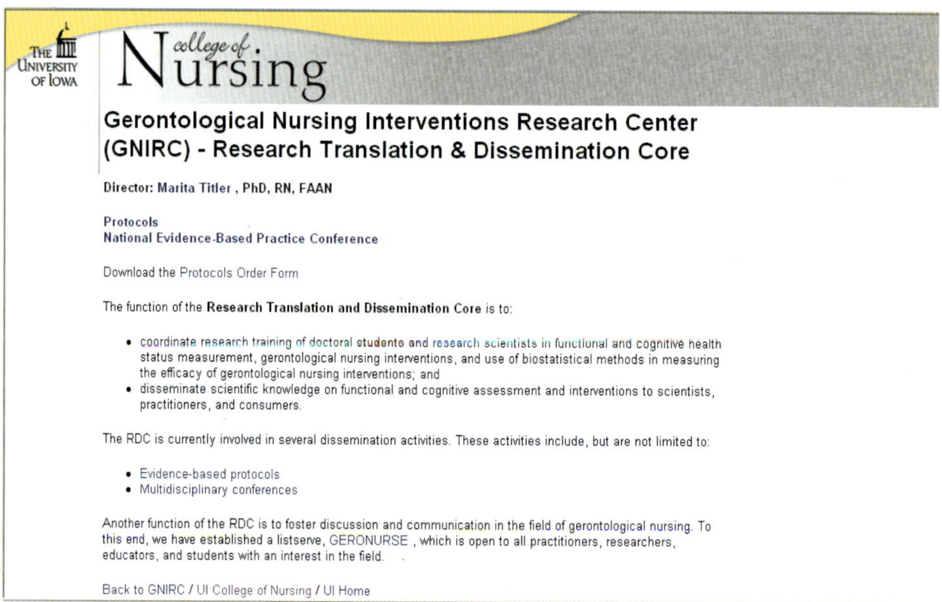

그림 6-4. 미국 University of Iowa의 프로토콜 개발 센터 웹사이트

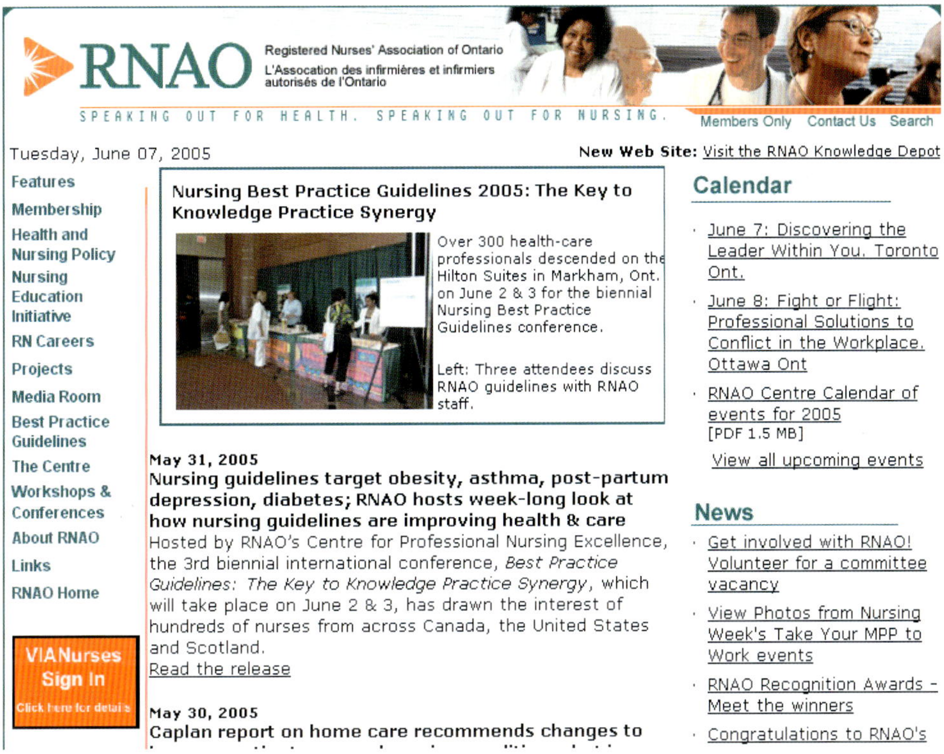

그림 6-5. 캐나다 RNAO의 가이드라인 웹사이트

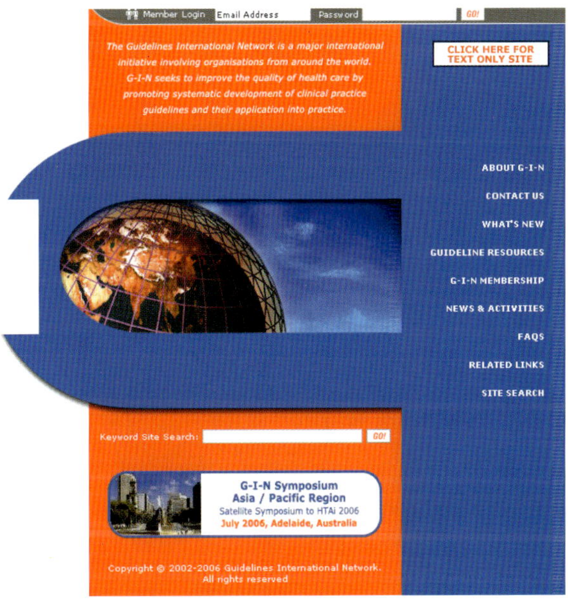

그림 6-6. 국제 가이드라인 개발기구인 GIN의 웹사이트

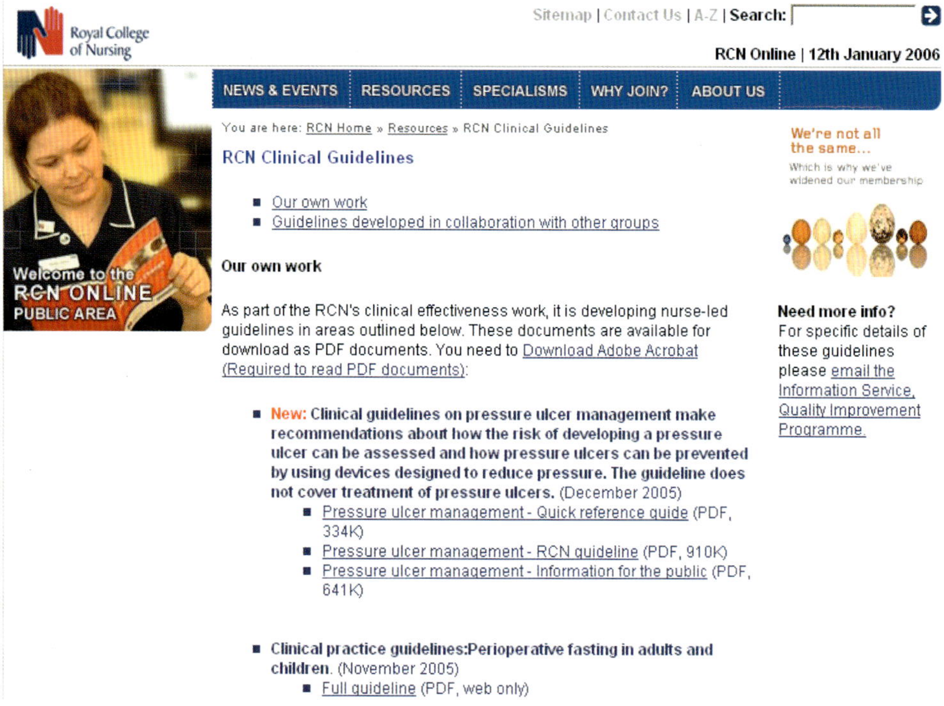

그림 6-7. 영국 RCN의 가이드라인 웹사이트

- 권고사항이 잠재적인 수요자들에게 수용될 수 있는 영역
- 가이드라인의 실행이 가능한 영역, 자원의 소모가 지나치게 많지 않거나 해결이 불가능한 장애가 존재하지 않는 경우

관련 주제에 대해 기존 가이드라인이 이미 존재하는 경우 더 이상의 가이드라인 개발은 필요하지 않을 수 있으며 기존의 가이드라인의 평가와 변용이 더욱 적절한 방법이 될 수 있다. 현재 개발되어 있는 가이드라인의 평가를 위해서는 본 장에서 소개하게 될 AGREE(Appraisal of Guidelines for Research and Evaluation)(2001)도구를 활용할 수 있다.

■ **주제의 적절성 평가**

주제의 적절성 평가 단계는 가이드라인 개발이 해당 임상영역에서 얼마나 성공적으로 이루어질 수 있을지를 평가하는 단계이다. 주제의 적절성을 평가하기 위한 기준은 Box 6-2와 같다.

최근 과학적 근거 및 통계자료와 전문가의 의견을 바탕으로 한 지침(Best Practice Statements) 개발을 위한 영국 간호사들의 우선순위에 대한 한 연구(NHS executive, 1996)에

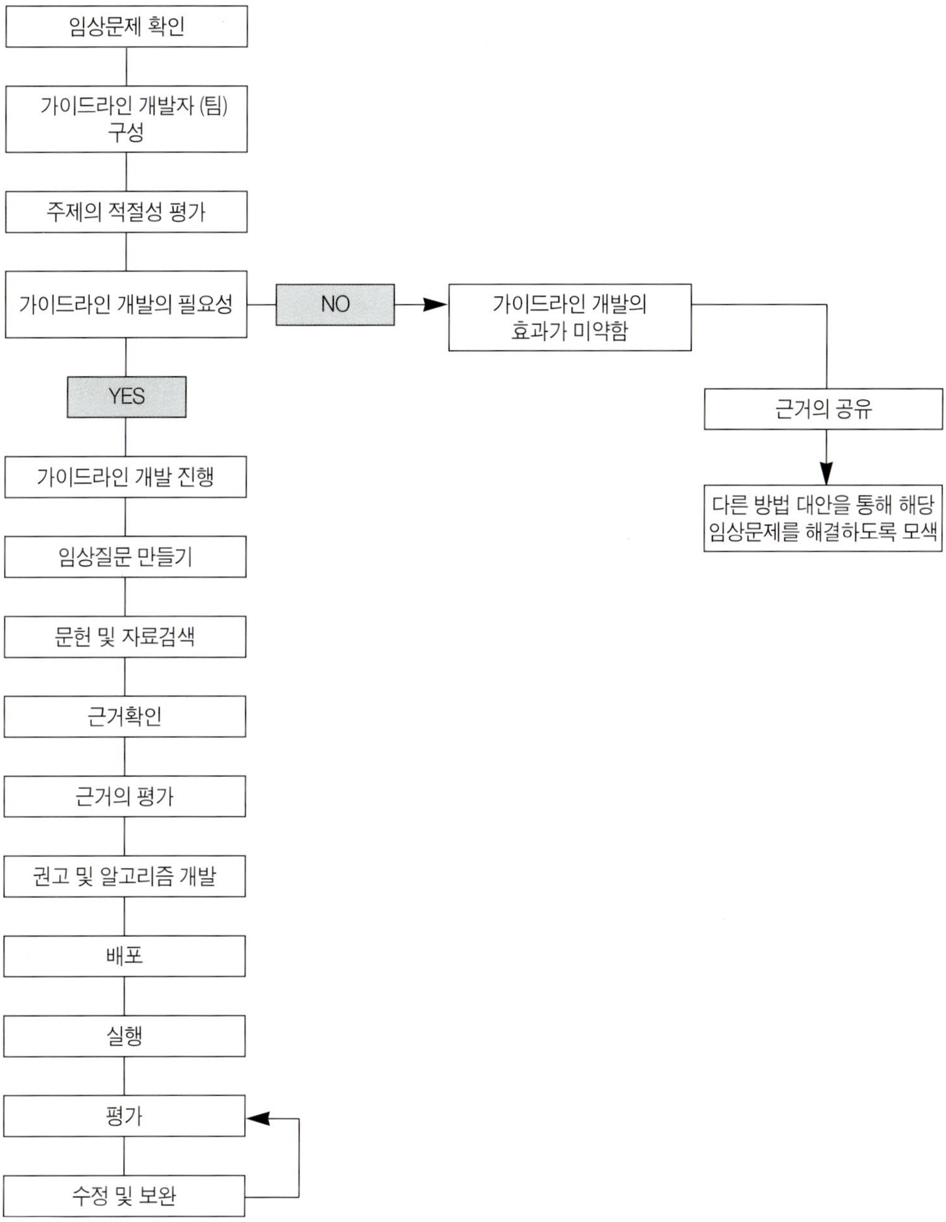

그림 6-8. 가이드라인 개발 과정

출처: New Zealand Guidelines Group(NZGG) (2001). Handbook for the Preparation of Explicit Evidence-based Clinical Practice Guidelines. Wellington, New Zealand: NZGG. pp. 10.

Box 6-2. 가이드라인 주제의 적절성 평가를 위한 도구

1) 가이드라인 개발을 위한 책임을 담당할 개발자(그룹)가 있는가?
2) 가이드라인을 통해 얻을 수 있는 변화를 측정할 수 있는가?
   : 건강결과, 처방형태, 중재 혹은 처치의 수, 자원 및 비용의 변화를 가져올 수 있는가에 대한 고려가 필요하다.
   예) 욕창예방을 위한 가이드라인이 욕창 발생률과 욕창 치료비용에 어느 정도 변화를 가져 올 수 있는가?
3) 변용하여 사용할 수 있는 적절한 기존 가이드라인이 있는가?
4) 간단한 문헌 고찰을 통해 알아본 결과 적절한 중재에 대한 근거중심 결정을 도울 수 있는 충분한 근거가 있는가?
   예) 욕창예방에 대한 중재방법 RCT 연구 50개와 사정 방법에 대한 조사 연구 20개가 있다.
5) 가이드라인을 통해 제시될 권고사항이 가이드라인 실행을 위해 투여될 노력을 정당화할 만한 충분한 변화를 가져올 수 있는가? 근거와 실제 실무 간의 차이는 어떠한가? 이러한 차이를 좁히기 위해 어느 정도의 노력이 필요한가?
   예) 욕창 발생률은 한국이 선진국에 비교해 상당히 높은 편이다. 욕창예방에 드는 비용은 욕창치료에 드는 비용의 10%에 불과하다.
6) 가이드라인에서 제시된 권고사항이 어느 정도 실현 가능한가?

의하면 식이, 실금, 욕창 및 기본간호술 등이 우선적으로 선정되었다. 국내의 연구결과에 의하면 검사 전 · 후에 대한 환자교육, 중환자 간호, 투약, 통증관리, 욕창을 위한 가이드라인 개발에 대한 요구가 있었다(하미숙, 2006). 하지만 이러한 주제의 중요성에도 불구하고 해당 주제들에 관한 무작위대조시험 또는 체계적인 임상 실험을 바탕으로 한 근거가 부족하므로 간호사들의 주된 관심이 되는 주제들이 국제적인 가이드라인 개발기구들의 주된 관심영역으로는 선정되지 못하고 있는 실정이다. 이에 대해 간호계 내에서는 자체적으로 이러한 주제들에 대한 가이드라인 개발이 시도되고 있다(RCN, 2005; RNAO, 2005; Titler, 2002).

6. 4. 2. 가이드라인 개발팀 구성

가이드라인 개발팀은 가이드라인의 개발범위를 설정하고, 사용가능한 연구근거를 사정한 뒤 임상의사결정에 도움이 될 수 있는 전문가의 동의를 바탕으로 한 권고를 형성한다. 가이드라인 개발팀 구성원들은 다음의 네 가지 중요한 기술을 갖추고 있어야 한다(물론 모든 구성원이 네 가지 모두를 완전히 습득할 필요는 없다)(SIGN, 2001).

- 전문적 임상 경험(예: 간호, 진료, 물리치료 등)
- 기타 방법론적 전문가(예: 의료 경제학, 연구방법, 통계학)
- 건강관리를 수행하는 상황에서 발생하는 문제에 대한 임상적 이해
- 비평적 분석 기술

개발팀은 이상적으로는 관련된 모든 분야와 이익집단을 대표하는 사람들로 구성되어야 한

다(Lomas, 1993). 이들 대표들이 각 분야의 의견 및 관점을 종합해 온 것을 팀 내에서 통합하여 수렴할 때 균형 잡힌 접근이 가능해진다. 팀의 가장 적당한 크기는 8명에서 10명이다(Scott & Marinker, 1990). 그러나 10~20명인 그룹들도 성공적으로 가이드라인을 개발한 사례가 보고되어 있으며(SIGN, 2001), 간호학의 경우 1-3인에 의해 개발되는 사례도 보고되고 있다(Titler, 2002; RNAO, 2005).

개발팀의 책임자는 모든 구성원들이 자유롭게 개발에 참여하는 것을 보장하여, 팀 내에서 주장이 강한 사람의 의견이 우선적으로 반영되는 일이 일어나는 것을 방지해야 한다. 또한 가이드라인의 권고사항은 전체 팀 일원의 동의를 정확하게 반영한 것이어야 한다(Northern Regional Health Authority, 1994).

자신의 간호에 대한 환자 및 간호대상자의 개입은 최근 의료계에서 가장 중요시되는 부분이다. 이러한 보건의료의 정책적 흐름은 가이드라인 개발 시에도 예외가 아니다. 환자의 자신의 질환에 대한 지식, 이해 및 경험은 동일하거나 유사한 질병의 치료에 대해 제안할 수 있는 가장 적임자가 될 수 있는 중요한 조건이며 특히 근거를 수집하기 어려운 영역에서 가이드라인을 개발할 때 환자의 의견은 상당히 중요한 역할을 하게 된다. 하지만 아직까지는 환자들은 기술적인 논의에는 참여하지 않는 '관찰자' 로 취급되고 최소한의 참여가 이루어지는 경우가 많다(Van Wersch & Eccles, 1999).

팀 내에 환자 본인은 아니더라도 환자들을 지지하는 대변인이나 옹호 단체의 대표들을 포함시키는 것은 예상되는 문제 상황을 방지하거나 환자들이 가이드라인 개발에 더욱 협조적이 되도록 하는 방법이 될 수 있다. 이 같은 역할을 할 옹호자는 환자가 아닌 사람이어야 하며 아래에 제시한 몇 가지 조건을 구비하는 경우가 바람직하다(Keogh & Courtney, 2001).

- 가이드라인의 주제에 관한 광범위한 지식
- 동일 증상 또는 상태를 극복해 낸 환자들의 경험에 대한 지식
- 환자들의 느낌 및 문제에 관한 인식
- 환자의 요구에 대한 이해
- 의사소통 또는 상담기술을 위한 훈련과정을 받은 경험

6. 4. 3. 임상질문 만들기

가이드라인 개발팀이 주어진 주제를 중심으로 핵심적인 임상질문들을 만드는 과정이다. 잘 만들어진 임상질문은 가이드라인 구조의 기초를 형성한다. 임상질문을 만드는 방법에 대해서는 앞서 2장에 구체적으로 설명이 되어 있다.

6. 4. 4. 실무 현황 관련 자료 수집

가이드라인을 실행함으로써 변화를 일으킬 수 있는 실무환경의 현황에 대해 자료를 수집하는 단계이다. 환자에 대한 치료와 중재, 건강결과, 부작용, 자원 활용 등에 대한 다양한 자료를 수집할 수 있다. 현황에 대한 자료 수집은 가이드라인의 권고사항이 임상 현황에 적용 가능한 지를 확인하는 데 도움이 되며 가이드라인 실행 이후의 결과와 비교할 수 있는 기초 자료를 마련하는 데도 도움이 된다.

현재 실무에서 확인하고자 하는 정보는 무엇인지 확실히 해야 한다. 해당 대상환자 집단에서 주요 문제를 확인하기에 충분한 자료가 있는 지와 현재의 문제는 무엇이며 건강문제, 진단, 유병율, 사망률, 기능상태 등을 확인한다. 또한 해당 문제와 이에 대한 간호에 대한 지역별 차이가 심각한지를 확인하고 현재 해당문제에 대한 의료서비스에 소요되는 비용에 대한 정보를 수집한다.

6. 4. 5. 근거의 검색

해당 임상질문에 대해 최선의 답변을 제공할 수 있는 최신의 근거를 검색하는 단계이다. 이 단계에서는 우선 어떤 유형의 연구가 가장 질문에 맞는, 신뢰성 있는 답변을 얻어낼 수 있을지 생각해보는 것이 필요하다. 근거를 검색하는 방법과 해당되는 연구설계를 찾아보는 과정에 대해서는 3장에서 자세하게 설명한 바 있어 본 장에서는 생략하기로 한다.

6. 4. 6. 근거의 평가

가이드라인의 근거 평가과정은 이상적으로 연구근거의 질 평가 및 근거의 요약과 통합을 위해 비평적 분석방법을 활용한 체계적 고찰 과정이라고 할 수 있다. 이러한 분석을 위해서는 상당한 시간과 노력이 필요하지만 과학적 원칙을 적용한 고찰 과정을 통해 선입견에 의한 편중을 줄일 수 있다. 비평적 분석과 체계적 고찰의 구체적인 방법론에 대해서는 4장과 5장에서 이미 다룬 바 있다.

가이드라인의 권고사항은 최선의 가능한 근거를 바탕으로 하여야 한다. 가능한 근거의 등급(level)과 권고의 강도(strength) 사이에는 명백한 연관이 있어야 한다. 근거의 평가를 위해서는 다음의 2가지 과정을 거쳐야 한다.

- 첫 번째 과정: 개별 연구의 설계와 질에 대한 객관적인 평가
- 두 번째 과정: 가이드라인에서 해결책(권고)을 찾고 있는 임상질문에 대한 전체 근거의

일관성, 타당성, 적절성에 대한 주관적인 판단

■ 개별 연구의 설계와 질에 대한 객관적인 평가

- 가이드라인의 임상질문에 적합한 근거를 사정

연구설계에 적합한 연구의 질 평가 체크리스트(4장과 부록 II 참고)를 활용하여 개별 연구를 비평적으로 분석한다.

- 개별 연구의 질에 대해 평가하고 근거 테이블을 작성한다.

연구설계가 체크리스트의 기준을 만족시키는 정도에 따라 간단하게 다음의 세 가지 등급으로 평가를 내릴 수 있다(SIGN, 2001).

+ : 대부분 혹은 모든 타당성 기준을 충족하는 연구 - : 타당성 기준을 거의 충족시키지 못하는 연구 ø : 모든 기준을 만족시키지는 못하지만 이런 단점이 연구결과에는 크게 영향을 미치지 않는 연구

근거의 강도에 대한 등급은 여러 기관들에 의해 다양하게 제시되고 있는데(부록 III 참고) 그 중 미국의 의료질 평가기구인 Agency for Health Research and Quality(1999)에서 개발한 등급체계와(Box 6-3), Scottish Intercollegiate Guideline Network(SIGN)(2001)에서 제시하고

Box 6-3. AHRQ의 근거 등급(2002)

Ⅰ. 잘 설계된 실험연구의 메타분석
Ⅱ. 한 개 이상의 잘 설계된 순수 실험 연구
Ⅲ. 잘 설계된 유사실험연구
(예: non-randomized controlled, single group pre-post test, cohort, time series, matched case-controlled studies)
Ⅳ. 잘 설계된 비실험 연구 (예: 비교연구, 서술적 상관연구, 사례연구)
Ⅴ. 사례보고와 임상증례

Box 6-4. SIGN의 근거 등급

1++: RCT연구들에 대한 높은 수준의 메타분석 혹은 체계적 고찰이거나, 편중이 매우 낮은 RCT연구들
1+ : RCT연구들의 비교적 잘 조직화 된 메타분석 혹은 체계적 검토이거나, 편중이 비교적 낮은 RCT연구들
1- : RCT연구들의 메타분석 혹은 체계적 검토이거나, 편중이 높은 RCT연구들

2++: RCT외의 실험연구, 조사 및 코호트연구에 대한 높은 수준의 체계적 검토 혼란변수, 편중, 우연에 의해 연구결과가 바뀔 가능성이 매우 적은, 높은 수준의 RCT외의 실험연구, 조사연구 및 코호트연구
2+ : 혼란변수, 편중, 우연에 의해 연구결과가 바뀔 가능성이 보통정도인 잘 설계된 RCT 외의 실험연구, 조사연구 및 코호트연구
2- : 혼란변수, 편중, 우연에 의해 연구결과가 바뀔 가능성이 매우 높은 RCT외의 실험연구, 조사 및 코호트연구

3 : 비분석적 연구(non-analytic studies) (예) 사례보고, 사례연구

4 : 전문가 의견

Box 6-5. 근거 요약표

⊙ 가이드라인 제목:
권고번호:
권고내용:

번호	저자/연도	연구목적	연구유형	대상자/장소	변수(독립/조건)	측정(도구)	결과(신뢰구간/p값)	부가설명	근거등급

있는 기준은 다음과 같다(Box 6-4).

연구의 질과 근거 등급에 대한 평가는 두 사람 이상의 검토자가 개별적으로 실시하여 비교하는 과정이 필요하다. 두 검토자 사이에 이견이 있다면 이에 대해 전체 개발 그룹이 논의하도록 한다. 또한 평가의 정확성을 높이기 위해 평가 대상이 된 연구논문의 일부를 무작위 추출하여 제 3의 외부 전문가에 의해 평가하게 하여 이를 비교한다.

연구의 질 평가가 이루어진 연구들은 해당되는 임상질문 별로 근거테이블(Box 6-5)에 정리하여 일목요연하게 볼 수 있도록 한다. 근거테이블에는 저자, 연도, 연구목적, 연구유형, 연구대상자, 장소, 변수, 도구, 결과, 그 외 부가설명과 근거강도에 대한 평가가 정리된다.

체계적 고찰과 근거 평가의 전반적인 과정을 그림으로 나타내면 다음과 같다(그림 6-9).

6. 4. 7. 권고 형성 및 강도 결정

■ 권고의 형성

해당 근거가 가이드라인 개발팀에 의해 평가된 후 권고사항이 설정된다. 권고사항들은 일단의 행위들을 제시하는 일련의 진술문들이다. 임상간호의 절차의 순서에 따라 제시된 임상질문의 순서를 바탕으로 만들어 진다. 권고는 행위 순서를 가이드하여야 하며 권고의 강도가 제시되어야 한다(그림 6-9).

권고의 형성은 가장 어려운 단계인 동시에 가장 비-근거중심적인 과정이다. 권고의 형성은 주로 전문가의 합의와 판단에 기초하기 때문이다. 특히 임상적으로는 중요한 의미를 가지고 있으나 해당되는 연구근거가 없는 권고사항이 있을 경우 전문가의 의견이 반영되는 경우가 있을 수 있다. 권고형성 및 강도 양식(Considered judgement on quality of evidence form)(표 6-4)은 임상질문 및 근거와 권고를 연결하는 데 도움을 주는 도구이다.

■ **권고의 강도 결정**

권고의 강도는 해당 권고가 바탕을 둔 근거의 등급의 차이를 나타낸다. 강도의 결정은 연구설계와 질(객관적 평가)과 전체 근거의 일관성, 적용가능성, 임상에 미치는 영향 등(다소 주관적 평가)을 바탕으로 평가가 내려진다.

권고의 강도가 권고의 중요성을 의미하는 것이 아니라 해당 근거의 수준과 연구설계의 예측성에 기초한 것이라는 것을 명심해야 한다. 따라서 권고의 강도가 의미하는 바는 해당 권고를 실제 임상에서 실행했을 때 기대하는 결과를 도출할 확률의 정도를 의미하는 것이다.

권고는 근거테이블을 바탕으로 형성하도록 한다. 연구의 질에 대한 평가가 좋은 근거에 좀더 비중을 두면서 전체 근거를 고려한다. 주어진 임상질문에 대한 명확한 해결을 제시하는 근거는 드물다. 권고를 형성할 때 주로 고려하여야 할 네 가지 측면은 다음과 같다.

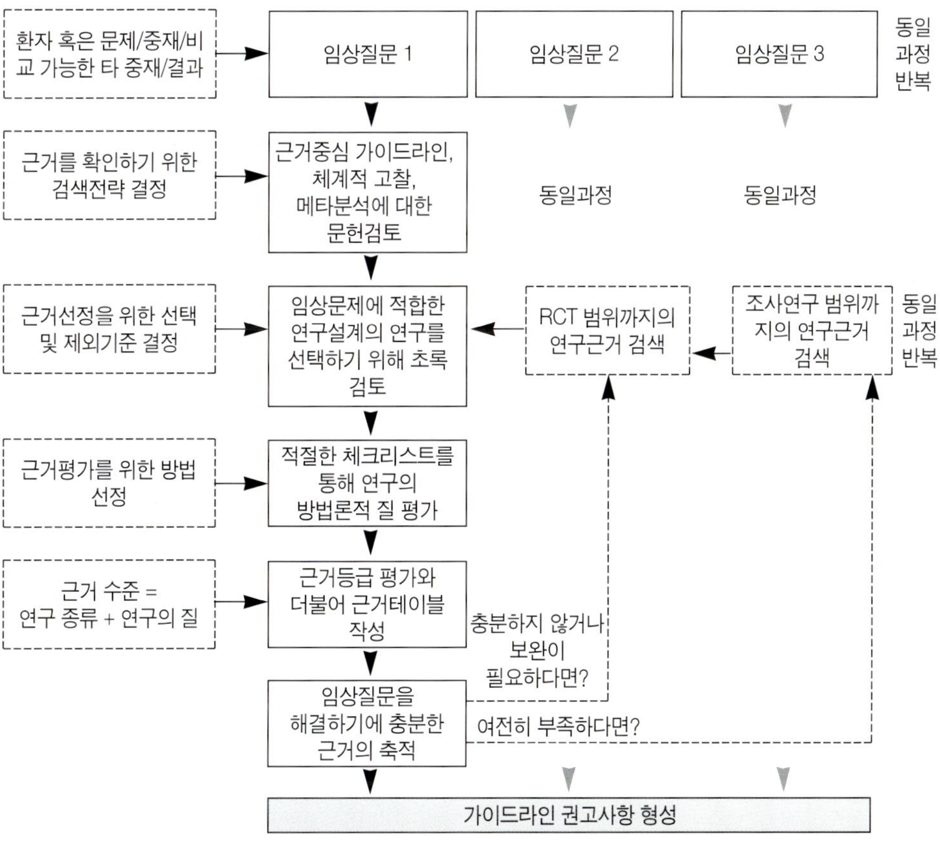

그림 6-9. 체계적 고찰과 근거 평가의 단계

출처 Scottish Intercollegiate Guideline Network (SIGN) (2002). A Guideline Developers' Handbook. Edinburgh, U.K.: SIGN. pp. 3-4.

(1) 근거의 양과 일관성

연구근거의 수와 연구대상자의 수를 고려하여야 한다. 모든 연구의 결과가 동일하다면 확신의 정도가 더 높다. 연구결과에 일관성이 없다면 임상질문에 보다 적합한 연구설계 여부와 최소한의 편중을 가진 연구에 좀 더 비중을 두어야 한다.

(2) 연구결과의 일반화 가능성

연구결과를 다른 지역의 임상환경과 대상자에게 적용하더라도 실행 가능한 것 일수록 근거로서의 가치가 높아진다.

(3) 적용가능성

권고사항은 해당 임상환경에 적합한 최선의 근거를 바탕으로 하여야 한다.

(4) 임상에 미치는 영향

대상자에게 미치는 영향과 이를 실행하기 위해 필요한 자원의 동원이 가능한 지 고려하여야 한다.

각 가이드라인 개발 기구에 따라 근거의 등급을 바탕으로 권고의 강도에 대한 기준이 다양

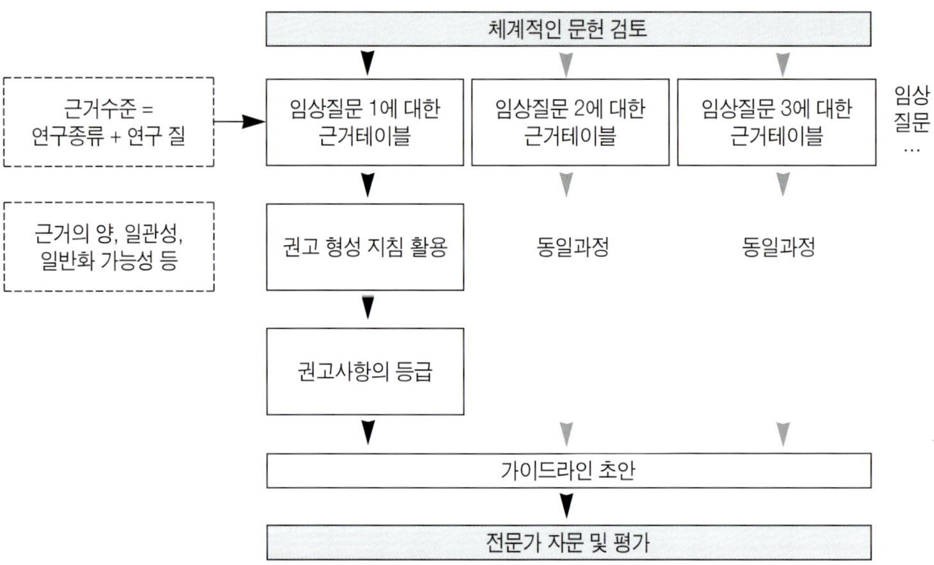

그림 6-9. 가이드라인의 권고 사항의 형성

출처 Scottish Intercollegiate Guideline Network (SIGN) (2002). A Guideline Developers' Handbook. Edinburgh, U.K.: SIGN.

표 6-4. 권고형성 및 강도 결정양식

관심문제 (Key question);	관련된 근거테이블:
1. 근거의 수(Volume of evidence) 관심문제와 관련된 근거의 수와 근거의 방법론적 수준에 대해 설명한다.	
2. 적용가능성 (Applicability) 임상 상황에 본 근거들이 어느 정도 적용 가능한지에 대해 언급한다.	
3. 일반화(Generalizability) 근거로 사용된 연구결과가 본 가이드라인이 일반화되는 것이 얼마나 합리적인지를 설명한다.	
4. 일관성(Consistency) 근거로 사용된 연구결과의 일관성에 대해 설명한다. 연구의 결과가 상반될 경우, 근거의 전반적인 방향에 대해 어떻게 판단을 내렸는지 언급한다.	
5. 임상에 미치는 영향(Clinical impact) 관심문제에 대한 중재가 임상에 미칠 수 있는 잠재적 영향에 대해 설명한다. 예: 표본크기, 효과크기, 타 중재방법에 의한 효과, 사용가능한 자원들, 편익과 위해의 정도	
6. 기타 요소(Other factors) 위에서 설명한 것 외에 근거평가를 위해 고려한 다른 요소가 있다면 이에 대해 설명한다.	
7. 근거 요약(Evidence statement) 위에서 설명한 모든 요소를 고려하여 관심문제에 대한 근거를 요약, 정리하고 근거의 수준을 결정한다.	근거의 수준 (Evidence level)
8. 권고(Recommendation) 근거로부터 도출된 권고와 권고의 등급을 결정한다.	권고의 등급 (Strength of recommendation)

출처: Scottish Intercollegiate Guideline Network (SIGN) (2002). A Guideline Developers' Handbook. Edinburgh, U.K.: SIGN.

하게 제시되어 있으며(부록 III 참고), 앞서 소개한 AHRQ(Box 6-5)와 SIGN(Box 6-6)의 기준을 소개하고자 한다.

최근에는 간호학적 측면의 근거의 다양성을 반영하기 위해 질적 연구를 포함시킨 근거의 등급과 권고의 적용가능성에 초점을 둔 등급을 제시한 기준이 발표되었다(Pearson, 2002)(표 6-5~6). 또한 임상에서 중요한 영향을 미칠 수 있으며 실행가능성이 높은 권고사항(key recommendation)과 최선의 방법이나 실행가능성은 낮은 권고사항의 대안(alternative recommendation)을 나타내는 방법에 대해서는 여러 가지 연구가 진행되고 있다(SIGN, 2001).

각 가이드라인마다 권고사항과 해당 근거를 기술하는 방식이 다양하다. 다음은 몇 가지 이드라인 개발 기구의 가이드라인의 권고사항의 진술 예이다(Box 6-7)(그림 6-10~12).

6. 4. 8. 알고리즘 개발

알고리즘은 시작과 끝, 과정단계와 결정을 나타내는 플로우챠트이다. 가이드라인의 전체적

Box 6-5. AHRQ의 근거등급과 권고의 강도

Agency for Healthcare Research and Quality (AHRQ, 2002)

근거의 수준

Ⅰ. 잘 설계된 대조연구의 메타분석

Ⅱ. 한 개 이상의 잘 설계된 순수 실험 연구

Ⅲ. 잘 설계된 유사실험연구
(예: non-randomized controlled, single group pre-post test, cohort, time series, matched case-controlled studies)

Ⅳ. 잘 설계된 비실험 연구 (예: 비교연구, 상관서술연구, 사례연구)

Ⅴ. 사례보고와 임상증례

권고의 등급

A. Ⅰ유형에서 나온 근거이거나 Ⅱ, Ⅲ, Ⅳ 유형의 다양한 연구의 일관성 있는 결론에서 나온 근거

B. Ⅱ, Ⅲ, Ⅳ 유형에서 나온 근거이고, 결론이 일관성 있게 일치함

C. Ⅱ, Ⅲ, Ⅳ 유형에서 나온 근거이지만 결론이 일관적이지 못함

D. 근거가 적거나 없는 경우와 Ⅴ유형의 근거만 있는 경우

Box 6-6. SIGN의 근거 등급과 권고의 강도

SIGN (2001)

근거의 등급

1++: RCT연구들에 대한 높은 수준의 메타분석 혹은 체계적 고찰이거나, 편중이 매우 낮은 RCT연구들

1+ : RCT연구들의 비교적 잘 조직화 된 메타분석 혹은 체계적 고찰이거나, 편중이 비교적 낮은 RCT연구들

1- : RCT연구들의 메타분석 혹은 체계적 고찰이거나, 편중이 높은 RCT연구들

2++: RCT외의 실험연구, 조사 및 코호트연구에 대한 높은 수준의 체계적 고찰 혼란변수, 편중, 우연에 의해 연구결과가 바뀔 가능성이 매우 적은, 높은 수준의 RCT외의 실험연구, 조사연구 및 코호트연구

2+ : 혼란변수, 편중, 우연에 의해 연구결과가 바뀔 가능성이 보통정도인 잘 설계된 RCT외의 실험연구, 조사연구 및 코호트연구

2- : 혼란변수, 편중, 우연에 의해 연구결과가 바뀔 가능성이 매우 높은 RCT외의 실험연구, 조사 및 코호트연구

3 : 비분석적 연구(non-analytic studies) (예) 사례보고, 사례연구

4 : 전문가 의견

권고의 강도

A: 하나 이상의 메타분석연구, 체계적 고찰, 혹은 근거의 단계가 1++인 RCT연구이면서 대상 집단에 직접 적용가능한 연구; 혹은 RCT의 체계적 고찰이거나 주로 1+의 근거를 포함한 경우로써, 대상집단에 직접 적용가능하고 연구결과가 일관성이 있어야 함.

B: 주로 2++의 근거로 이루어져 있고 대상집단에 직접 적용가능하고 연구결과가 일관성 있어야 함; 혹은 1++이나 1+의 수준의 연구에서 추정된 근거가 있을 때도 가능함.

C: 주로 2+의 근거로 이루어져 있고 대상집단에 직접 적용가능하고 연구결과가 일관성 있어야 함; 혹은 2++의 수준의 연구에서 추정된 근거가 있을 때도 가능함.

D: 3이나 4의 근거 단계; 혹은 2+의 수준의 연구에서 추정된 근거가 있을 때도 가능함.

표 6-5. 질적 연구를 포함한 근거의 등급

근거의 등급	실행가능성	적절성	중요성	효과성	경제적 근거
1	연구결과를 통합한 정확한 결과를 보고하는 체계적 고찰	연구결과를 통합한 정확한 결과를 보고하는 체계적 고찰	연구결과를 통합한 정확한 결과를 보고하는 체계적 고찰	일관된 결과의 실험연구 (예: RCT)의 체계적 검토 또는 신뢰 구간이 좁은 하나 또는 그 이상의 실험연구	임상적으로 가능한 모든 중재와 대안적 중재의 비용효과와 민감도 등을 비교한 연구의 체계적 검토
2	연구결과를 통합한 신뢰할만한 결과를 보고하는 체계적 고찰	연구결과를 통합한 신뢰할만한 결과를 보고하는 체계적 고찰	연구결과를 통합한 신뢰할만한 결과를 보고하는 체계적 고찰	유사 실험연구 (예; 무작위할당이 아닌)	임상적으로 가능한 모든 중재와 대안적 중재의 비용효과와 민감도 등을 비교한 연구
3	신뢰할 만한 문서/의견의 통합된 결과를 보고하는 체계적 고찰	신뢰할 만한 문서/의견의 통합된 결과를 보고하는 체계적 고찰	신뢰할 만한 문서/의견의 통합된 결과를 보고하는 체계적 고찰	3a 코호트 연구 (대조군이 있는) 3b 환자-대조군 연구 3c 대조군이 없는 관찰 연구	임상적으로 가능한 몇 몇 중재와 대안적 중재의 비용효과와 민감도 등을 비교한 연구
4	비평적 분석을 거치지 않은 전문가 의견	비평적 분석을 거치지 않은 전문가 의견	비평적 분석을 거치지 않은 전문가 의견	비평적 분석을 거치지 않은 전문가 의견, 또는 합의	비평적 분석을 거치지 않은 전문가 의견 /경제이론

인 권고사항을 그림으로 나타내어 전체 과정의 흐름을 파악하는 데 도움을 준다(그림 6-13).

6. 4. 9. 가이드라인 심사

마지막으로, 가이드라인은 공정성을 기하고 내용의 타당도를 높이기 위해 팀 구성원이 아닌 타 전문가에게 자문을 구하는 평가 절차를 거치게 된다. 가이드라인이 실무상황에 적용이 가능한 지를 확인하기 위해 해당 임상 상황에서 예비조사를 해볼 수도 있다.

모든 가이드라인은 새로운 지식을 포함한 개정 작업을 가져야 하기 때문에 개정 후 특정 시간동안은 재검토과정을 거쳐야 한다. 재검토 횟수는 특정 주제 영역에 대해 나와 있는 새로운 정보의 양에 따라 결정된다.

표 6-6. 권고의 적용가능성에 대한 등급

권고의 등급	실행가능성	적절성	중요성	효과성
A	즉시 실행 가능	윤리적으로 적절	실무변화를 위한 강력한 근거 제공	충분히 적용을 고려할 정도의 효과
B	약간의 교육과/부가적인 자원으로 실행가능	윤리적 적절성이 불명확함	실무변화를 위한 중정도의 근거 제공	적용을 제안할 정도의 효과
C	상당한 교육과 자원으로 실행가능	윤리적 원칙과 불일치	실무변화를 위한 제한된 근거 제공	적용시 어느 정도의 고려가 필요한 효과
D	광범위한 교육과 자원으로 실행가능	윤리적 원칙과 어느 정도의 마찰	실무 변화를 위한 최소한의 근거 제공	제한된 효과
E	실행 불가능 불가능	윤리적으로 근거가 없음	수용 실무변화를 위한	효과 없음

Box 6-7. University of Iowa의 노인 급성 통증 사정 가이드라인의 권고사항의 번역 례

권고사항 1: 가능한 모든 통증에 대한 대상자의 자가 보고를 얻도록 한다. (Recommendation Grade = B)

1-1. "통증을 느끼십니까?"와 같은 간단한 질문을 함으로 통증을 사정한다.
1-2. 노인이 통증을 표현하기 위해 주로 사용하는 용어를 알고 노인의 통증을 사정, 관리하는 과정 중에 사용한다. 예) 아픔, 불편함 등
1-3. 많은 노인들이 다양한 이유로 자신들의 통증에 대해 잘 표현하지 않음을 주지한다.
예) 늙으면 원래 어느 정도의 통증이 있다는 생각, 주위 사람들에게 걱정을 끼치기 싫어함, 진단적 검사와 시술에 대한 두려움 등

■ 전문가 심사: 내부, 외부, 동료

델파이 방법이나 포커스 그룹 방법을 통해 가이드라인에 대해 평가할 수 있다. 이러한 심사과정을 통해 (1) 유용한 피드백과 추가적으로 포함할 수 있는 근거에 대한 자료를 얻을 수 있으며 (2) 참여한 전문가는 가이드라인 개발에 대해 소속감을 느낄 수 있다.

권고와 바탕 근거의 포괄성, 분석의 정확성에 대한 평가와 자신의 전문영역에서의 견해를 제공한다.

■ 예비 조사

가이드라인을 실제 임상현장에 소규모로 적용하여 실행가능성과 효과를 평가한다.

■ 타 가이드라인과 비교

기존에 개발되어 있는 유사 가이드라인과 비교하여 내용 및 형식의 차이를 검토한다.

PRINCIPLES OF MANAGEMENT OF PAIN IN PATIENTS WITH CANCER

A	Patients should be given information and instruction about pain and pain management and be encouraged to take an active role in their pain management.
B	The principles of treatment outlined in the WHO Cancer Pain Relief programme should be followed when treating pain in patients with cancer.
B	For appropriate use of the WHO analgesic ladder, analgesics should be selected depending upon initial assessment and the dose titrated as a result of ongoing regular reassessment of response.
B	A patient's treatment should start at the step of the WHO analgesic ladder appropriate for the severity of the pain.
B	If the pain severity increases and is not controlled on a given step, move upwards to the next step of the analgesic ladder. Do not prescribe another analgesic of the same potency.
B	All patients with moderate to severe cancer pain, regardless of aetiology, should receive a trial of opioid analgesia.
B	Analgesia for continuous pain should be prescribed on a regular basis, not 'as required'.

KEY - *Grades indicate the strength of the supporting evidence, rather than the importance of the recommendations - see page viii for details*
A Well designed meta-analysis [MA] or RCT, or a body of evidence which is consistently applicable
B Very well designed observational studies or extrapolated evidence from RCTs or MAs
C Lower quality observational studies or extropolated evidence from B
D Non analytical studies or expert opinion

그림 6-10. SIGN 가이드라인의 권고 요약표

Recommendation 1

Reduce fall-related risk factors through a fall prevention program.
(Level of Evidence II)

Recommendation 2

Assess fall risk.
(Level of Evidence III)

Recommendation 3

Identify intrinsic and extrinsic risk factors associated with potential falls and fall injuries, as the basis for individual and environmental multi-factorial intervention strategies.
(Level of Evidence III)

Recommendation 4

Inform individuals and their family when the individual is at high risk of falling. Explain to the person/family what risk factors they have for falls, and possible fall prevention strategies. Collaborate with the person and his/her family to honor individual choices.
(Level of Evidence IV)

Recommendation 5

Implement multiple strategies targeted at risk factors to effectively reduce falls and fall injuries, as risk factors associated with falls are multi-factorial.
(Level of Evidence Ib)

그림 6-11. RNAO 가이드라인의 권고사항의 예

Summary of recommendations for the recognition and assessment of acute pain in children	
Recommendations	**Grade**
1. When children's pain should be assessed	
1.1 Be vigilant for any indications of pain	III
1.2 Assess and record pain at regular intervals	III
1.3 Unexpected intense pain, particularly if sudden or associated with altered vital signs such as hypotension, tachycardia, or fever, should be immediately evaluated	III
1.4 Assess children's pain when undertaking other routine assessments to avoid unnecessary distress or disturbance	III
2. Indicators of children's pain	
2.1 Note changes in children's behaviour, appearance, activity level and vital signs as these may indicate a change in the pain intensity	I
2.2 Use physiological measures (e.g. heart and respiratory rates) but only in addition to self-report and behavioural measures to determine whether children are in pain	II
3. Individual differences	
3.1 Obtain a pain history from each child and his/her parents at the time of admission and learn what word the child uses for pain (e.g. hurt, baddie, etc.)	II
3.2 Recognise the importance of and seek to identify cultural factors which may affect the assessment of pain	III

그림 6-12 RCN의 가이드라인 권고 요약표의 예

6. 4. 10. 발표 및 공개

심사를 마친 가이드라인의 심사결과는 개발자들에게 다시 제공되어 피드백 내용에 따라 수정 및 보완이 이루어진 뒤 다시 관리자에게 제출된다. 관리자의 최종 검토 후 가이드라인은 일반사용자에게 공개된다.

6. 5. 기존의 국제 가이드라인의 변용

외부적 및 국제적 적용을 목적으로 개발된 가이드라인의 지역적 적용은 적당한 수정의 과정을 거친 후에는 충분히 가능하며, 여러 전문가들도 바람직한 것으로 추천하고 있다(Feder et al., 1999; 김수영, 2003).

또한 가이드라인의 지역적 적용은 가이드라인이 지역적 호환성이 부족하다는 이유 등으로 반대하던 입장의 의견도 잠정적으로 완화시킬 수 있다. 또한 해당 지역의 임상전문가와 의료팀에 적용하고자 하는 외부 가이드라인의 평가를 자문하고 적용할 부분의 우선순위를 정하는 과정에 참여시키는 것은 해당 가이드라인에 대한 책임의식을 고취시키는데 도움이 될 것이다(Dowswell, Jarrison, & Wright, 2001).

국외 및 외부에서 개발된 근거중심 가이드라인을 해당 임상지역에 맞게 수정하여 사용하

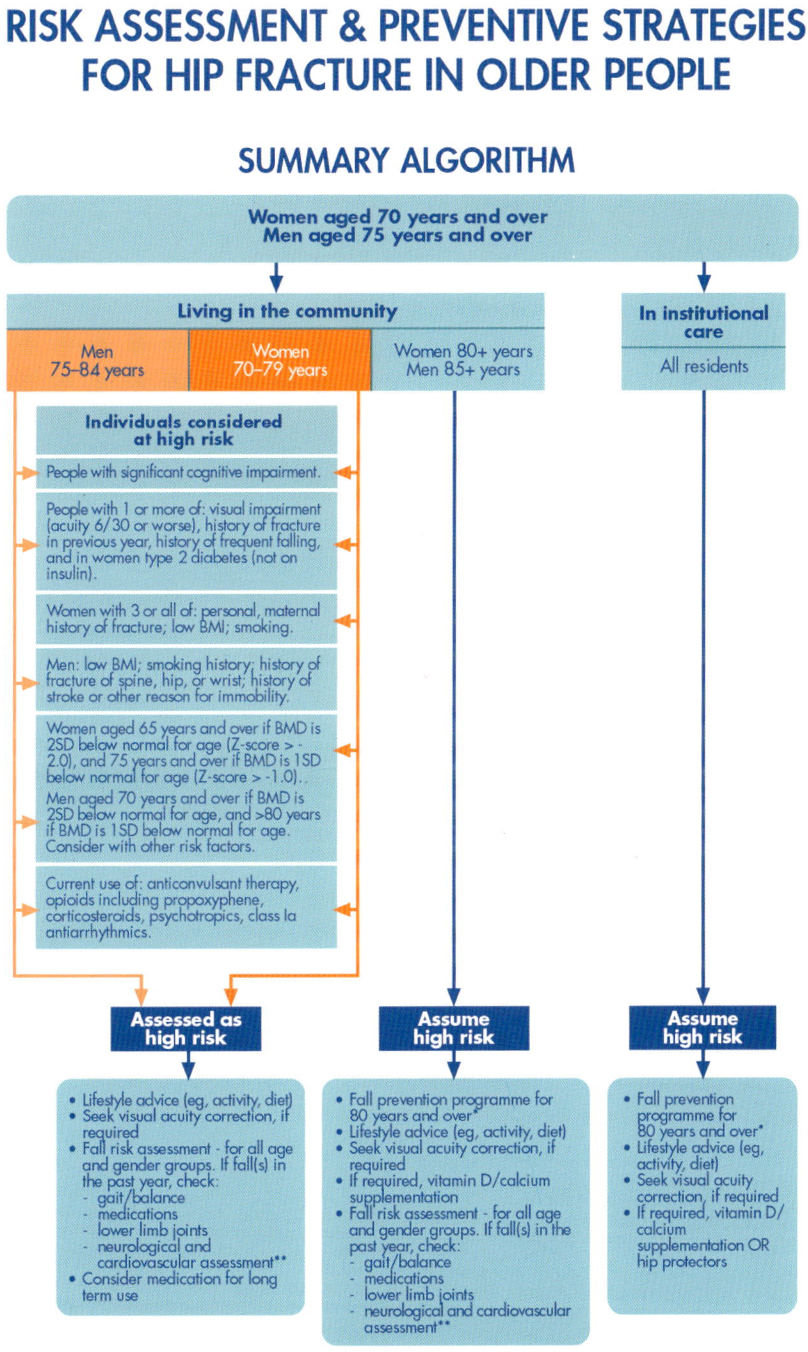

그림 6-13. New Zealand Guideline Group 가이드라인의 알고리즘 예

출처: New Zealand Guideline Group. (2003). Prevention of Hip Fracture Amongst People Aged 65 Years and Over. pp. 6.

Box 6-8. 국외 및 외부 가이드라인의 지역 변용을 위한 선정 기준

1. 지침 검색과 연구를 위해 국제적 가이드라인 개발기구의 홈페이지를 참고하면 유용한 정보를 얻을 수 있다.
2. 지침의 질과 개발과정을 평가한다(AGREE 도구를 활용하여).
3. 적절성과 적용성에 대해 평가한다.
   - 동일한 의료 환경과 전문가 그룹인가?
   - 동일한 환자, 대상자인가?
   - 동일한 중재방법인가?
   - 동일한 결과를 나타내었는가?
4. 원 지침 개발자와 저자로부터 연관된 부분을 사용하기 위해 허가를 받는다.
5. 국제 가이드라인 내용에 포함되어 있는 주제에 차이점이 있는지 살펴본다.
   - 어떠한 임상 문제가 포함되지 않았는가?
6. 정보의 출처를 확인한다.
   - 연구 방법이 유용한 것인가?
   - 근거 표가 마련되어 있는가?
   - 근거에 대한 설명과 장점에 대한 출처는 있는가?
7. 권고 내용의 질을 확인한다.
   - 권고 내용이 정확하며 등급이 알맞은 것인가?
   - 상반되는 의견을 다루고 있는 연구에서 이 문제들을 어떻게 다루고 있는지 검토해 본다.
8. 해당 주제를 포함한 최근 연구를 다시 수집한다.
   - 발행일이 적어도 1년 이내의 논문을 포함한다.
   - 최신 연구 자료로 인해 권고 내용이 수정되어야 하는지 확인한다.
9. 중재 계획
   - 해당 실무환경에 맞는 적용계획을 수립한다.

출처: Scottish Intercollegiate Guideline Network (SIGN) (2002). A Guideline Developers' Handbook. Edinburgh, U.K.: SIGN.

고자 할 때 Box 6. 8의 기준에 따라 참고하고자 하는 가이드라인을 선정할 수 있다. 수정하여 사용할 가이드라인을 선정한 다음 원 가이드라인에 활용된 근거와 새로이 포함될 근거에 대한 결과를 제시하여 권고 사항을 검토하고 내용을 수정함으로서 수정 가이드라인에 대한 대략적인 초안을 준비한다. 해당 실무환경에서의 적용에 대해 논의하고 적용 계획을 수립하고 재수정한 내용을 평가하기 위해 AGREE 도구(표 6-7)를 활용한다.

6. 6. 기존 가이드라인의 평가

새로운 근거중심 가이드라인의 개발은 비용면에서 매우 비싸고 시간이 소요되는 작업이다. 따라서 만약 기존에 이미 출판된 가이드라인이 질적인 면에서 적당하고 해당 임상상황에 적용이 가능한 경우라면 기존의 가이드라인을 활용하는 것을 선호하게 된다. 국제적인 가이드라인 개발 기구의 웹사이트에 대해서는 앞서 표 6-3에서 소개한 바 있다. 가이드라인을 평가할 수 있는 대표적인 도구 중 하나인 AGREE(Appraisal of Guidelines for Research and

Evaluation)(2001)는 기존의 이미 개발된 가이드라인 뿐 만 아니라 새로 개발한 가이드라인과 기존 가이드라인을 개정한 경우에도 평가도구로 사용할 수 있다. 임상실무 가이드라인의 질은 가이드라인 개발 과정에서 생길 수 있는 편중을 적절히 처리했는지의 여부, 가이드라인의 외적 · 내적 타당도, 임상 상황에 이용 가능한 정도 등을 평가한다. 이 도구는 임상 지침에 대한 풍부한 지식과 경험을 가지고 있는 여러 나라 연구자들 간의 논의를 통해 개발되었으므로 현재까지 이 분야에 축적된 모든 지식이 반영되어 있다.

6.7. 환자용 가이드라인의 개발

최근에는 의료진들을 위한 가이드라인 뿐만 아니라 환자와 가족들이 참고할 수 있는 가이드라인이 새로이 개발되고 있다. 개발되어 있는 가이드라인의 예로 뇌졸중 가이드라인(Intercollegiate Working Party for Stroke, 2000)과 아동의 급성통증 인식 및 사정(Royal

표 6-7. AGREE의 가이드라인 평가 기준

영역	문항	설명
범위와 목적	1. 가이드라인의 전반적 목적을 구체적으로 기술하였다.	가이드라인이 사회나 환자 인구 집단에 미칠 잠재적 건강 영향에 대해 평가한다.
	2. 가이드라인에서 다루는 임상 질문이 특이적으로 기술되었다.	가이드라인에서 다루는 임상 문제는 자세히 기술되어야 하며 핵심 권고 사항인 경우에는 특히 더욱 구체적으로 기술하여야 한다.
	3. 가이드라인 적용 대상인 환자에 대해 구체적으로 기술하고 있다.	가이드라인이 대상으로 하는 인구 집단에 대해 명확한 기술이 있어야 한다. 나이, 성별, 임상적 특성, 동반 질환 등이 포함된다.
이해 당사자의 참여	4. 가이드라인 개발 그룹에 모든 관련 전문가 집단이 포함되어 있다.	개발 과정 전부 혹은 일부에 참여한 전문가 집단에 대한 문항이다. 구성원은 기획팀, 연구팀(근거의 선택, 검토, 등급화), 최종 권고 도출팀 등에 참여할 수 있다.
	5. 환자의 관점과 선호도를 포함하였다.	환자의 경험이나 보건의료서비스에 대해 가지는 기대가 개발에 반영되어야 한다. 환자의 견해를 반영하는 방법에는 개발 그룹에 환자를 포함하거나 환자의 인터뷰를 통해 정보를 얻거나 환자의 경험에 대한 문헌을 보는 것 등이 있다.
	6. 가이드라인 사용자가 명백하게 규정되어 있다.	가이드라인 사용자가 명백하게 규정되어 있어야 한다. 예를 들어 요통 관리 지침의 사용자는 일반의 및 간호사, 신경과 의사, 정형외과의사, 류마치스 내과의사, 물리치료사 등이 포함될 수 있다.
	7. 목표 사용자를 대상으로 개발된 가이드라인에 대한 사전 조사를 시행하였다.	출간하기 전에 최종 사용자 집단을 대상으로 사전 조사를 하여 타당도를 검증하여야 한다.

표 6-7. 이어서

영역	문항	설명
개발의 엄격성	8. 근거 검색에 체계적인 방법을 사용하였다.	검색 전략은 검색어, 검색 시점, 자료원을 포함해서 자세하게 제시되어야 한다.
	9. 근거를 선택하는 기준이 명시되어 있다.	검색으로 확인한 근거를 포함/배제 시키는 기준이 있어야 한다.
	10. 권고 도출의 방법이 명시되어 있다.	권고를 도출하는데 사용한 방법과 최종 결정 방법에 대한 기술이 있어야 한다.
	11. 권고 도출에 건강상 편익, 부작용, 위험을 고려하였다	권고의 건강상 편익. 부작용, 위험이 고려되어야 한다.
	12. 권고와 이를 지지하는 근거들이 명시적으로 연결되어 있다.	권고와 권고가 기반한 근거 사이에는 명백히 연결되어 있어야 한다. 각 권고는 그것이 근거한 참고문헌 목록과도 연결되어 있어야 한다.
	13. 가이드라인 출간 전에 전문가에 의한 외부검토를 받았다.	외부 검토에 쓰인 방법론과 검토를 담당한 사람들의 명단, 소속 단체에 대한 기술이 있어야 한다.
	14. 가이드라인의 갱신 절차가 있다.	가이드라인은 최신 연구 결과를 반영할 필요가 있다. 갱신에 대한 절차가 명시되어 있어야 한다.
명확성과 표현	15. 권고안이 특이적이며 모호하지 않다.	권고는 근거에 기초하여 특정 상황과 환자 집단에 적절한 관리가 무엇인지에 대한 구체적이고 정확한 기술을 담고 있어야 한다.
	16. 임상 상황에서 선택할 수 있는 다양한 방법이 명확하게 제시되어 있다.	가이드라인에는 해당 문제의 선별, 예방, 진단, 치료에 대한 선택할 수 있는 다양한 방법에 대하여 고려되어야 한다.
	17. 주요 권고안을 쉽게 확인할 수 있다.	사용자가 주요 권고안를 쉽게 발견할 수 있어야 한다. 이들 권고는 가이드라인이 다루고 있는 핵심 질문에 대한 답변이 되는 것들이며, 다양한 방법으로 확인할 수 있다.
	18. 가이드라인을 보급하기 위한 도구가 있다.	가이드라인을 효율적으로 사용하기 위해서는 보급과 실행을 의한 추가적인 도구가 필요하다.
적용성	19. 권고를 적용할 때 기관에서 발생할 수 있는 잠재적 장벽에 대해 고려하고 있다.	가이드라인을 적용할 때 장벽이 되는 조직에 대한 개편이 필요할 수 있다.
	20. 권고를 적용할 때 발생할 수 있는 비용 문제를 고려하였다.	권고를 적용할 때 추가적인 자원이 필요한 경우가 있다. 가이드라인이 자원에 미치는 잠재적 영향에 대해 고려해야 한다.
	21. 가이드라인 시행정도를 모니터링하고 평가할 수 있는 주요 기준이 제시되었다.	가이드라인 시행 정도를 측정함으로써 가이드라인의 사용을 촉진시킬 수 있다.
편집의 독립성	22. 가이드라인의 내용은 재정 후원을 한 단체로부터 독립되어 있다.	재정 지원 단체의 관점이나 관심 사항이 최종 권고에 영향을 미치지 않았다는 것에 대한 명백한 기술이 있어야 한다.
	23. 가이드라인 개발 내의 이해 상충 문제를 기록하였다.	모든 구성원들이 가지는 이해 상충의 문제에 대한 명백한 기술이 있어야 한다.

College of Nursing, 2001)과 같은 환자용 가이드라인 편이 나와 있기는 하지만 이들 효과에 대한 연구는 거의 초기단계 수준이며 특히 가이드라인이 정보를 제공하는데 있어서 어떤 역할을 하는지에 대해서는 앞으로 많은 연구가 필요한 부분이다.

6. 8. 가이드라인의 배포 및 이행

가이드라인의 실제적인 적용에 대한 부분은 7장에서 좀더 자세하게 다룰 것이다. 일단 가이드라인이 사용단계까지 준비가 되면, 실무에 소개되기까지는 배포 및 이행(dissemination & implementation)단계와 임상 효율성을 평가하는 단계의 두 단계로 나누어 접근할 수 있다.

배포(dissemination)는 일반적으로 가이드라인의 사용이 잠재적으로 요구되는 사용자들에게 참고할 수 있도록 가이드라인을 제공하는 것을 말한다. 이 단계에서는 간호실무 지침서를 임상기관이나 교육기관에 보내는 것뿐만 아니라 전문잡지에 기재하거나 대상 사용층에게 직접 보내주는 것 등의 방법이 포함될 수 있다. 이 같은 다양한 전략들의 효율성에 대해 여러 연구가 수행되었다: 출판을 통한 보급이나, 우편으로 직접 보내는 것은 비용 면에서는 싸고 생산적이나 가장 효과가 낮았다(Freemantle et al.,2001; Browman, 2001). 교육적인 방법과 관련된 전략으로는 일정 대상을 정해놓고 교육하는 특강형태가 실무의 개선에 효과가 있는 것으로 나타났다. 따라서 사용자들에게 필요한 지지를 제공하지 않고 단순히 가이드라인을 보급하는 것만으로는 실무개선에서 큰 효과를 기대할 수 없다는 것을 의미한다(Grimshaw et al., 1995).

이행(implementation)은 사용자가 지속적으로 권고사항을 따른다는 사실을 보증할 수 있는 것을 말한다. 이행은 능동적인 과정이며 대상자의 요구에 맞게 가이드라인을 지속적으로 수정하는 것과 실무의 변화를 이끌어내기 위해 장애를 능동적으로 극복해나가는 과정이다. 사용자들이 가이드라인에 접촉하여 정보를 얻고 이를 실무에 적용하도록 돕기 위해 실무를 변화시키는 데 장애가 되는 구조적 및 태도적 요소에 대해 미리 알고 이행전략을 계획할 필요가 있다(Thomson-O'Brien et al., 2001; Pagliari & Grimshaw, 2002).

6. 9. 가이드라인의 효율성 평가

Thomas et al. (2001)이 간호실무 가이드라인의 효과에 대한 기존 연구결과에 대해 체계적 고찰을 실시한 결과에 의하면 가이드라인을 통해 간호과정상의 중요한 변화를 가져 온 것을 발견하였고 단순히 수동적으로 가이드라인을 제공하는 것보다는 능동적인 교육전략이 더 효과적으로 나타났다.

표 6-8. 가이드라인의 장, 단점

단점	장점
- 임상실무자 개인의 의견이 반영되지 않는다.	- 안전한 수행을 보장한다.
- 환자의 상황에 대해 실무자 스스로 생각하지 않고 공식적으로 판단하기 때문에 임상실무자의 전문적 기술과 능력을 퇴행시킨다.	- 다양한 나라 및 환경에 따른 간호의 연계성을 개선시킨다.
	- 환자들이 올바른 치료를 받을 수 있는 확률을 높인다.
- 관리/치료 등의 선택에 제한을 가함으로 간호의 질적인 면에 제한을 가하는 경우가 발생한다.	- 임상가들 사이에 지식을 균형있게 나누면서 축적할 수 있다.
- 모든 임상 상왕에 꼭 맞는 확실한 방법이 있다는 잘못된 생각을 가지게 한다.	- 전문가의 의견을 일상 실무관리에 적용할 수 있다.
- 개발 및 이행과 관련하여 매우 자원-집약적이다.	- 최소한 가이드라인을 따른다면 기본적인 간호의 수준은 보장할 수 있다.
- 지역적 특성이 반영되어 있지 않다.	- 건강관리시스템내에서 환자와 가족들이 기대할 수 있는 것과 아닌 것에 대한 정보를 제공할 수 있다.
- 소위 연구하기 '쉬운' 영역에 편중하는 경향이 있다.	
- 실무에서 파워를 가지고 있는 층의 의견이 우선시 된다.	- 임상실무에 대한 방대한 지식들 중 필요한 지식을 추출해내는 가이드 역할을 한다.
- 일련의 과정을 수행하기 위해서 여분의 필요한 기술이나 지식을 습득하는 과정이 필요하다.	
	- 지역에 맞게 변용하여 쓸 수 있는 가이드라인의 기본 틀을 제공한다.

이와 같은 연구결과들은 가이드라인을 바탕으로 한 간호가 임상실무 및 환자결과에 긍정적인 영향을 주는 것을 증명하고 있지만, 올바르게 개발된 가이드라인을 간호사들이 활용하여 환자간호의 질을 향상시키기까지 해야 할 과제들이 많이 남아있다. 또한 대부분의 기존의 간호실무 가이드라인이 문헌고찰에는 기반을 두고 있지만, 이러한 문헌 검토가 어느 정도 체계적으로 이루어졌는 지와 근거를 수집하고 사정하는데 있어서 사용된 질 평가 기준에 대한 서술도 명확하지 않으므로 체계적인 근거의 수집과 평가를 바탕으로 개발된 간호실무 가이드라인의 활성화를 위해 많은 노력이 이루어져야 할 것이다(Craig & Smith, 2002). 가이드라인의 실무 적용 후 그 효과에 대한 평가를 위한 구체적인 방법은 8장에서 좀 더 자세하게 다룰 것이다.

6. 10. 가이드라인의 장점 및 단점

가이드라인의 사용은 표 6-8과 같은 배경에 비추어 비평되어졌다(Craig & Smith, 2002). 임상 가이드라인을 개발할 때 보다 엄격한 검증을 거치고 또한 일부 비판론에서 제기하는 의문에 대해 대답을 하는 과정에서 환자간호에 가이드라인이 가지는 장점에 대한 근거를 확실히 마련해 두어야 할 필요가 있다. 앞으로 가이드라인 개발이 가져오는 영향력에 대한 연구가 보다 활발히 이루어져야 할 것이다.

6. 11. 근거중심 가이드라인의 추세와 과제

첫째는 그동안 전문학회 중심으로 산발적으로 개발되던 추세에서 가이드라인 개발의 주체가 정부기구나 가이드라인 개발 전문기구에서 담당하는 것으로 변화하고 있다.

둘째는 과거에는 개발된 임상실무 가이드라인이 일정 시간이 지나면 그 유효성이 감소되었으나, 현재는 "살아있는 가이드라인(living guideline)"의 개념으로 바뀌고 있다는 것이다. "living guideline"의 개념에는 특정한 기간에만 임상실무 가이드라인을 개정하는 것이 아니라 지속적으로 근거와 경험을 검토하여 개정한다는 것을 내포한다. 또한 "사용하지 않으면 가이드라인이 아니다(No implementation, no guideline)" 라는 구호에서도 알 수 있듯이 실제 임상에 적용되어야 한다는 것을 강조하고 있다(그림 6-13).

셋째, 종이기반의 가이드라인이 가지고 있는 공유성의 한계를 극복하기 위해 온라인 가이드라인의 개발이 늘고 있으며(그림 6-13), 최근 전자간호기록의 발전과 더불어 전자간호기록 시스템과 연계하여 적시적소에서 사용할 수 있는 가이드라인의 개발이 활발히 진행되고 있다(그림 6-14).

넷째, 많은 국가에서 임상실무 가이드라인을 질 향상 활동과 연결하는 정책을 취하고 있다. 근거중심 가이드라인을 의료서비스의 질을 평가하고 수가를 책정하는 국제적 표준으로 수용하는 방향으로 진행되고 있다.

이러한 국제적 추세에 맞추어 앞으로 간호계에서 근거중심 임상실무 가이드라인의 활성화를 위해 다음의 활동들이 이루어져야 할 것이다.

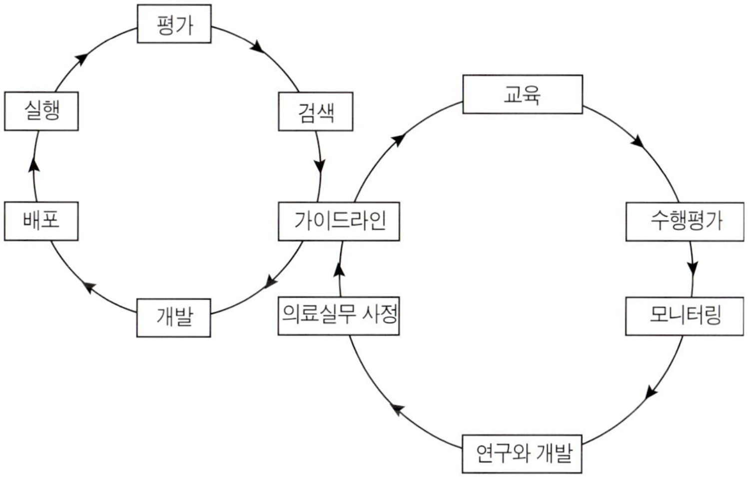

그림 6-13. 가이드라인 수명주기

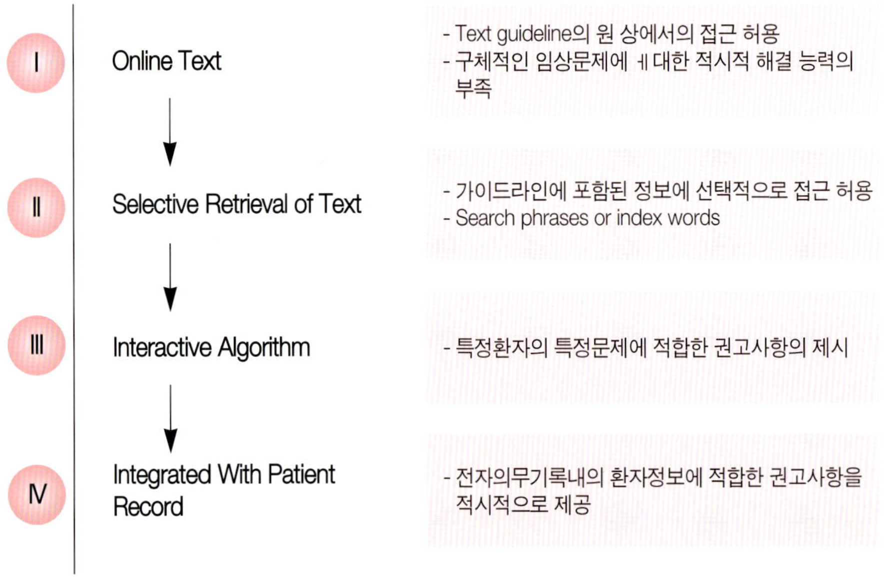

그림 6-13. 온라인 가이드라인의 발전 단계

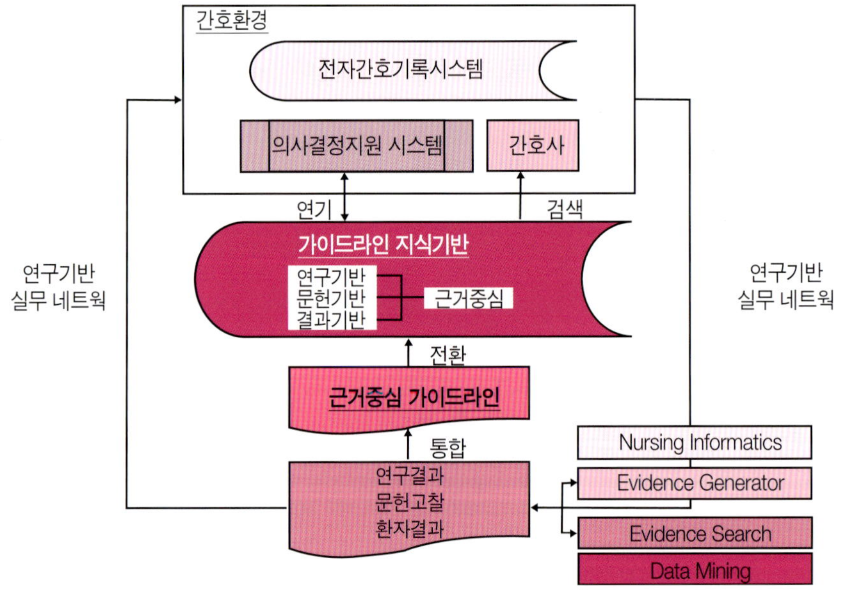

그림 6-14. 전자간호기록시스템과 연계된 가이드라인 활용

* * *

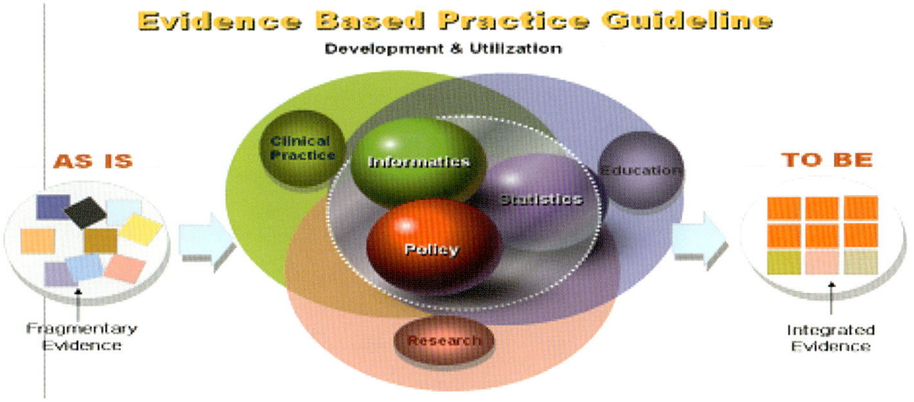

그림 6-15. 가이드라인을 통한 근거중심간호의 발전

먼저 근거의 축적, 검색, 보급을 위한 정보체계를 확립하는 것이 시급하다. 또한 근거중심 간호실무 가이드라인의 필요성에 대한 공식적인 인정이 필요하며 가이드라인을 개발할 수 있는 주체로서 공식적인 개발기관이 선정되어야 할 것이다. 또한 가이드라인 개발에 드는 개발 자원의 지원을 확보하는 일과 가이드라인 개발과정에 대한 지식과 기술을 제공할 수 있는 교육 프로그램의 개발과 개발된 가이드라인의 효과적인 보급을 위한 경로 또한 확보되어야 할 것이다(그림 6-15).

참고문헌

1. 김남순. (2003). 외국사례와 국내현황 비교를 통한 임상진료지침 발전 방안. 임상진료지침 심포지엄. 서울: 서울대학교 암연구소.
2. 김수영. (2003). 임상진료지침의 번역 혹은 지역지침 제정. 임상진료지침 심포지엄, 서울. 55-74.
3. 박명화. (2004). 근거중심 간호실무 가이드라인 전자 문서화 모델 개발. 대한의료정보학회지, 10(2), 147-159.
4. 신승수. (2003). 근거중심 임상지침 개발. 임상진료지침 심포지엄, 서울. 33-54.
5. 하미숙. (2006). 간호사의 임상실무 지침서 사용현황 및 요구도 조사. 계명대학교 간호대학.
6. Agency for Healthcare Research and Quality (2002). Systems to Rate the Strength of Scientific Evidence. U.S. Department of Health and Human Services.

7. Browman, G. P. (2001). Development and aftercare of clinical guidelines: The balance between rigor and pragmatism. Journal of the American Medical Association, 286(12), 1509-1511.
8. Bugers, J. S., Grol. R., & Klazinga, N. S. et al. (2003). Towards evidence-based clinical practice: An international survey of 18 clinical guideline programs. International Journal for Quality in Health Care, 15(1), 31-45.
9. Courtney, M. (2005). Evidence for Nursing Practice. Marrickville: Churchill Livingstone.
10. Craig, J., & Smith, R. L.(2002). The Evidence-Based Practice Manual for Nurses. Edinburg: Churchill Livingstone.
11. Dowswell, G., Jarrison, S., & Wright, J. (2001). Clinical guidelines: Attitudes, information processes and cultures in English primary care. International Journal of Health Planning and Management, 16, 107-24.
12. Feder, G., Eccles, M., Grol, R., Griffiths, C., & Grimshaw, J. (1999). Using clinical guidelines. British Medical Journal, 318(7185), 728-730.
13. Field, M. J., & Lohr, K. N. (1990). Clinical Practice Guideline: directions for a newprogram. Washington DC: National Academy Press.
14. Fink, A., Kosecoff, J., Chassin, M., & Brook, R. H. (1984). Consensus methods: characteristics and guidelines for use. American Journal of Public Health, 74(9), 979-983.
15. Freemantle, N., Harvey, E. L., Wolf, F., Grimshaw, J. M., Grilli, R., & Bero, L. A. (2001). Printed educational materials to improve the behaviour of health care professionals and patient outcomes(Cochrane Review). The Cochrane Library, Issue 3, Oxford: Update Software.
16. Grilli, R., Magrini, N., & Penna, A. et al. (2000). Practice guidelines developed by specialty societies: The need for a critical appraisal. Lancet, 355(9198), 103.
17. Grimshaw, J. M., Eccles, M., & Russell, I. (1995). Developing clinically valid practice guidelines. Journal of Evaluation in Clinical Practice, 1, 37-48.
18. Grimshaw, J. M., & Russell, I. (1993). Effect of clinical guidelines on medical practice: A systematic review of rigorous evaluation. Lancet, 342, 1317-1322.
19. Grol, R. (1990). National standard setting for quality of care in general practice: Attitudes of general practitioners and response to a set of standards.
20. Intercollegiate Working Party for Stroke. (2000). Care after Stroke: Information for Patients and Their Carers. London: Royal College of Physicians.
21. Jones, J., & Hunter, D. (1995). Consensus methods for medical and health services

research. British Medical Journal, 311, 484-487.

22. Keogh, S. J., & Courtney, M. (2001). Developing and implementing clinical practice tools: The legal and ethical implications. Australian Journal of Advanced Nursing, 19(2), 14-19.
23. Lomas, J. (1993). Making clinical policy explicit: Legislative policy making and lissons for developing practice guidelines. International Journal of Technology Assessment in Health Care, 9, 11-25.
24. McSweeney, M., Spies, M., & Cann, C. J. (2001). Finding and evaluating clinical practice guidelines. The Nurse Practitioner, 26(9), 30-49.
25. McClarey, M. (1997). Identifying priorities for guideline development as a result of nursing needs. DQI Network News, 6, 4-5.
26. Michi, S., & Johnson, M. (2004). Changing clinical behavior by making guideline specific. BMJ, 328. 343-345.
27. National Institute for Clinical Excellence. (2001). The Guideline Development Process Series 1,2,3. London, U.K.: NICE.
28. New Zealand Guidelines Group(NZGG). (2001). Handbook for the Preparation of Explicit Evidence-based Clinical Practice Guidelines. Wellington, New Zealand: NZGG.
29. NHS Excutive. (1996). Clinical guidelines: Using clinical guidelines to improve patient care within the NHS. National Health Service Management Executive.
30. Nightingale, F. (1860). Notes on Nursing: What It Is, and What It Is Not. New York: Appleton and Company.
31. North of England Evidence Based Guideline Development Project. (1999). The Primary Care Management of Stable Angina. Newcastle: Centre for Health Services Research.
32. Northern Regional Health Authority. (1994). Guidelines-A Resource Pack. Newcastle: Centre for Health Services Research.
33. Pagliari, D., & Grimshaw, J. M. (2002). Impact of group structure and process on multidisciplinary evidenced-based guideline development: An observational study. Journal of Evaluation in Clinical Practice, 8(2), 145-153.
34. Pearson, A. (2002). Nursing takes the lead: Redefining what counts as evidence in Australian healthcare. Reflections on Nursing Leadership, fourth quarter, 18-21.
35. Registered Nurses Association of Ontario. Best Practice Guidelines. Accessed December 2005. http://www.rnao.org/bestpractices/.
36. Royal College of Nursing. Clinical Guidelines. Accessed December 2005. www.rcn.org.uk/resources/guidelines/.

37. Royal College of Nursing. (2001). The Recognition and Assessment of Acute Pain in Children. London: Author.

38. Scott, M., & Marinker, M. L. (1990). Medical Audit and General Practice. London: British Medical Journal.

39. Scottish Intercollegiate Guideline Network (SIGN) (2002). A Guideline Developers' Handbook. Edinburgh, U.K.: SIGN.

40. The AGREE Collaboration. (2001). Appraisal of Guidelines for Research and Evaluation Instrument.

41. Thomas, L. H., McColl, E., Cullum, N., Rousseau, N., Soutter, J., & Steen, N. (2001) Systematic review of the effectiveness of clinical guidelines in nursing, midwifery and professions allied to medicine (Cochrane Review). The Cochrane Library, Issue 4. Oxford: Update Software.

42. Thomson-O'Brien, M. A., Oxman, A. D., Davis, D. A., Haynes, R. B., Freemantle, N., & Harvey, E. L. (2001). Audit and feedback to improve health professional practice and health care outcomes (Cochrane Review). The Cochrane Library, Issue 1. Oxford: Update Software.

43. Titler, M. G. (2002). Toolkit for Promoting Evidence-Based Practice. The University of Iowa Hospitals and Clinics, Department of Nursing Services and Patient Care Research, Quality, and Outcomes Management.

44. Van Wersch, A., & Eccles, M. (1999). Patient involvement in evidence-based health in relation to clinical guidelines. In Gabbay M. (ed). The Evidence-Based Primary Care Handbook. London: Royal Society of Medicine Press, pp. 91-103.

45. Von Degenberg, K., & Deighan, M. (1995). Guideline development: A model of multiprofessional collaboration. In: Deighan M, Hitch S (eds). Clinical Effectiveness from Guidelines to Cost-Effective Practice. London: Department of Health, pp. 93-97.

07

4단계: 근거중심간호의 실무 적용

* * *

>> 근거중심간호의 단계 <<

1단계 - 임상질문: 실무현장에서 파생된 정보에 대한 요구에 초점을 맞추어서 구체적인 질문으로 전환한다.
2단계 - 검색: 구체적인 질문들과 관련된 근거를 확인하기 위해 연구문헌을 검색한다.
3단계 - 비평적 분석: 연구를 통해서 확인된 근거를 타당성과 일반화를 위하여 비평적으로 평가한다.
4단계 - 실무적용: 최선의 활용 가능한 근거를 임상적 경험과 대상자의 기호를 바탕으로 간호실무에 적용한다.
5단계 - 평가: 근거에 기반한 수행을 자가평가, 모니터 및 동료평가를 통해서 평가한다.

근거를 기반으로 하는 실무변화를 유도하기 위해서 중요한 요소 중 하나는 '근거와 근거를 평가하고 활용할 수 있는 조직 구성원과 팀원을 배출하여 통합할 수 있는 유연성' 이 필수적이라 할 수 있다. 본 장의 목적은 최선의 근거를 임상에 적용하는 방법을 이해하도록 돕는 것으로, 이전 장에서 다룬 내용과도 연결된다. 특히 근거중심 실무변화를 유도하기 위한 실제적 전략과 장애요인의 분석 및 해결에 대한 내용을 위주로 서술하고자 한다.

7. 1. 근거중심 간호실무 확립을 위한 4가지 필수요소

근거중심 간호문화가 확립되기 위해 고려되어야 할 4가지 중요한 요소는 다음과 같다.

7. 1. 1. 연구 중심 전문직 문화

근거중심 건강관리는 해답을 필요로 하는 임상질문에 대해 가장 적절한 답변을 알려 주는 것이다. 간호관리자, 교육자, 의사결정자는 무작위대조시험(RCT)과 같이 이전에는 간호분야에서 활용이 드물었던 연구 근거들이 특정 임상질문에 더 나은 해답을 제시할 수 있다는 것을 인식하고 실무자들이 개방적인 자세로 이를 수용할 수 있도록 격려해야 한다. 양적 연구에서의 통계자료의 해석에 대한 두려움은 실무자들이 연구에 접근하기를 더욱 꺼리게 만들고 대부분의 문제를 질적 접근을 통해 해결하도록 유도할 수 있다. 하지만 실무에서 간호사들이 가진 의문들은 주로 양적 연구를 근거로 하여 해결되는 것으로 나타났다. 예를 들면, "어떠한 드레싱 방법이 치유를 촉진하는가' 혹은 '어떠한 체위가 욕창을 예방하는 가' 와 같은 질문을 들 수 있다. 물론 해당 질문과 관련이 있는 질적 연구의 중요성을 간과해서는 안 될 것이다. 질적 연구를 통해 간호사는 환자의 신념과 행동에 대한 통찰력을 가지며 그러한 정보는 간호실무 결정에 매우 중요한 역할을 한다(Craig & Smith, 2002).

쉽게 자주 접할 수 있는 정보를 이용해 의문을 해결하기보다는 질문에 적절한 정확한 정보를 찾아 문제를 해결하는 것이 더욱 중요하다. 임상지도자, 교육자, 연구지원부서, 업무개발 관련부서의 직원은 간호사들이 정보에 적극적으로 접근하는 데 필요한 기술과 정보를 발전시켜 나갈 책임이 있다. 연구결과에 의하면 많은 수의 간호사들이 간호학생 시절 통계를 활용하는 것에 대한 경험이 부족한 경우 간호사가 되고 나서도 양적 연구를 잘하지 못하는 경우가 많았다고 한다(Brown, 1999; Bero et al., 1998).

7. 1. 2. 관련 정보

간호사가 이용할 수 있는 정보의 구조, 특성, 양, 그리고 적절한 훈련을 통한 정보 검색 준비의 정도는 근거중심의 건강관리를 위한 조직 활동의 중요한 핵심요소가 된다. 간호사가 이

Box 7-1. 간호사들이 주로 활용하는 정보원

- 예전 자료(평균 5년 이상 지난 자료)
- 근거를 바탕으로 하지 않은 자료: 논문의 내용 중 1/4정도만이 정확한 참고문헌을 바탕으로 한 연구, 가이드라인이나 프로토콜의 13% 정도만이 정확한 연구를 기반으로 하고 있었다.
- 임상분야에 따라 활용정도에 차이가 있음: 일반내과, 외과 분야보다 심혈관질환 분야가 근거중심의 자료를 더욱 많이 보유하는 경향이 있다.
- 환자의 문제에 대한 전반적인 지식을 바탕으로 한 정확한 근거를 제시하기보다는 해부, 생리와 같은 배경지식에 더욱 초점을 두었다.
- 주로 동료집단이나 타 의료인을 통해 정보를 얻는 경우가 많고 그 다음으로 교과서나 책과 같은 종이문서기반의 자료를 활용하고 있었고 전자 데이터베이스와 같은 최신의 정보를 제공받을 수 있는 자원은 가장 활용도가 낮았다.

용할 수 있는 모든 정보원이 근거중심간호에 적합한 것은 아니며 최선의 근거를 검색하여 적용하는 것이 중요하다. 최근 국내외에서 실시한 몇몇 연구에 따르면 간호사들이 다음의 정보원을 많이 활용하는 것으로 나타났다(박효순, 2006; Thompson et al., 2000) (Box 7-1).

양질의 정보자료는 치료에 대한 의사 결정의 불확실성을 감소시키기 위해 사용되어야 하며 조직이나 개인은 정보나 자료의 출처가 의사결정의 목적에 적합한 지를 고려해야 할 필요가 있다. 특정분야에 꼭 필요한 소량의 양질의 정보가 다량의 오래된 문헌보다 더욱 유용할 수 있다. 모든 병동이나 간호 단위에서 도서관 검색, 인터넷 검색, 정보 보관 · 수집 장소의 활용을 통해 1, 2차 문헌(예: Cochrane Library, Evidence Based Nursing 저널)의 결과를 종합한 양질의 정보를 얻을 수 있도록 조직적 차원에서의 노력이 필요하다. 공식적 · 비공식적으로 양쪽 측면에서 전문지식을 발전시키려는 노력도 계속되어야 한다. 비공식적으로는 학회모임이나 소그룹 교육모임과 같은 교육방법을 활용하여 정보검색 방법을 발전시키고 더 많은 임상질문을 수집할 수 있도록 한다. 또한 Cochrane Library, Best Evidence, CINAHL, MEDLINE과 같은 정보 출처를 이용할 수 있도록 직원을 교육하는 것도 하나의 방법이 될 수 있다.

7. 1. 3. 환경

임상분야에 따라 의사결정의 결과나 추측의 방향이 제한되고 다양한 차이가 생길 수 있다. 심혈관 중환자실과 같이 특수 분야에서 근무하는 간호사나 경력이 많은 간호사는 유사한 결정사항이라도 타 분야의 간호사들과는 다르게 일을 처리하는 경우가 많다. 어떤 상황이나 조직 내에서 내린 결정이 다른 건강관리 환경이나 그룹에서도 똑같이 적용되지 않을 수 있다는 것이다(Davies, Nutley, & Mannion, 2000).

대량의 양질의 연구 근거가 축적되어 있는 임상분야, 예를 들어 상처 간호 분야는 근거자료가 상대적으로 빈약한 비뇨기계 질환분야에 비해 무작위대조연구(RCT)를 시행한 연구자료와 체계적 고찰 자료가 많아 이를 의사결정에 활용할 수 있다. 이러한 분야에서는 가능한 한 가장 이상적인 근거를 활용하도록 노력하여야 한다. 무작위대조연구(RCT)를 바탕으로 한 근거들을 연구자료를 통해 얻을 수 없는 경우에는 임상적으로 중요한 의미를 지니는 결과들을 조사하여 만든 근거중심 가이드라인을 활용할 수 있다.

그 외에도 조직의 연구에 대한 관심, 참여, 전문직에 대한 자부심, 연구에 대해 호의적인 자세, 변화에 대한 추구 등과 같은 전문적, 행정적 제도의 지지는 간호사들이 연구 근거를 활용하는데 큰 영향을 미친다(Funk et al., 1995)(그림 7-1, 2).

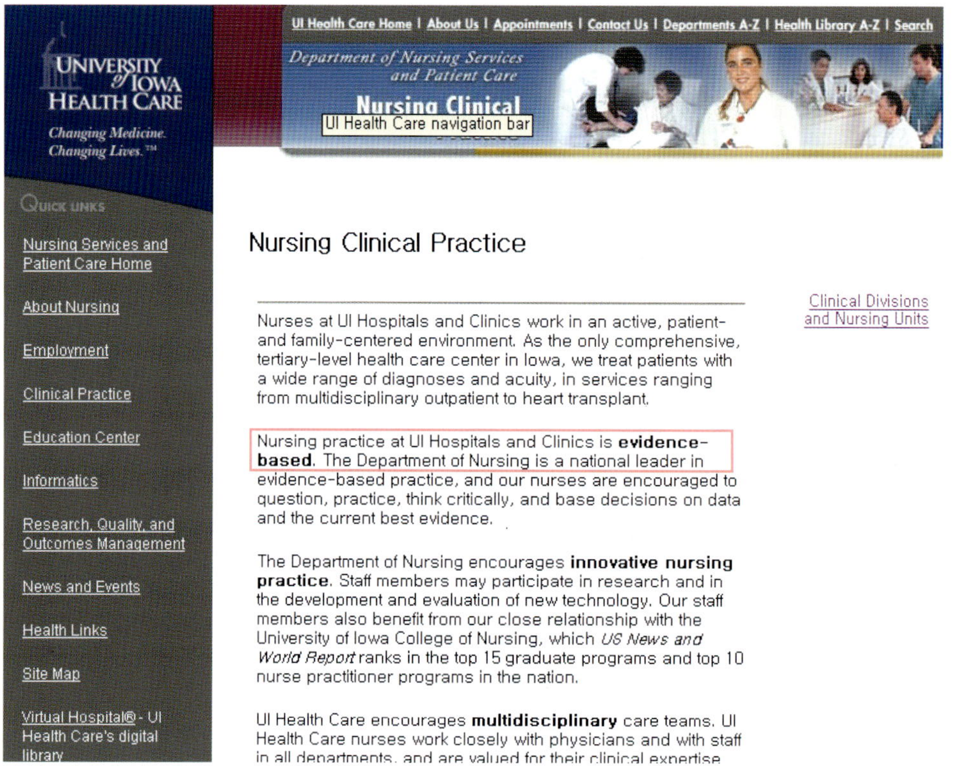

그림 7-1. 미국 University of Iowa Hospital and Clinics 간호부의 모토

7. 1. 4. 개별 간호사

앞에서 제시했던 환경적 요소들은 간호사 개인의 특성에 따라 다양한 영향을 주게 된다.

■ **지식과 학력**

개인의 지적 능력을 간접적으로 나타내는 인자(예, 학력)는 의사결정능력이나 근거의 활용과는 직접적인 상관관계가 없는 것으로 여러 연구결과를 통해 나타났다. Pardue(1987)와 Girot(2000)는 간호사의 학력이 비판적 사고에는 영향을 미치나 의사결정의 빈도와 문제의 해결에는 큰 영향을 미치지 못한다고 밝혔다. Lacey(1994)와 Rizzuto 등(1994)은 연구방법과 연구의 활용에 대한 교육 준비정도와 임상에서의 연구 활용이 실제적으로 긍정적인 상관관계가 있음을 밝혔다.

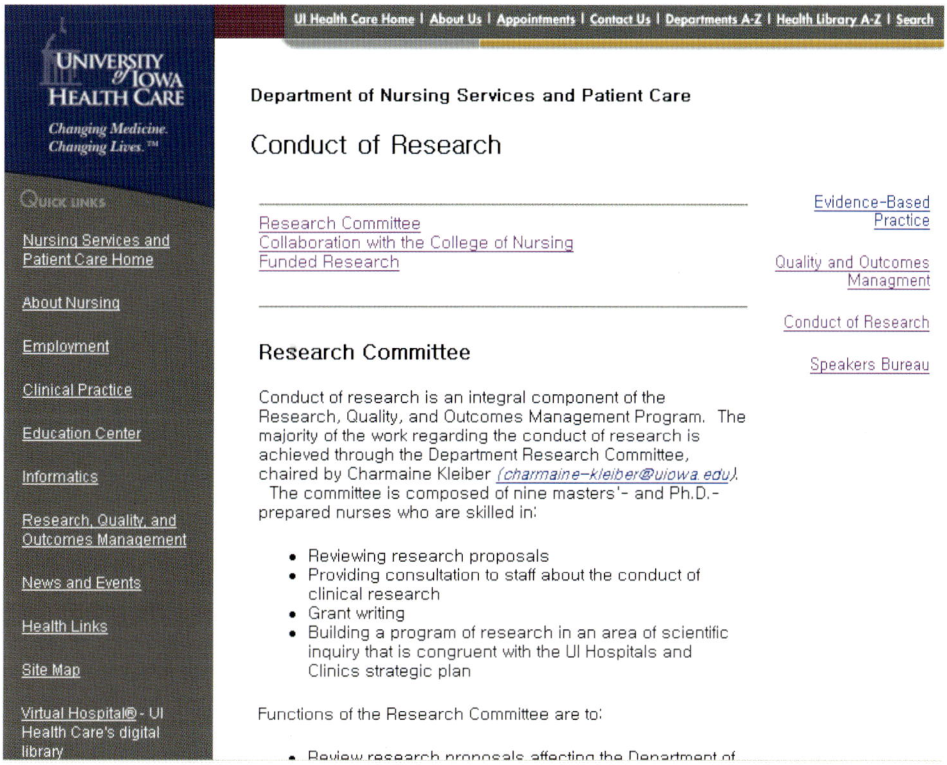

그림 7-2. University of Iowa Hospital and Clinics의 임상간호 연구부서

■ 연구에 대한 태도

연구에 대한 간호사의 태도는 의사결정 시 연구근거의 활용 정도에 상당한 영향을 미치는 것으로 나타났다(Camiah, 1997; Carroll et al., 1997). 더욱이 임상에서의 연구활동에 간호사가 협력하거나 자료수집의 역할을 맡는 것은 간호사의 연구에 대한 긍정적인 태도를 증진시키는 역할을 한다.

■ 변화에 대한 태도

변화에 대한 개인의 태도는 다양하며 Rogers(1993)에 따르면 변화 촉진자, 초기 수용자(문서로 되어있는 정보, 확실히 신뢰할 수 있는 자료들에 의해 행동이 촉진됨), 초기 다수파, 후기 다수파(동료집단의 활동, 의견 리더, 사회적 네트웍을 통한 강화에 의해 행동이 촉진됨), 그리고 후기 수용자(규제, 법규, 실용지침서 등에 의해 행동이 촉진됨)로 분류될 수 있다. 병동에 다수의 변화촉진자가 있다면 변화에 긍정적인 영향을 미칠 수 있지만 대부분의 경우 앞에서 언급한 다양한 부류의 사람들이 균형을 이루고 있다. 경력이 많은 간호사는 변화에 대해 가장 조심스러워하는 집단인 동시에 집단에서 가장 영향력 있는 인물이다. 동료의 존경,

임상에서의 신뢰 정도, 그리고 '역할모델' 은 변화 전략에 강력한 영향을 미치게 된다(Varcoe & Hilton, 1995).

개인의 특성과 의사결정에서의 연구근거 활용 사이의 연관성에 대해서는 확실히 밝혀진 바는 없지만 변화에 상당한 영향을 미치는 개인의 심리적 측면에 많은 초점을 두어야 한다. 조직 차원의 접근에서 집단을 대상으로 한 집중적인 접근이 성공을 거두지 못하는 경향이 있으며 세분화된 임상분야별로 집중적이고 세심한 질적 변화를 시도하는 것이 더욱 효과적이다.

7. 2. 실무변화의 장애요인 분석

실무를 변화시키는 데는 다양한 요소들이 복합적으로 연관되므로 최선의 근거를 실무에 적용하는데 장애가 될 수 있는 다양한 요인을 진단하는 것이 우선적으로 필요하다(NHS CRD, 1999). 가능한 요인은 Box 7-2와 같다.

Box 7-2와 같은 요인에 대한 진단을 도울 수 있는 다양한 방법들을 소개하면 다음과 같다.

- 변화를 일으키고자 하는 그룹의 핵심멤버를 조사한다(예: 경력이 오래된 직원, 관리자, 환자 대표자 등). 특히 최신 연구정보를 평가하고 변화를 관리할 수 있는 능력을 지니고 있는 구성원을 확인하는 데도 도움이 된다.
- 병동 회의나 임상 감독자 회의 등에 참석하여 잠재적 문제를 인식, 기록하고 이에 대한 전략적 계획과정을 제공한다.
- 잠재적 장애요인와 강점을 파악할 수 있도록 전문가, 관리자, 가능하다면 환자 대표자를 포함하여 포커스 그룹을 조직한다.
- 임상에서 연구결과에 접근하여 이를 활용하는 데 장애가 되는 요인을 확인한다. '장애요인 평가도구' (Funk et al., 1991)는 임상에서 연구근거를 활용하는 데 장애가 되는 요인을 확인하는 도구로서 장애요인이 될 수 있는 간호사의 가치관, 연구를 활용하고자 하는 실

Box 7-2. 실무 변화의 가능한 장애요인

- 실무에 도입될 변화와 관련된 모든 그룹 및 구성원
- 근거중심간호의 실무 적용에 영향을 미칠 수 있는 변화의 특성
- 변화에 대한 조직원들의 준비도와 변화의 대상이 되는 그룹 내부의 관련 요인
- 변화에 대한 잠재적인 외부 장애요인
- 변화에 도움이 될 정보와 기술 등의 촉진 요인

	높은 영향력	낮은 영향력
높은 지지	• 변화의 확산에 긍정적인 영향을 미칠 수 있다. • 변화에 참여하도록 유도하기 위한 정보가 필요하다. **전략:** • 협력체계를 형성한다. • 참여할 수 있는 부분에 대한 정보를 주고 기회를 제공한다 • 피드백을 격려한다 • 역량을 강화시킨다. 높은 지지 높은 영향력	• 관심을 기울이면 변화의 확산에 긍정적인 영향을 미칠 수 있다. • 참여를 지속시키기 위해 관심이 필요하다. **전략:** • 협력체계를 형성한다. • 피드백을 격려한다. • 필요에 따라 참여를 격려한다. • 일정 수준의 참여를 유도한다. 높은 지지 낮은 영향력
낮은 지지	낮은 지지 높은 영향력 • 변화의 확산에 부정적인 영향을 미칠 수 있다 • 중립적인 입장을 고수하도록 하기 위해 상당한 관심이 필요하다. **전략:** • 변화에 대한 합의를 유도한다. • 관계를 형성하기 위해 노력한다. • 이익에 대해 자세히 설명한다. • 팀에 1-2명을 참여시킨다. • 지지여부에 대해 모니터한다.	낮은 지지 낮은 영향력 • 변화의 확산에 거의 영향을 미치지 않는다. • 부정적인 영향을 줄 수 있다 • 중립적인 입장을 고수하도록 하기 위해 어느 정도의 관심이 필요하다. **전략:** • 변화에 대한 합의를 유도한다. • 관계를 형성하기 위해 노력한다. • 팀의 일원으로 어느 정도 참여시킨다.

그림 7-3. 변화에의 지지와 영향력에 따른 전략
출처: Titler, M. G. (2002). Toolkit for Promoting Evidence-Based Practice. The University of Iowa Hospitals and Clinics, Department of Nursing Services and Patient Care Research, Quality, and Outcomes Management.

표 7-1. 프로젝트 팀원 및 관계자의 분석

성명	역할	프로젝트와의 관계	영향력과 지지 (높다, 낮다)		관리전략
			영향력	지지	
박OO	수간호사(팀원)	병원 QI 팀의 일원으로서 본 주제의 결과가 QI에 상당한 영향을 미치리라고 간주함	높다	높다	• 피드백을 격려한다 • 역량을 강화시킨다.
김OO	책임간호사	본 프로젝트가 업무량을 늘리리라 생각함	높다	낮다	• 변화에 대한 합의를 유도한다. • 관계를 형성하기 위해 노력한다. • 이익에 대해 자세히 설명한다.

출처: Titler, M. G. (2002). Toolkit for Promoting Evidence-Based Practice. The University of Iowa Hospitals and Clinics, Department of Nursing Services and Patient Care Research, Quality, and Outcomes Management.

무자의 의도와 활용능력, 조직 내의 장애요소와 제한점, 연구의 질과 특성, 연구발표 형식과 접근성 등을 평가한다.

특히 실무변화를 위한 직접적인 팀원은 아니지만 변화를 위한 도움을 줄 수 있고 이해관계가 있는 개인들의 지지와 영향력의 정도에 따라 차별화된 전략을 세워 접근하는 것이 바람직한 방법이 될 수 있을 것이다.

7. 3. 변화의 계획과 변화에 대한 저항 관리

7. 3. 1. 변화를 위한 근거중심 간호실무 이론

다음의 세 가지 모델은 근거중심 간호실무 변화를 설명하는 대표적인 모델들이다.

■ Iowa 모델

근거중심 간호실무를 위한 Iowa Model of Evidence-Based Practice to Promote Quality Care(Titler et al, 2001)는 University of Iowa에서 개발된 모델로서 실무변화의 촉진요인을 임상문제와 새로운 지식에의 필요성의 두 가지 요인으로 나누어 근거중심 간호실무의 변화를 어떻게 유도할 것인가를 잘 설명하고 있다.

■ Stetler 모델

Stetler 모델(2001)은 여러 번의 개정을 거쳐 완성된 모델로서 근거중심 실무를 촉진하기 위한 연구활용의 단계를 5단계인 준비, 확인, 비교/평가, 해석/적용, 평가로 설명하고 있다.

준비 단계에서는 임상 문제 해결에 유용한 연구가 선정되고 검증 단계에서는 연구의 타당성 및 의의가 검증되며, 비교/평가 단계에서는 적용 환경, 수행가능성, 임상과의 일치성 등에 대한 평가가 이루어지고, 해석/적용 단계에서는 연구근거를 임상에 적용 가능한 상태로 바꾸어 이를 실무에 적용하며 평가 단계에서는 최종적으로 이를 적용한 결과를 평가하는 단계를 거치게 된다.

■ UPHS(University of Pennsylvania Health System)의 모델

펜실니아 대학에서 개발한 근거중심 실무 모델(1999)은 해당 임상문제에 대한 해결을 위해 임상 가이드라인을 최선의 근거로 제시하고 근거중심 가이드라인의 유무에 따라 실무변화의 방향을 나누어 설명하고 있다.

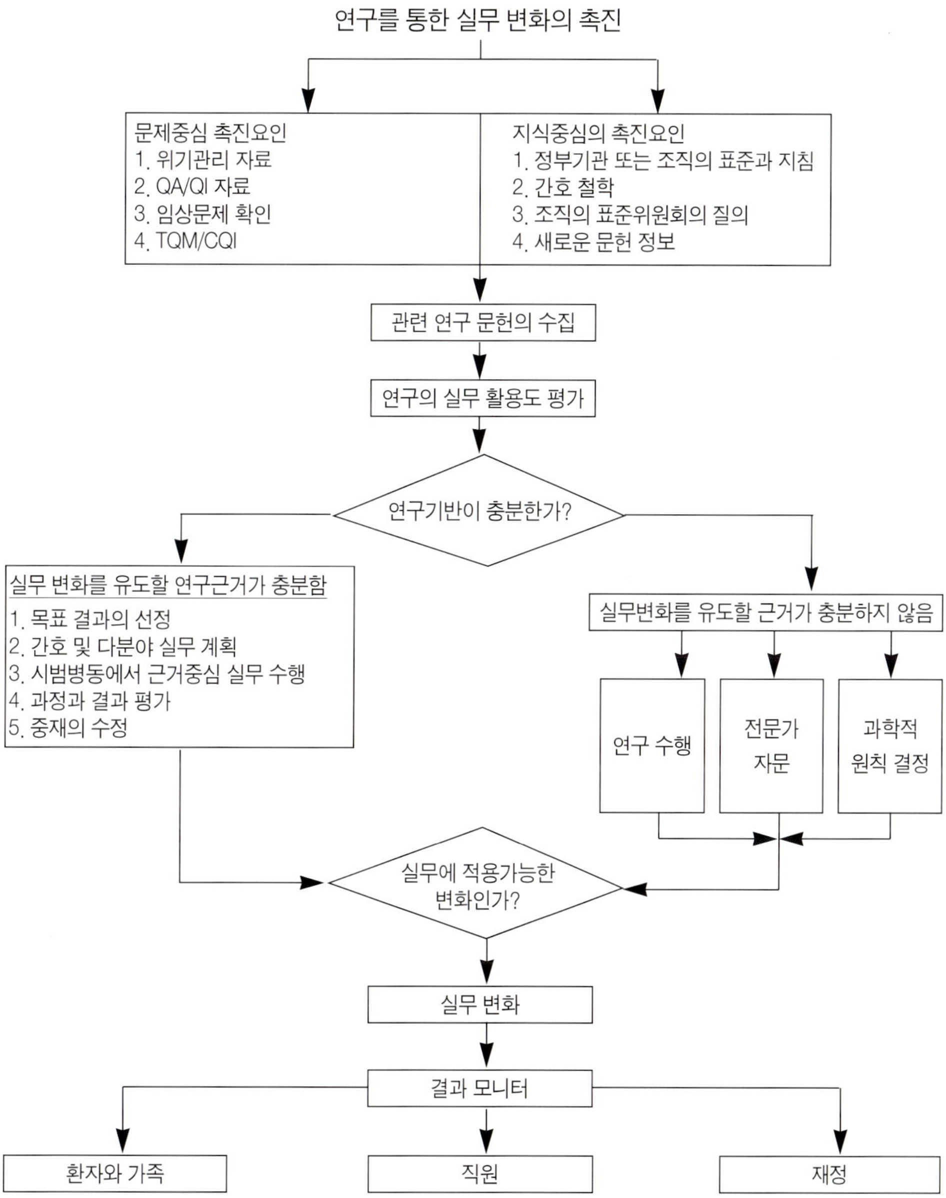

그림 7-3. Iowa의 간호의 질 향상을 위한 근거중심 실무 모델

출처: Titler, M. G., Kleiber, C., Steelman, V. J., Rakel, B. A., Buckwalter, K. C., Tripp-Reimer, T., & Goode, C. J. (2001). The Iowa model of evidence based practice to promote quality care. Critical Care Nursing Clinics of North America, 13(4), 497-509.

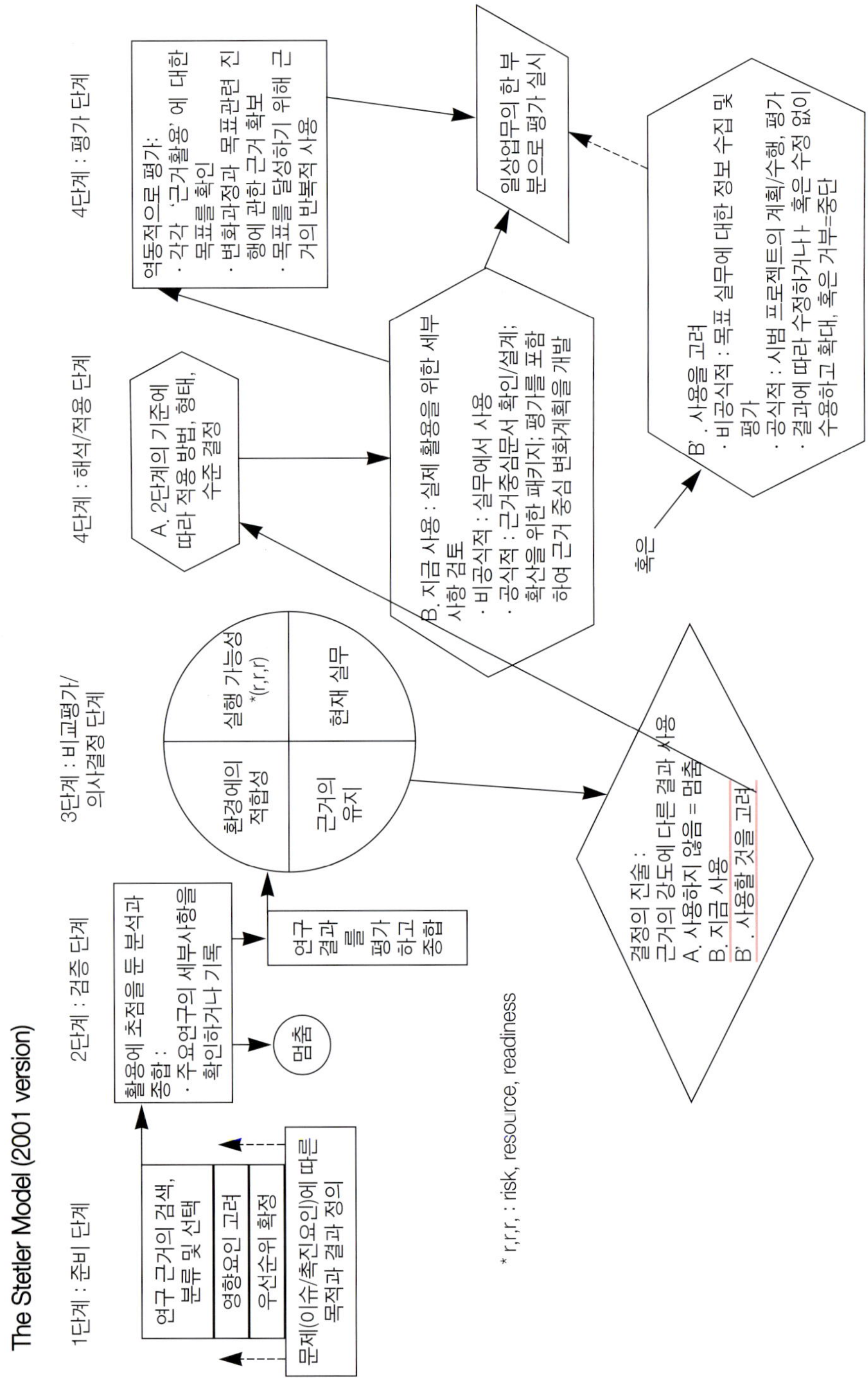

그림 7-4. Stetler의 근거중심 실무 촉진을 위한 연구활용 모델

출처: Stetler, C. B. (2001). Updating the Stetler model of research utilization to facilitate evidence-based practice. Nursing Outlook, 49(6), 272-279.

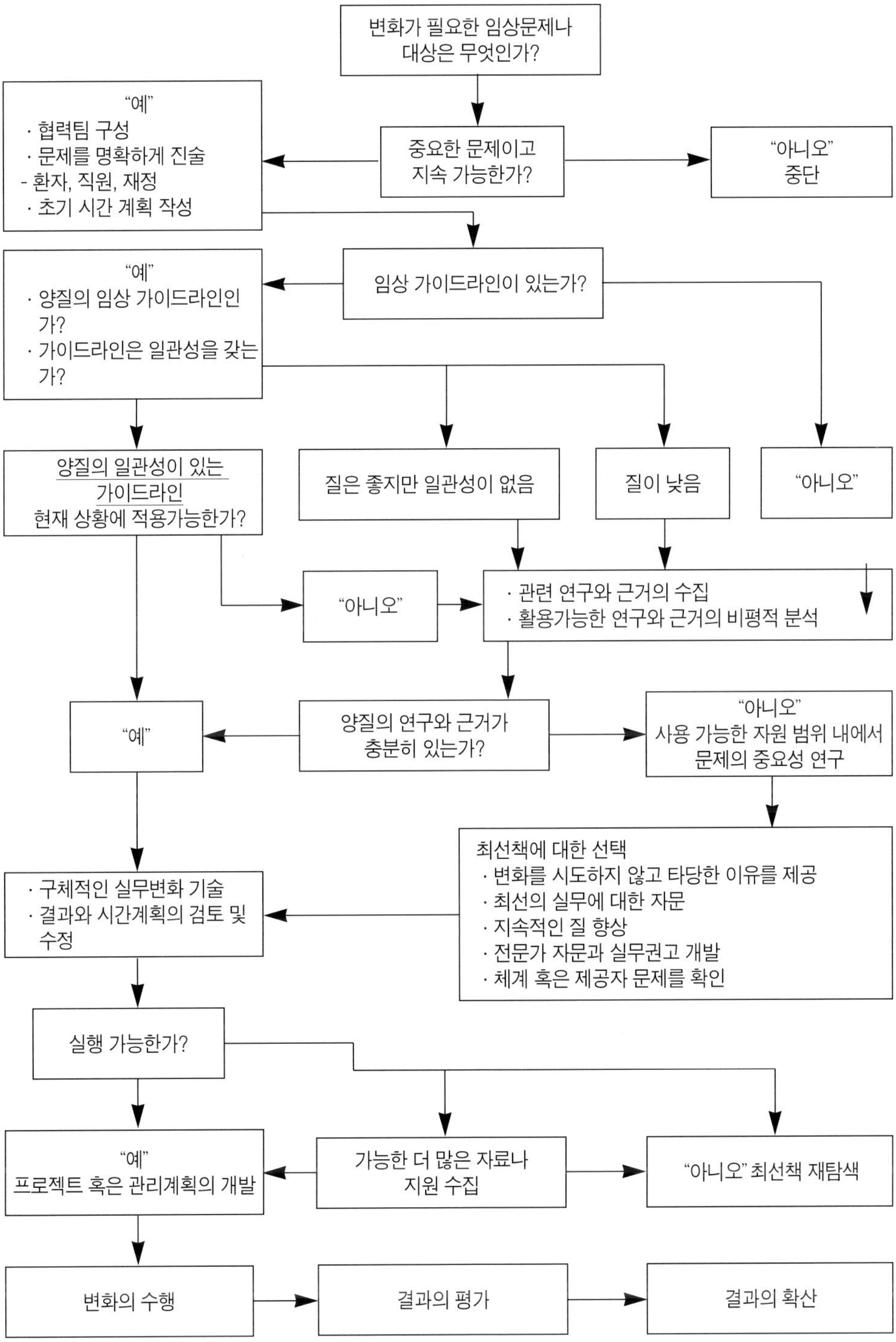

그림 7-5. UPHS의 근거중심 실무 모델

출처: University of Pennsylvania Health System Nursing Research Committee. (1999). Evidence-Based Practice Framework. Philadelphia: Author.

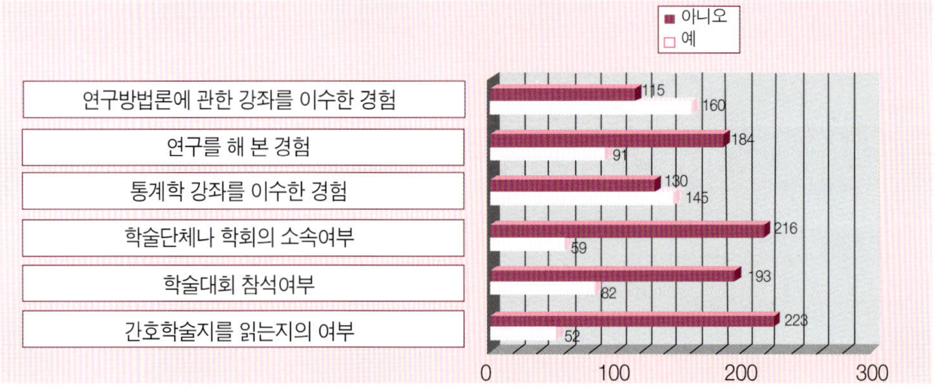

그림 7-6. 간호사의 연구 및 학술관련 활동 현황

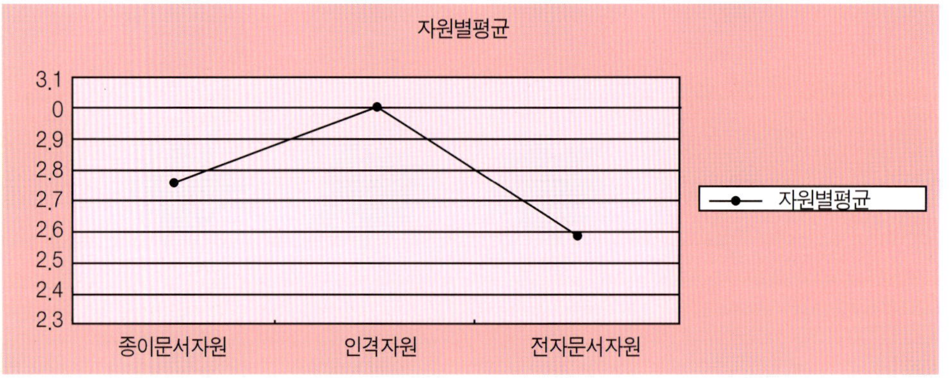

그림 7-7. 간호사의 근거 활용 현황

7. 3. 2. 근거중심 실무 변화를 위한 전략들

■ 임상에서 활용가능한 근거중심 정보원 제공

첫 번째 전략인 근거중심 임상환경을 조성하기 위해서 우선적으로 알아야 할 것은 간호사들이 문헌 정보에 접근하는 시간이 제한되어 있으며 임상에서 쓰이고 있는 많은 자료들이 오래된 것이고 근거중심이 아니라는 사실이다.

최근 국내 일부 지역 간호사 300명을 대상으로 한 연구결과(박효순, 2006)에 의하면 간호사들의 연구 및 학술관련 활동이 매우 저조한 것을 확인할 수 있다(그림 7-6). 간호사들이 주로 접근하는 정보의 출처는 동료간호사나 타 의료진이며 전자 데이터베이스와 같이 최신의 근거자료를 제공하는 정보원의 활용이 가장 낮은 것으로 나타났다.

주목해야 할 점은 현재 간호사들이 사용하고 있는 많은 정보들이, 출판 자료에 우선적으로 접근할 수 있는 몇몇 간호사나 연구자에 의해 부적절하게 정리된 것일 수 있다는 점과 간호사들이 이러한 부적절한 정보를 모으는데 상당한 시간과 비용을 허비한다는 사실이다. 따라서 실무 현장에 최신의 접근이 용이한 근거자료를 축적하는 데 초점을 둘 필요가 있다(Wakeham, 1996; Retsas, 2000). 이러한 근거의 축적을 위해 손쉽게 접근할 수 있는 전자 데이터베이스를 활용할 수 있으며 전자 데이터베이스에 대해서는 3장에서 자세히 설명한 바 있다.

■ 일반적인 전략

일반적으로 가장 많이 활용되고 있는 전략은 다음의 두 가지 전략이다.

· 보수교육

집담회, 전문지식 개발 코스, 학회 참석 등이 다수의 간호사들이 활용할 수 있는 일반적인 교육과정과 계획이다. 하지만 이러한 접근방법은 다른 변화 전략들과 병행되지 않는다면 효과를 거두기가 어렵다(Davis et al., 1995; Waddell, 1991).

· 임상실무 가이드라인

여러 연구결과에 의하면 임상실무 가이드라인이 간호실무에 효과적이고 호응도가 좋은 방법임이 밝혀졌다. 하지만 가이드라인이 단독으로 사용되는 것보다 계속적 실무교육이나 질평가와 자격증, 근거기반 실무의 적용 등과 같은 다른 실무 증진 전략과 병합적으로 사용되는 방법이 제시되어 왔다. 적절히 개발된 가이드라인은 실무에 영향을 미칠 수 있지만 무엇보다 지역의 임상환경에 맞도록 개발하여 적용하는 것과 이에 대한 교육과 병행하여 활용할 경우 가장 효과적이다. 또한 간호사가 임상에서의 문제에 직면했을 때 의사결정을 도울 수 있도록 가이드라인의 내용을 상기시킬 수 있는 리마인더(reminder)를 활용할 경우 더욱 효과적인 것으로 보고되었다(Zielstorff, 1998). 가이드라인의 활용을 지속적으로 유지하기 위해서는 수행과정과 결과를 평가할 수 있는 모니터링 체계가 필요하다는 것도 강조되고 있다(Marrie et al., 2000).

■ 지속적으로 효과를 나타내는 전략

· 교육을 통한 홍보

훈련받은 간호사를 통한 세부적인 학술 및 교육 프로그램은 실무에서의 연구근거 활용을 증진시킬 수 있도록 실무환경을 조성하는 좋은 방법이 될 수 있다. 특히 일반간호사들과 지속적인 상호작용을 할 수 있는 전문가그룹의 교육이 긍정적인 결과를 이끌어 낼 수 있다.

· 리마인더(reminder)

종이기반과 컴퓨터를 이용한 리마인더 모두 예방적 건강관리와 일반적인 환자관리에 효과적인 것으로 나타났다. 종이를 활용한 리마인더 방식은 관련 지침을 간호사들의 눈에 잘 띄는 침상 옆이나 스테이션에 배치하여 항상 숙지하도록 하는 것이 한 방법이 될 수 있을 것이며 컴퓨터를 활용한 리마인더 방식은 전자간호기록과 연계하여 특정 간호진단이나 환자 문제에 따라 관련 근거자료가 팝업 창으로 나타나도록 하는 방법 등이 있다(Dolin et al., 1999).

■ 복합적인 중재방법

근거의 실무활용에 대한 지속적인 모니터링과 피드백, 리마인더, 지역적 합의 유도, 홍보적 접근 등을 두 가지 이상 함께 병용하여 적용하는 경우 근거중심 간호실무의 성공 확률이 더욱 높아질 수 있다.

· 평가와 피드백

실무 변화를 위해 평가와 피드백의 결과를 알아보는 연구(Balas et al., 1996; Buntinx et al., 1993; Thomson et al., 2000)에서 중정도의 효과가 있는 것으로 나타났다. 단순히 평가와 피드백을 제공하는 것만으로는 변화를 지속하는 데 한계가 있다. 평가와 피드백이 광범위한 중재의 일부로써는 효과가 있으나 단독 접근법으로는 신뢰할 수 없는 접근방법이다.

· 의견 리더

의견 리더(opinion leader)는 해당 실무현장에서 동료들에게 중요하고 존경받는 사람으로서 상당한 영향력을 가지고 있는 실무자를 의미한다. 의견리더는 임상기술이 능숙하고 해당

표 7-2. 의견 리더(opinion leader)의 특성과 기능

특성	기능
• 동료들간의 비공식적인 리더	• 선택된 근거중심 실무의 전문가 되기
• 동료들의 자문과 상담 요청을 자주 받음	• 근거중심 실무에 대해 동료를 교육하기 위한 전략을 개발하고 수행
• 동료의 존경을 받음	
• 효율적인 의사소통기술	• 근거중심실무의 정보를 실무 문서(간호기록)와 통합하고 신졸간호사와 의료진에게 오리엔테이션 함
• 판단적이지 않음	
• 교육적 역할, 멘토의 역할	• 변화를 촉진할 수 있는 챔피언을 찾아냄
• 특히 타인의 의견에 큰 영향력을 끼침	• 근거중심 실무가 지속될 수 있도록 직원들과 협력
	• 근거중심 실무를 적용하기 위해 행정적 리더쉽 발휘

표 7-3. 의견 리더(opinion leader) 선정 방법

방법	기술	장점	단점
1. 자원	개별적으로 혹은 홍보매체를 통해 자발적으로 지원자를 찾음	수행 용이	정확하지 않음
2. 자가 보고	자가 보고식 설문지를 통해 높은 점수를 받은 사람을 선정함	수행 용이	정확하지 않음
3. 추천	프로젝트의 팀원이 자신이 알고 있는 적격자를 추천함	수행 용이	팀원의 능력에 따라 다름
4. 직위	리더십 위치에 있는 사람(행정가)을 선정함	수행 용이	실질적인 리더가 아닐 수 있음
5. 심사	심사위원들이 선정	수행 용이	심사자에 따라 달라질 수 있음
6. 전문가	현상학 등의 전문가가 해당 팀 내에서 리더 확인	여러 환경에서 적용 가능	전문가의 능력에 따라 달라짐
7. 눈덩이 방법	특정인들에게 리더를 지목하게 해서 더 이상 지목할 사람이 없는 단계까지 계속 추적함	여러 환경에서 적용 가능	선정된 사람들의대표성에 따라 결과가 달라짐
8. 무작위 추천	무작위로 선정된 사람들이 가장 많이 추천하는 사람으로 선정	여러 환경에서 적용 가능	대규모 집단에서는 실행이 어려움
9. 전수 추천	전수를 면담해서 가장 많이 추천하는 사람으로 선정	신뢰도와 타당도가 높음	시간과 비용이 많이 듦

출처: Titler, M. G. (2002). Toolkit for Promoting Evidence-Based Practice. The University of Iowa Hospitals and Clinics, Department of Nursing Services and Patient Care Research, Quality, and Outcomes Management.

임상현장의 정식 직원이며 새로운 정보와 실무기술을 현재의 현장에 적용할 수 있을지를 평가할 능력이 있는 사람으로 인정받아야 한다. 의견 리더의 특성과 기능(Titler, 2002)은 표 7-2와 같다.

이러한 의견 리더를 해당 실무현장에서 찾아내기 위한 방법은 표 7-3과 같다.

해당 실무현장의 의견 리더가 실무의 변화를 유도하는데 복합적으로 효과를 나타낸다는 연구결과들이 많이 보고되었다(Thomson et al., 2000). Bero와 연구진(1998)은 직장 동료들로부터 '교육적으로 영향력이 있다' 고 평가된 동료들의 특성에 초점을 두는 것이 효과적일 것이라고 제언하였다. 하지만 또 다른 연구에서는 '임상적 영향력' (임상경험을 기반으로 함)이 연구능력과 지식보다 간호사의 참여를 촉진하는데 더 많은 영향을 미치는 것으로 밝혀졌다(Thompson et al., 2000). 리더의 특성과 동료들의 실무수행에 영향을 미칠 수 있는 환경을 알아내기 위한 연구가 더욱 필요하다.

표 7-4. 변화 촉진자(change champion)의 특성과 기능

특성	기능
• 실무전문가 • 비공식적 리더 • 해당 실무환경에서 근무 • 동료와 긍정적인 관계 • 타 의료인과 긍정적인 관계 • 실무에 대한 열정	• 해당 근거중심실무의 전문가가 되어야 함 직원교육을 위해 의견 리더를 도움 • 실무 현장의 비공식적 교육을 도울 핵심그룹의 멤버가 될 간호사를 선정 • 근거중심 실무를 적용하기 위해 행정적 리더쉽 발휘

· 변화 촉진자

변화 촉진자(Change Champion)는 해당 실무 환경에서 근거중심실무를 지속적으로 촉진시킬 실무자를 의미한다(Titler, 2002). 변화 촉진자의 특성과 기능은 표 7-4와 같다.

· 핵심그룹

핵심그룹(core groups)은 간호관리자와 상의하에 의견 리더와 변화촉진자에 의해 해당 실무 환경에서 선정된 간호사 그룹이다(Titler, 2002). 핵심그룹의 멤버는 연차별, 직위별, 근무시간, 근무일 별로 골고루 분포되도록 선정한다.

핵심그룹은 Box 7-3과 같은 역할을 담당한다.

근거의 효율적인 확산은 지침서, 정책, 연구 논문과 같은 출판된 문헌을 읽는 것이나 보급을 통해서 발생되는 것보다 사람을 통해서 이루어지는 것이 더욱 효과적이라는 것이 여러 연구를 통해 확인되었다. 이것은 사람들이 지식을 함께 공유하고 그들의 실무에 대한 지식을 구체화하는 방법을 발견하는 것의 중요성을 확인시켜 준다. 이러한 상호작용은 암묵적인 지식이 명확한 지식으로 변형되어 실무에서의 지식의 적용과 관련된 토론을 자연스럽게 촉진시킨다. 지식이 실무로 적용되는 전달과정에 대한 메커니즘의 좋은 두 예가 실행 공동체와 지식 네트워크이다.

Box 7-3. 핵심그룹의 역할

• 근거중심 실무를 배운다는 공동의 목표를 가진다.
• 근거중심 실무와 관련된 정보를 공유한다.
• 근거중심 실무의 역할 모델이 된다.
• 근거중심 실무의 활용을 촉진한다.
• 긍정적인 태도와 좋은 대인관계 기술을 유지한다.

· 실행 공동체

Wenger 등(2001)은 실행 공동체(communities of practice)를 관심사나 문제들, 주제에 관한 열정을 공유하고 특정 분야의 지식과 이해력을 더 심화시키는 사람들의 모임이라고 지칭하였다. 실행 공동체는 매일 항상 함께 일하지는 않으나 자신들의 상호작용을 통해 가치를 발견하기 때문에 자발적으로 함께 모인다. 함께 시간을 보냄에 따라 정보와 통찰력, 그리고 의견을 공유한다.

실행 공동체는 최상의 의료를 개발하고, 신기술을 수행하거나 기존의 오래된 지식을 새로운 실무로 변화시키기 위해 사람들이 함께 활동하게 하는 메커니즘으로서 보건 의료 부분에서 자연스럽게 혹은 인위적으로 더욱 활발히 형성되고 있다. 실행공동체는 특별한 환자나 실무 영역의 상황이나 욕구를 충족시키기 위한 지식을 수행하기 위해 논의하는 이상적인 메커니즘으로, 의료의 질을 개선시킨다.

· 지식 네트워크

조직 간에 혹은 조직 내부에서 지식의 공유가 가능한 지식 공유 네트워크를 발전시키는 것에 대한 관심도 증가하고 있다. 지식 네트워크(knowledge network)는 지식을 공유하고 네트워크의 일원들이 관심분야와 관련한 문제점들을 해결하기 위해서 함께 일하는 전문가 집단이다. 이러한 네트워크의 범위는 실행 공동체에서 일하고 있는 개개인의 작은 그룹에서부터 더 넓게는 공통의 관심사를 가지고 있는 각종 전문가 그룹으로 형성된 지역적 · 국가적 네트워크까지 포함된다.

이러한 네트워크는 기존의 조직 구조 또는 공통관심사와 열정을 가지고 비공식적으로 모인 사람들의 사회 네트워크에 기초하여 구성될 수 있다(예를 들면, 전문조직에서 특별한 관심 집단으로 소규모 연구회 등이 해당된다)(Cukor & Mcknight, 2001). 매일의 임상실무에서의 문제를 해결하고 실무에 즉시 유용하게 사용할 수 있는 지식을 전달하는 데에 유용하다.

· 지역적 합의 도출

실무 변화를 위해서는 무엇보다 간호사들이 실무 변화를 위한 프로젝트의 주인의식을 가지는 것이 중요하다(Mulhall & Le May, 1999). 이러한 합의를 도출하기 위해서는 해당 실무 변화에 대한 정보를 가지고 있는 전문가를 중심으로 해당 실무 변화의 중요성에 대해 인식할 수 있도록 유도하는 것이 중요하다.

■ **효과가 거의 없는 경우**

일방적으로 제공되는 강의나 임상 가이드라인, 교육 비디오, 프로토콜은 실무 변화에서 큰 효과를 나타내지 못하는 경향이 있다. Freemantle 등(1999)의 연구에서 인쇄된 교육자료는

표 7-5. 근거의 실무 적용을 위한 전략

접근법	집중점	방법
역학적 접근	논리적 정보를 제공	근거 기반의 가이드라인
교육적 접근	내재적인 동기부여	지역의 여론; 상호교육
상업적 접근	목표그룹의 요구에 부합하는 매력적인 상품의 개발	요구사정; 지역적 적용
행동적 접근	외부자극; 재강화	피드백; 독촉; 보상
사회적 상호작용	동료/역할모델의 사회적 영향	의견 리더; 견학; 동료 평가
조직적 접근	구조적/조직의 상황	간호과정의 재구성; TQM; 구조적 변화
경제적 접근	부정적 결과의 회피	예산; 인센티브; 제재; 상벌

실무에 큰 영향을 주지 못하는 것으로 나타났으며 유사한 결과로 Bero 등(1998)의 연구에서도 강의식 교육 모임이 실무변화에 효과적이지 못한 방법이라고 보고하였다.

위에서 언급한 근거를 실무에 적용하기 위한 방법을 접근법 별로 정리하면 표 7-5와 같다.

7. 4. 근거중심 실무 적용 과정

앞서 언급한 근거중심간호 조직 및 환경 기반을 조성하기 위한 여러 가지 접근법을 바탕으로 구체적인 실무 적용 과정을 살펴보기로 하겠다.

7. 4. 1. 적절한 주제 확인하기

다양한 주제들이 간호사들의 일상의 간호에서 문제점으로 발견될 수 있다. 그러나 대부분의 임상에서의 문제점은 개별 간호사의 실무 변화에 한정된 것이 아니라 동료와 해당 병동 및 기관 전체의 변화를 요하는 일들이 많다. 환자를 간호하는 데는 많은 의료진이 함께 개입하기 때문에 근거중심 실무의 적용을 위해서는 조직 전체의 문제를 볼 수 있는 폭넓은 사고 또한 필요하다.

■ 환자, 실무자의 참여

실무를 변화시킨다는 것은 노력, 동기, 그리고 타인의 장기간의 지지를 필요로 하므로 주제의 신중한 선택이 무엇보다 중요하다. 실무에 적용할 근거중심 실무 주제를 선정하는 데는 핵심적인 고려사항들이 있다. 첫째, 환자의 이익이 가장 우선적으로 고려해야 할 사항이다. 근거중심 실무의 기본목표 또한 '환자 개인의 삶을 질적, 양적인 면에서 최대화할 수 있는 가장 효과적인 중재방법의 확인과 적용' 이다(Sackett et al, 2000). 또한 주제를 선정할 때에는

표 7-6. 주제 선정 시 활용 도구

가능한 주제	간호에서의 우선순위	기관에서의 우선순위	문제의 중요도	적용 가능성	간호의 질 향상 가능성	재원일수 감소/ 비용 감소	가능성	환자만족도 증가 가능성	관련 근거

출처: Titler, M. G. (2002). Toolkit for Promoting Evidence-Based Practice. The University of Iowa Hospitals and Clinics, Department of Nursing Services and Patient Care Research, Quality, and Outcomes Management.

주제를 수행하기 위한 개별 의료인의 참여의사와 약속, 그리고 동기화가 우선적으로 필요하다. 그리고 변화를 주도하는 리더들의 실무 변화의 이익에 대한 열정적인 신념을 유지하지 못한다면 실무자들에게도 이러한 열정이 전달될 수 없다(Redfern et al., 2000).

■ 주제에 대한 국가적, 지역적 의견 확인하기

환자, 동료간호사, 의사, 그리고 관리자들의 주제에 대한 의견을 사전에 알아보는 것이 중요하다. 환자들의 만족도, 병원 서비스 평가 결과, 지역 및 국가 보건 정책 우선순위 등이 중요한 자료가 될 수 있다(Perry et al., 2000). 관리자들은 환자들의 의견과 지역 및 국가의 보건정책이 일치하는 주제에 관심을 가질 것이다.

Upton과 Brooks(1995)은 '변화의 공식'으로 변화의 영향요인을 고려하여 "(D + V + S) 〉 R"을 제안하였다. 이는 현재에 대한 불만족(D: Dissatisfaction), 더 나은 미래에 대한 시각(V: Vision), 단계(S: Step)에 대한 지식이 합해져 저항(R: Resistance)이나 변화에 드는 비용을 초과해야 성공을 기대할 수 있다는 것이다. 이 공식을 바탕으로 볼 때 현재의 임상문제(D)와 변화된 임상실무의 모습(V) 및 변화방법(S)을 실무자들의 변화에 대한 저항과 비용을 비교하여 변화의 주제를 결정하는 것이 필요하다.

■ 관련 근거

실무의 모든 변화는 실무자들과 담당자들의 노력을 요구하며 여기에는 교육, 비용, 시간과 현재 사용하는 방법에 대한 재검토가 포함된다. 따라서 실무자의 지지를 얻기 위해서는 목표하고자 하는 프로젝트를 얼마나 잘 발표하느냐가 중요하며 현재 상태에서의 변화를 지지할 수 있는 양질의 근거를 찾아야 한다. 권위있는 국제 및 국가 기관의 연구근거의 체계적 고찰(예: the Cochrane Library, The National Institute of Clinical Exellence, the NHS Centre for Reviews andDissemination, the Scottish Intercollegiate Guidelines Network)과 보고서 등이 필요하다.

Titler(2001)는 임상 주제 선정에 활용할 수 있는 도구(5점 척도)를 제시하여 높은 점수를 얻은 주제를 선정할 수 있도록 하였다(표 7-6).

7. 4. 2. 프로젝트 책임자 선정

실무개발 또는 프로젝트 책임자를 정하는 것은 프로젝트의 전체적인 성공을 결정짓는 중요한 요소이다. 프로젝트 책임자에 의해 요구되는 능력의 범위는 의사소통과 연구 및 평가 기술, 임상실무 능력, 가이드라인 개발, 변화관리 경험 등에 이른다(Ross & McLaren, 2000).

간호사 팀의 내부인인 간호사를 책임자로 선정하는 것은 여러 가지 즉각적인 잇점이 있다. 간호시스템을 잘 알고 있고, 누가 무엇을 하는지, 변화를 일으키기 위해서 누구를 설득해야 하는지를 잘 알고 있다는 잇점과 데이터의 접근이 용이하고 인력 및 임상분야를 잘 알고 있으며 직원들과의 임상적 신뢰도는 이미 확립되어 있다는 장점이 있다. 그러나 간호사로 인식되어 있는 책임자는 타 의료부서의 직원과의 협력이 필요할 때 중립적인 입장을 유지하기 어려운 경우가 있다. 외부인을 책임자로 선정한 경우는 이와 반대이다. 내부인이나 외부인 모두 각자의 장, 단점을 가지고 있으므로 상황에 따라 장점을 활용할 수 있다(Redfern et al., 2000).

7. 4. 3. 현재 상황 진단

■ 조직 환경

보고서, 인사자료, 임상심사, 위원회, 수간호사, 책임 간호사 등을 포함하는 핵심그룹 미팅 등을 통해 조직의 우선순위, 구조, 전략들을 확인할 수 있다(Ross & McLaren, 2000). 만약 선택된 주제가 확인된 우선순위 범위에 부합한다면 조직 구성원의 높은 지지율을 확보할 수 있을 것이다. 조직의 정보유통경로, 교육 및 훈련방법을 확인함으로써 변화를 위한 교육에 활용할 수 있을 것이다(Miller et al., 1999).

■ 관계자와 의견 리더

다음 단계는 프로젝트에 참여할 수 있는 핵심멤버를 파악하고 서비스 사용자들과 이해관계자들을 파악하는 단계이다. 책임자는 변화에 의해 영향을 받게 될 그룹들을 확인하여 이들을 참여시켜야 한다. 그룹 대표자는 수간호사가 될 수도 있고, 특정분야에 전문지식을 인정받은 누군가일 수도 있다. 또는 병동간호사 같은 해당 실무환경의 의견 리더일 수도 있다.

■ 일반 간호사

다음으로 고려할 대상으로 일반 간호사들의 시각에 대한 조사가 필요하다. 이들이 바로 새로운 방법을 적용하고 실무 패턴을 변화시켜야 할 사람이기 때문이다. 따라서 이들의 우선순위를 조사하는 것은 매우 중요한 일이다. 흔히 실무직원들은 인력부족과 과중한 근무량을 호소하는 경우가 많다. 이러한 상황에서는 우선순위 결정이 반드시 필요하다. 따라서 모든 멤버들과 변화하고자 하는 임상문제의 중요성과 적절성을 토론하는 시간을 가지거나, 팀 멤버들에게 자신의 전문가 그룹에 상의해보도록 권유하는 것도 유용하다(Perry et al., 2000).

또한 실무 변화가 근무형태에 가져올 수 있는 영향을 살펴보는 것도 필요하다. 간호사들이 실무변화를 위해 기존에 담당하지 않았던 새로운 업무를 담당하거나 교육이 필요할 때 주어진 시간과 비용으로 가능한 것인지 세밀히 분석하여야 한다. 예를 들어 NG 튜브의 위치를 확인하기 위해 X-ray를 찍는 것이 최선의 근거로 제시되어 있더라도 이를 위해 매번 환자에게 경관 영양을 할 때마다 X-ray를 찍는 것은 비용과 시간이 많이 드는 일이다. 이러한 경우 간호사들이 경관 영양을 실시할 때마다 위액을 흡인하여 확인하는 것을 대안으로 할 수 있다.

■ **대상자**

의료서비스 사용자들의 시각은 다른 요소들과 똑같이 중요하다. 각 변화의 모든 단계에 대상자들이 직접적으로 관여하는 것은 어려울 수 있다. 예를 들어 근거중심 가이드라인을 개발하는 과정에서 환자나 보호자의 참여를 유도하고 연구를 검토하거나 평가하게 하는 일은 비현실적일 지도 모른다. 하지만 환자들에게 연구에 관한 질문 리스트를 작성하고, 제안된 변화에 대한 토론에 참여토록 하며, 변화를 평가하게 할 수 있다.

■ **변화를 일으키는 방식**

병동 분위기와 기대를 수용하기 위해서는 수행전략을 개발해야 한다. 새로운 변화는 주로 어떻게 시작되는가? 직원들은 지시를 받는 것에 익숙한가? 아니면 스스로 결정하는 것에 익숙한가? 집단이나 기관의 목표에 수동적으로 따르는 것에 익숙한 경우에는 자발적인 참여보다는 주어진 목표와 계획을 명확히 제시해 주는 것이 더 효과적일 수 있다.

해당 집단의 과거의 변화경험에 대한 정보가 유용할 수 있다. 과거 변화가 어떻게 조정되었는지, 효과가 있었던 방법이나 문제점들에 대한 직원들의 시각은 어떠했는지 알아봄으로써 프로젝트 개발에 직원들을 좀 더 활발히 참여시킬 수 있을 것이다. 예를 들어 환자들의 식이개선을 위한 프로젝트에서 해당 실무현장은 영양상태 검사도구(nutrition risk screening tool)를 1년 전부터 시도하고 있지만 거의 활용되지 않고 있었다. 하지만 이 도구를 환자의 영양 사정에 계속 쓰기를 원해 이전보다 교육을 강화하여 같은 도구를 재사용하기로 결정하였다. 하지만 영양상태검사에 대한 사용도는 여전히 낮았다. 기존의 지식을 높이지 않은 상

Box 7-4. 변화의 추진력과 저항력의 분석 (Doherty et al., 2000)

변화의 추진력	변화의 저항력
• 의사소통과 협력에 개방적임 • 수용적이며 변화의 작은 결과에도 적응 • 기술을 습득하고 전문지식을 개발하는데 열정적인 직원 • 젊고 의욕적인 직원들, 교섭이 가능함 • 행정부서의 지지 • 실무에 대한 통제능력을 갖기를 바람 • 변화와 관련된 이익을 지각함	• 유사한 변화에 대한 과거의 실패 경험 • 단기간의 과도한 변화/변화에 대한 낮은 적응력 • 작업량과 스트레스 수준의 증가 • 인력과 기술의 부족 • 동기가 부족한 직원, '관심없는' 태도 • 피드백이나 보상의 결여; 변화의 필요성을 • 지각하지 못함 • 집단에 충분히 동화되지 못한 새로운 직원

Box 7-5. SWOT 분석 (O'Tuathail et al 2000)

강점	약점
환자에 초점을 맞춘 간호를 개발하는 과정 팀웍을 향상시킬 기회 근거중심실무 개발	시간과 노력을 요구하는 수행과정 서류작업의 증가
기회	**위험**
더 나은 환자결과를 개발 간호의 질 향상을 위한 이미지 부각 의사소통 향상	회의, 교육시간의 부족 계속 증가하는 근무량 개인, 전문가그룹의 노력 부족 동시에 진행되는 타 프로젝트와의 혼란 변화의 저항세력

태에서 재시도하는 것은 과거의 실패에 의한 악영향을 지속시킨다는 사실을 알 수 있다. 이러한 경우에는 새로운 방법을 도입하여 동기를 유발시키는 것이 더 효과적일 수 있다.

■ 진단 결과 통합

현 상태에 대한 진단 단계를 통해 변화의 실행 가능한 방법, 지지자, 잠재적인 장애물 등을 확인할 수 있게 된다. 이러한 요인들은 하나로 모아 핵심 포인트를 발견하는 것이 필요하다. 변화의 시작을 홍보하고 지지할 요소들과 이를 방해할 요소들을 확인하는 작업이 필요하다 (Box 7-4). 또한 해당 실무환경에서 프로젝트 시행 후에 나타날 실제적 · 잠재적 강점, 약점, 기회, 위험 등을 분석하기 위해 SWOT 분석법을 활용할 수 있다(Box 7-5).

7. 4. 4. 변화에 대한 명확한 정의 내리기

■ 변화가 최선의 근거에 바탕을 두고 있음을 확신시키기

연구근거를 실무에서 수행하는 과정에서 간호사들의 가장 흔한 불만은 근거에 접근하고 이를 임상에 적용가능한 형태로 해석하는 과정에서의 어려움이다(Funk et al., 1995; Redfern et al., 2000; 박효순, 2006).

이러한 문제를 해결하고 근거에의 접근성과 활용성을 높이기 위해 다양한 접근방법이 개발되었고 건강관리자들이 간략하고 알기 쉽게 제시되었다. 근거중심 임상경로, 알고리즘, 가이드라인이 그 대표적인 예이다. 특히 근거중심 가이드라인은 대상환자집단과 임상실무와 환자결과가 비교될 수 있는 준거를 위한 '최선의 실무(best practice)'를 제시하고 있다.

■ 근거 검색하기

근거를 검색하는 방법에 대해서는 3장에서 자세히 설명되었고 본 장에서는 모든 유용가능한 자료 사용의 중요성을 반복하고자 한다. 적절한 데이터베이스에 접근하여 검색전략을 수립하는데 도움을 줄 만한 도서관의 사서를 통해 정보를 하나도 찾을 수 없거나 또는 수 백편의 논문을 일일이 읽어보아야 하는 일을 줄일 수 있을 것이다. 최근에 발표된 체계적 고찰이나 권위있는 개발기구의 근거중심 가이드라인이 유용가능하다. 그러나 모든 질문에 대한 답을 발견하기란 어려우므로 적절한 근거를 발견하기 위해 더 많은 검색이 필요하다.

■ 근거 평가하기

근거에 대한 평가는 4장과 5장에서 자세하게 다루었다. 동일한 주제에 대해 다수의 가이드라인이 존재하는 경우 최적의 가이드라인을 선정하거나 여러 가이드라인을 종합해서 해당 임상환경에 맞게 사용할 수 있는 가능성을 평가하는 것이 중요하다. 예를 들어 미국의 대표적인 가이드라인 보급기구인 National Guideline Clearinghouse는 2001년 이후 욕창을 다룬 5개의 가이드라인과 요실금에 관한 7개의 가이드라인, 그리고 급성통증관리에 대한 14개의 가이드라인을 발표한 바 있다. 이러한 가이드라인을 평가하는 방법과 도구는 6장에서 다루고 있다.

다음은 뉴질랜드의 보건국(2003)에서 자국에서 사용할 만성 피로증후군 관리를 위한 가이드라인을 위해 국외에서 개발된 만성 피로 증후군 가이드라인을 평가하여 변용하고자 호주, 영국, 미국, 캐나다의 네 나라에서 개발된 동일 주제에 대한 가이드라인을 4명의 평가자들이 AGREE 도구를 사용하여 비교 · 평가한 결과 중 일부를 발췌한 것이다(표 7-6). AGREE의 각 문항과 영역별 점수를 4명의 평가자들이 각각 평가하고 이를 합산하여 비교하며 평가내용을 진술하였다. 이러한 평가결과를 통해 최종적으로 뉴질랜드에 사용가능한 지와 사용하기 위해 어떠한 점이 수정 · 보완 되어야 되는지를 기술하고 있다.

■ 근거를 권고로 전환하기

권고를 개발하고 강도를 평가하는 과정은 6장에서 다루어졌다. 편중의 위험이 적은 근거

표 7-6. 만성 피로증후군에 대한 가이드라인 비교 평가

호주의 만성피로증후군 가이드라인(2002)							
영역	평가자 점수					합산	평 가 내 용
	가능성	1	2	3	4	점수	
범위와 목적	12	9	4	10	7	63%	- 일차적으로 의사를 위한 가이드라인 - 일차 진료환경에서의 환자에게 촛점 - 증상이 심한 경우는 포함되지 않음 - 감별진단에 대한 내용이 부족함
전체점수		65	39	60	44	57%	
활용 가능성 추천 정도	4	3	2	2	2.5	59%	- 최신 근거가 추가되어야 함 - 심리적 접근이 너무 강조되어 있음
영국의 만성피로증후군 가이드라인(2002)							
영역	평가자의 비율					합산	평 가 내 용
	가능성	1	2	3	4	점수	
범위와 목적	12	9	12	12	11	92%	-바이러스 감염 후 증후는 간과됨 -가이드라인의 형태를 완전히 갖추지는 못함
전체점수	92	58	68	74	62	70%	
활용 가능성 추천 정도	4	3	3	3	3	75%	- 선정된 근거에 대한 전문가 의견의 요약 -관련 국제 연구의 결과가 통합될 필요 있음 -관련 문헌이 충분히 포함되었는지에 대한 체계적 고찰 필요 - 뉴질랜드의 보건의료체계에 맞도록 수정 필요
미국의 만성피로증후군 가이드라인 (2002)							
영역	평가자 점수					합산	평 가 내 용
	가능성	1	2	3	4	점수	
범위와 목적	12	-	8	12	11	86%	- 필요한 내용을 잘 다루고 있음 - 일차 의료현장이 주 촛점
전체점수	276	-	47	82	66	72%	
활용 가능성 추천 정도	4	-	3	4	3	83%	- 잘 만들어진 가이드라인 - 뉴질랜드 의료인이 사용하기 쉽게 수정 필요 - 일차 의료를 주목적으로 만들었지만 수정을 통해 이차 의료에도 사용 가능
캐나다의 만성피로증후군 가이드라인 (2003)							
영역	평가자 점수					합산	평 가 내 용
가능성	1	2	3	4		점수	
범위와 목적	12	11	7	12	10	92%	-다양한 피로증후군에 대한 명확환 감별진단과 정의를 제시
전체점수	92	72	57	70	59	70%	
활용 가능성 추천 정도	4	3	3	3	3	75%	-호주와 영국의 가이드라인의 좋은 면을 취합함 -잘 만들어졌지만 최신 근거의 보충이 필요함 -내용의 논리적 전개와 사용자를 위한 수정 필요함

출처: New Zealand Ministry of Health (2003). Analysis of Chronic Fatigue Syndrome Guidelines. 21-26.

에 바탕을 둔 권고는 높은 점수를 받는다. 그러나 많은 간호영역에서 양질의 근거는 제한적이다. 또한 특정한 집단에 한하여 진행된 연구의 결과를 다른 환경의 환자에게 적용할 수 있느냐 하는 점도 고려하여야 한다.

사용할 가이드라인의 개발이나 변용을 위해 가능한 모든 범위의 근거를 사정하면서(좋은 설계의 유용한 근거가 없을 때는 다음 단계의 근거를 채택), 체계적 고찰부터 전문가 의견까지 다양한 자료를 이용할 수 있다.

■ 핵심목표 설정하기

효율적인 가이드라인은 명확한 표준을 규정하고 측정 가능한 결과를 제시한다. 실무 변화를 추진하기에 앞서 현재의 실무 상황을 정확하게 평가해 두는 것이 결과를 비교하기에 용이하다. QI 의료진은 여기에서 유용한 자원이 되는데 자료 선택과 수집방법을 위한 조언을 얻을 수 있다. 기관에서 정기적으로 수집되고 있는 많은 자료들이 정확성과 구체성이 문제가 있을 수도 있지만 유용한 자료가 될 수 있다.

현재 상황에 대한 기초평가는 가이드라인과 관련하여 실무에서 변화가 필요한 분야의 확인과 우선순위 설정을 가능하게 한다. 또한 규칙적인 평가는 가이드라인으로 인한 변화의 효과를 확인할 수 있도록 하여 조직의 지지를 강화할 수 있다.

표준과 결과가 명확해지면 다음 단계는 직원들이 특정한 표준과 결과를 준수하기 위한 실제적 중재에 대한 가이드라인 요소들을 확인하여 모든 관련 실무자들이 이에 대해 인지하도록 홍보와 교육을 실시하는 것이다. 예를 들어 기존에는 의사들이 담당하던 뇌졸중 환자의 연하능력 검사를 간호사들이 사정하도록 변화시키고자 하는 프로젝트의 핵심목표는 Box 7-6과 같이 제시될 수 있다.

7. 4. 5. 변화를 수행하기

■ 보급과 수행전략 개발

실무변화를 관련 의료진에게 어떻게 제시하고 동기화할 지를 고려하는 단계이다. 과정을

Box 7-6. 간호사들이 사정하는 연하능력 검사 프로젝트의 핵심목표 (Perry et al., 2000)

- 간호사의 교육과 훈련 요구사항을 확인
- 사정에 대한 이론적 실무적 수행 사항을 포함하는 패키지 개발
- 교육자와 검사자의 선정
- 새로운 역할을 간호사의 역할로 인정
- 과거 의사의 역할을 간호사가 수행하는 것에 대한 다학제적 동의
- 간호사가 사정한 뒤 연하 및 언어 훈련치료사에게 의뢰할 수 있음을 확인하고 동의

Box 7-7. 구체적 접근법 결정을 위한 체크리스트

- 현실적인 목표와 시간범위를 규정한다.
- 자원이 충분하다.
- 변화의 결과를 예측하기 위한 시범사업이 시도된다.
- 중간점검을 통해 변화의 진행을 위한 수정이 가능하다.
- 관리자/코디네이터 역할은 기대되는 활동을 달성하기에 충분하다.
- 가이드라인 평가와 수행결과 평가 계획이 수립되어 있다.

Box 7-8. 변화를 위한 전략수립을 위한 진단적 분석

- 변화를 지지할 수 있는 기존에 추진되고 있는 프로젝트 (예: QI 프로젝트 등).
- 변화에 적합한 기존의 조직 구조(예: 간호, 의료진의 정규적인 보수교육)
- 변화를 지지하는 의료인의 가치관과 우선순위 (예: 가이드라인에서 권고하고 있는 사항에 대한 간호사와 의사의 태도)
- 목표를 정하고 정보를 제시하기 위한 핵심 인물의 태도와 신념(예: 의견 리더, 변화 촉진자)
- 격려, 강화, 설득, 강제 등의 변화의 수용에 대한 병동, 팀, 조직 분위기
- 지지그룹과 저항그룹의 확인
- 기대되는 비용, 자금유용 한도

시행하기에 앞서 모든 방면에서 가능한 변화에 대해 생각해 보는 것이 현명하다. 실무의 모든 잠재적인 면까지 검토해 보는 것이 중요하다.

■ 변화관리를 위한 일반적인 접근

변화를 위해 사용할 접근방법의 범위는 변화를 계획할 때 명확히 규정하여야 한다. 강의부터 워크숍이나 소그룹 토론까지 이르는 계속교육 형태의 교육이 일반적으로 많이 활용되는 방법이다. 의료진의 이성적 사고에 호소하기 위해서는 가이드라인의 형태로 근거를 제시하는 것에 초점을 맞추고, 새로운 중재의 과학적인 이점을 강조하는 것이 도움이 된다. 행동의 변화는 예를 들어 심사나 피드백, 또는 수행평가 등의 기대되는 행동 이전 혹은 이후의 특정 자극을 통해 촉진할 수 있다. 사회적 상호작용이론을 바탕으로 동료나 환자들로부터의 영향을 활용할 수도 있다. 의견 리더, 역할 모델, 환자의 압력, 동료의 지지, 그룹이념 등이 이에 해당된다. 어떠한 단일 접근방법도 모든 요구사항을 만족시킬 수는 없으므로 개별적인 상황이나 요구에 맞추어 수정하는 것이 필요하다(Craig & Smith, 2002).

■ 변화관리를 위한 구체적인 접근

변화를 관리하기 위한 구체적인 접근법을 결정하기 위해 프로젝트 책임자나 관리자가 아래의 사항을 체크하도록 한다(Box 7-7). 앞서 실시한 진단적 분석의 정보들은 성공적인 결과를 위한 수행전략을 수립하는 데 유용하게 활용될 수 있다. 작은 규모의, 공식적인 분석이 이

Box 7-9. 영국의 뇌졸중 환자 연하기능검사 실무 변화 사례

임상 문제

한 급성병동에서 뇌졸중 환자 입원 시 연하기능검사는 의사의 역할이었고 언어문제 서비스 등을 위한 모든 임상검사를 위해서는 의사의 의뢰가 필요하였다. 하지만 실제로는 급성 뇌졸중 병동에 입원한 환자의 반수 정도만이 연하검사를 받았고 이는 효과적이지 않았으며 의뢰과정이 지연되는 상황도 발생하였다. 이러한 상황으로 인해 환자와 보호자의 불만과 더불어 관련 직원들의 불만족이 접수되었으며 서비스의 개선이 필요한 상황이었다.

제안된 해결책

의료진, 환자, 보호자와의 폭넓은 면담과 자문을 통해 환자 곁에 24시간 간호를 제공하는 간호사가 연하기능검사를 실시하는 것이 해결책으로 제시되었다.

변화를 계획 및 적용하기

1. 타당도와 신뢰도가 높은 연하기능 검사방법을 확인하였다. 이는 각 전문분야에서 선출된 의견 리더로 구성된 합의도출패널에 의해 검토되었다. 도구는 뇌졸중 환자 치료 임상경로에 통합되어 환자의 입원절차 시 시각적 리마인더를 통해 사용되었다. 이 단계에 소요되는 비용은 프로젝트 팀 멤버들의 시간, 복사비, 자료검색에 따른 비용 등을 포함하였고, 프로젝트 책임자의 수당은 추가적인 비용으로 지역의 연구기관에서 지원받았다.

2. 본 검사도구의 사용을 위한 간호사와 의사의 교육과 훈련이 필요하였다. 새로운 역할에 전문적으로 적응하는 것을 돕기 위한 실제적인 준비(예: feeding tube의 삽입과 위치확인)가 교육되었다. 병동 수간호사와 연차가 높은 멤버들을 격려하여 첫 세션에 참여하도록 하였다. 이론과 실무를 결합한 교육 외에 최소한 다섯 세션 이상 실제 병동 입원환자들을 대상으로 실습하고 준비를 계획하였다. 또한 교육을 통한 사정능력에 더하여 일상의 간호실무에서 적용할 수 있도록 자연스런 행동화를 목표로 하였다. 경력이 많지 않은 의사들의 교육은 규칙적으로 매주 실시하며, 간호사들의 추가 연습시간과 언어치료사들에 의한 교육시간을 비용으로 산출하였다.

3. 변화를 시도하기 전 현황 평가와 지속적인 피드백은 변화를 효율적으로 촉진하였다. 연하문제 분야에서 전국적으로 인정받는 전문가의 자문이 도움이 되었다. 중재는 병동과 팀 미팅, 병동신문, 지역신문, 케이블 TV, 그리고 지역적 · 전국적, 그리고 국제 학회 등에서 널리 홍보되었다. 팀 멤버들과 프로젝트 책임자는 진행과정을 모니터하고 보고하였다. 이 단계에 소요되는 비용은 프로젝트 책임자의 업무시간, 복사비용, 외부강사 비용 등을 포함하였다.

출처: Ross, F., & MacLaren, S. (2000). The South Thames Evidence - based Practice Project: An overview of aims, methods and cross-case analysis of nine implementation projects. London: St. George's Hospital Medical School & Kingston University.

루어지지 않은 변화에서도 대상 조직의 구조, 특성, 추진력, 저항력을 확인하는 것은 매우 유용하다. 변화의 규모에 관계없이 전략을 이용해 개별적인 목표를 달성하는 것이 필수적이다. 진단적 분석에서 전략 수립에 유용하게 사용될 정보는 다음을 포함해야 한다(Box 7-8).

중재는 기존의 구조에 적합해야 하고, 전략을 개별적인 요구와 조직 문화에 맞게 수정해야 한다. Box 7-9는 영국의 여러 지역의 병원에서 뇌졸중 환자 입원시 연하기능 검사를 간호사가 실시하도록 근거중심 실무변화를 시도한 사례를 보여준다.

표 7-7. 활동계획(Action Plan)

목적	활동단계	담당자	완성일	
			계획	실행
I. 근거중심 실무 프로젝트를 위한 잠재적 주제확인	A. 잠재적 주제는 __(어떤 방법)을 사용하여 __(누구)로부터 도출될 것이다.			
	B. 주제가 __(어떤 방법)으로 우선순위화 된다. ___(누가) 관련될 것이다			
	C. 팀 외부의 주요 관계자와 접촉해서 지지를 이끌어 낸다			
II. 근거중심 실무 프로젝트를 위한 팀 구성	A. 참여할 사람을 확인하고 초청한다.(명단)			
	B. 팀 책임자/프로젝트 책임자를 선정한다.			
	C. 회의 시간과 장소를 결정한다.			
	D. 팀 외부의 관계자들에게 지속적으로 정보를 제공한다.			
	E. 프로젝트의 목적과 범위를 결정한다.			
III. 주제에 대한 근거의 수집과 비평	A. 온라인 검색을 수행한다.			
	B. 논문을 검색하고 검색에서 확인된 타 문헌 등을 찾는다.			
	C. 근거중심 가이드라인을 비평한다.			
	D. 체계적 고찰을 비평한다.			
	E. 우선적으로 연구논문을 비평하고 근거를 종합한다.			
	F. 정보가 필요하면 전문가와 접촉한다.			
	G. 가이드라인과 권고사항을 요약한다.			
IV. 실무를 안내할 충분한 근거의 존재 여부 확인	A. 근거의 강점을 논의한다.			
	B. 필요하면 그외 전문가와 접촉한다.			
	C. 필요하면 추가적으로 근거자원을 활용한다.			
	D. 연구를 수행할 필요가 있는지, 실행가능한 지를 결정한다.			
	E. 충분한 근거가 있다면, III에서의 정보를 활용하여 정책, 절차, 표준을 작성 및 수정한다.			
V. 시범 프로젝트 실시	A. 결과와 과정지표 자료를 선택하고 결정한다.			
	B. 병동단위/소규모 환자를 대상으로 변화를 수행한다. · 의견 리더 · 변화 촉진자 · 직원 교육 · 실무 변화를 돕기 위해 시스템을 재조정(예: 기록 형태)한다. · 실무변화 촉진요인을 개발한다. · 수행 후 평가를 하기 전에 시범기간을 결정한다.			
	C. 결과와 과정 자료를 수집하고 분석한다.			
	D. 프로젝트의 지속적인 진행을 결정한다/근거중심실무에 적용한다.			
	E. 정책/절차 표준을 재조정 및 수정한다.			
VI. 근거중심 실무 변화를 실무에 도입하기	A. 근거중심 실무를 확대하기 위한 병동, 환자 집단을 결정한다.			
	B. 의견 리더를 선정한다. · 누구? · 역할? · 좋은 선정 방법?			
	C. 변화 촉진자를 결정한다. · 누구? · 역할?			

표 7-7. 이어서

목적	활동단계	담당자	완성일	
			계획	실행
	D. 핵심 그룹을 구성한다 · 담당역할의 설명 · 시간 계획 · 지속적으로 참여 유도			
	E. 초기 교육을 계획한다 · 교육대상 의견 리더 변화 촉진자 핵심 그룹 직원 · 방법 · 일시			
	F. 새로운 직원에 대한 교육을 계획한다			
	G. 연차별 수행능력 평가를 계획한다			
	H. 수행에 필요한 문서 자원을 결정한다 · 요약 가이드라인 · 환자/교육 자료 · 의사결정 나무			
	I. 필요한 시스템 변화를 계획하고 실행한다(예: 기록양식 등)			
	J. 기초자료 수집을 계획한다 · 과정지표 · 결과지표 · 빈도 · 직원에게 초기 피드백(그래프, 대상, 시기, 공고)			
	K. 자료에 대한 감사와 피드백을 실시한다 · 그래프 · 빈도 · 자료 전시 장소			
VII. 실무변화를 평가하기	A. 과정지표를 결정한다. · 그래프 · 자료수집 · 빈도 · 도구			
	B. 결과지표를 결정한다 · 자료 출처 · 자료 수집 · 빈도 · 도구			
	C. 자료를 입력한다			
	D. 자료를 분석한다			
	E. 자료를 피드백한다			

출처: Titler, M. G. (2002). Toolkit for Promoting Evidence-Based Practice. The University of Iowa Hospitals and Clinics, Department of Nursing Services and Patient Care Research, Quality, and Outcomes Management.

* * *

7. 4. 6. 변화의 과정과 효과 평가하기

근거중심 간호실무 변화의 평가에 대해서는 다음 장인 8장에서 자세하게 다룰 것이다. 평가에서는 실무 적용의 전 과정을 모니터하는 것이 필요하다. 계획한 데로 진행되지 않을 경우 융통성 있는 수정을 통해 계획을 변경할 준비가 되어 있어야 한다.

또 하나 중요한 것은 실무 변화를 지속적으로 유지하는 것이다. 프로젝트의 활동은 기존의 것과 다른 특별한 사업이라기보다 일상의 간호로 인식되어야 한다. 건강관리팀 멤버들에게 자신들이 수행하는 프로젝트 활동에 대하여 책임감을 느끼도록 격려하고 시간의 경과와 더불어 프로젝트 매니저의 역할도 이에 따라 변화되어야 한다. 가이드라인의 보급과 수행에 대한 책임을 지는 프로젝트 책임자가 필요하지만, 한 개인에게만 전 과정을 의지하게 되면 장기적인 안목에서의 가이드라인 수행의 지속성이 약해질 수 있다(Perry et al., 2000).

일단 변화에 대한 공식적인 평가가 이루어지고 나면 평가결과는 참여한 모든 사람들에게 전달될 수 있어야 한다. 공식적 발표과정을 통해 프로젝트에 기여한 사람들의 시간, 에너지, 성취를 인정하는 과정이 이루어져야 한다. 경험한 과정과 성취한 결과를 폭넓게 사정하고 변화의 과정동안 무엇을 배웠는지를 동료들에게 전달할 수 있다. 프로젝트 결과를 홍보하기 위하여 지역 및 전국 학회와 포럼, 관심 그룹의 회의, 국제 주요 저널에서부터 지역신문에 이르는 신문의 보도를 이용한다(Doherty et al, 2000).

지금까지 언급한 근거의 실무 적용과정을 하나의 체크리스트로 설명하는 표 7-7을 통해 각 단계의 계획과 실행여부를 확인할 수 있다(Titler, 2001).

참고 문헌

1. 박효순 (2006). 임상간호사의 근거중심간호의 접근성과 활용성 및 장애요인에 관한 연구. 석사학위논문. 계명대학교. 대구.
2. Balas, E. A., Austin, S. M., & Mitchell, J. et al. (1996). The clinical value of computerized information services: A review of 98 randomized clinical trials. Archives of Family Medicine, 5, 271-278.
3. Bero, L. A., Grilli, R., & Grimshaw, J. M. et al. (1998). Closing the gap between research and practice: An overview of systematic reviews of interventions to promote the implementation of research findings. British Medical Journal, 317, 465-468.
4. Brown, S. J. (1999). Knowledge for Health Care Practice: A Guide to Using Research Evidence. London: WB Saunders.

5. Buntinx, F., Winkens, R., & Grol, R. et al (1993). Influencing diagnostic and preventative performance in ambulatory care by feedback and reminders: A review. Family Practice, 10, 219-228.
6. Camiah, S. (1997). Utilization of nursing research in practice & application strategies to raise research awareness among nurse practitioners : A model for success. Journal of Advanced Nursing, 26(6), 1193-1202.
7. Carroll, D., Greenwood, R., Lynch, K., Sullivan, J., Ready, C., & Fitzmannice, J. (1997). Barriers and facilitators to the utilization of nursing research. Clinical Nurse Speciality, 11(5), 207-212.
8. Craig, J., & Smith, R. L.(2002). The Evidence-Based Practice Manual for Nurses. Edinburg: Churchill Livingstone.
9. Cukor, P. & McKnight, L. (2001). Knowledge Networks, the Internet and Development. Tufts University.
10. Davis, D. A., Thomson, M. A., & Oxman, A. D. et al (1995). Changing physician performance: A systematic review of the effect of continuing medical education strategies. Journal of the American medical association, 274, 700-705.
11. Dolin, R. H., Alschuler, L., & Biron, P. V., et al. (1999). Clinical practice guidelines on the Internet: A structured, scalable approach, MD Comput, 16, 60-64.
12. Doherty, D. et al. (2000). The South Thames Evidence-based Practice Project. Leg Ulcer Management in an Iintegrated Service. London: St George's hospital medical school & Kingston university.
13. Freemantle, N., Harvey, E. L., Wolf, F., Grimshaw, J. M., Grilli, R., & Bero, L. A. (1999). Printed educational materials to improve the behavior of health care professionals and patient of outcomes (Cochrane Review). The Cochrane Library, Issue 1. Oxford: Update Software.
14. Funk, S., Champagne, M., Wiese, K., & Tornquist, E. (1991). Barriers to using research findings in practice: The clinician's perspective. Applied Nursing Research, 4, 90-95.
15. Funk, S., Tornquist, E., & Champagne, M. (1995). Barriers and facilitators of research utilization. Nursing Clinics of North America, 30(3), 395-407.
16. Marrie, T. J., Lau, C. Y., Wheeler, S. L., Wong, C. J., Vandervoort, M. K., & Feagan, B. G. (2000). A controlled trial of a critical pathway for treatment of community-acquired pneumonia. Journal of the American Medical Association, 283(6), 749-755.
17. Miller, C., Scholes, J., & Freeman, P. (1999). Evaluation of the assisting clinical effectiveness

programme. In: Humphris D, Littlejohns P (eds) Implementing Clinical Guidelines. Oxford: Radeliffe Press.

18. New Zealand Ministry of Health (2003). Analysis of Chronic Fatigue Syndrome Guidelines. 21-26.
19. NHS CRD (NHS Centre for Reviews and dissemination). (1999). Getting evidence into practice. Effective Health Care Bulletin, 5(1).
20. O'Tuathail, C., Ross, F., & Stubberfield, D. (2000). The South Thames Evidence-based Practice Project. Standardised Multidisciplinary Assessment of Older People on Discharge from Hospital. London: St George's hospital medical school & Kingston university.
21. Pardue, S. F. (1987). Decision making skills and critical thinking ability among associate degree, diploma, baccalaureate, and master's prepared nurses. Journal of Nursing Education, 26, 354-361.
22. Perry, L., & McLaren, S. (2000). An evaluation of implementation of evidence-based guidelines for dysphagia screening and assessment following acute stroke: Phase 2 of an evidence-based practice project. Journal of Clinical Excellence, 2, 147-156.
23. Redfern, S., Christian, S., & Murrells, T. et al. (2000). Evaluation of Change in Practice: South Thames Evidence-based Practice Project (STEP). London: King's College.
24. Rogers, E. (1993). Diffusion of Innovations. New York: Free press.
25. Retsas, A. (2000). Barrier to using research evidence in nursing practice. Journal of Advanced Nursing, 31(3), 599-606.
26. Ross, F., & MacLaren, S. (2000). The South Thames Evidence - based Practice Project: An Overview of Aims, Methods and Cross-Case Analysis of Nine Implementation Projects. London: St. George's Hospital Medical School & Kingston University.
27. Sackett, D. L., Straus, S. E., Richardson, W. S., Rosenberg, W., & Haynes, R. B. (2000). Evidence-Based Medicine: How to Practice and Teach EBM. (2nd Ed.) London: Churchill Livingstone.
28. Stetler, C. B. (2001). Updating the Stetler model of research utilization to facilitate evidence-based practice. Nursing Outlook, 49(6), 272-279.
29. Thompson, C., McCaughan, D., Cullum, N., Sheldon, T. A., Thompson, D. R., & Mulhall, A. (2000). Nurses' Use of Research Information in Clinical Decision Making: A Descriptive and Analytical Studyt. London: NHS R&D, NCC SDO.
30. Titler, M. G. (2002). Toolkit for Promoting Evidence-Based Practice. The University of Iowa Hospitals and Clinics, Department of Nursing Services and Patient Care Research, Quality,

and Outcomes Management.

31. Titler, M. G., Kleiber, C., Steelman, V. J., Rakel, B. A., Buckwalter, K. C., Tripp-Reimer, T., & Goode, C. J. (2001). The Iowa model of evidence based practice to promote quality care. Critical Care Nursing Clinics of North America, 13(4), 497-509.
32. University of Pennsylvania Health System Nursing Research Committee. (1999). Evidence-Based Practice Framework. Philadelphia: Author.
33. Upton, T., & Brooks, B. (1995). Managing Change in the NHS. London: Kogan Page.
34. Wakeham, M. (1996). What nurses think of library services: A research study. Nursing standard, 10(28), 40-43.
35. Waddell, D. L. (1991) The effects of continuing education on nursing practice: a meta-analysis. Journal of Continuing Education in Nursing, 22, 113-118.
36. Wenger, E., McDermott, R. & Snyder, W. (2001). Cultivating Communities of Practice. Harvard Business School, Harvard.
37. Zielstorff, R. D. (1998). Online practice guidelines: Issues, obstacles and future prospects. Journal of American Medical Informatics Association, 5, 227-236.

08

5단계: 평가

* * *

“최신의, 최선의 근거를 체계적으로 평가하여 종합한 근거중심 임상실무 가이드라인이 그 자체의 효과를 나타내는 근거에 대해서는 체계적으로 평가되어진 적이 없다는 사실은 참으로 아이러니하다” (Worrall, 1996)

>> 근거중심간호의 단계 <<

1단계 - 임상질문: 실무현장에서 파생된 정보에 대한 요구에 초점을 맞추어서 구체적인 질문으로 전환한다.
2단계 - 검색: 구체적인 질문들과 관련된 근거를 확인하기 위해 연구문헌을 검색한다.
3단계 - 비평적 분석: 연구를 통해서 확인된 근거를 타당성과 일반화를 위하여 비평적으로 평가한다.
4단계 - 실무적용: 최선의 활용 가능한 근거를 임상적 경험과 대상자의 가치를 바탕으로 간호실무에 적용한다.
5단계 - 평가: 근거에 기반한 수행을 자가평가, 모니터 및 동료평가를 통해서 평가한다.

근거중심 보건의료는 최근 수년간 상당한 발전을 이루어 왔으며 최선의 근거를 공유하기 위한 다양한 방법들이 개발되어 왔다. 이러한 다양한 방법들을 통해 확산되는 근거의 양에 비해 실제 근거를 실무에 적용하는 비율은 아직은 낮은 것으로 보고되고 있다. 최선의 근거를 실무에 적용하는 것은 근거중심간호의 중요한 과제로 남아있다.

평가는 근거중심간호의 1-4단계를 실행하는 과정의 효과와 효율성을 평가하고 이를 향상시키기 위한 방법을 찾는 단계이다. 두 가지 차원의 평가를 들 수 있는 데 하나는 간호사 개인이 수행한 근거중심 간호실무 과정과 결과에 대한 자가 평가이며 다른 하나는 조직 차원에서 근거중심 프로젝트의 효과를 평가하는 것이다.

8. 1. 개인 차원의 평가

먼저 간호사 개인이 자신의 근거중심 간호실무 과정과 결과에 대해 평가하는 단계를 Sackett(2000)의 근거중심 교육이론을 활용하여 전개하면 다음과 같다.

첫 번째 단계인 임상질문 만들기에 대한 평가는 임상질문을 적절히 만들었는 지와 자신의 지식이 부족한 부분을 파악하여 이것을 질문으로 만드는 데 활용하였는 지 등을 평가할 수 있다(Box 8-1).

두 번째 단계인 검색에 대한 평가로는 실제로 자신이 검색을 시도한 적이 있는 가에 대한 평가로부터 시작하여 해당 임상질문에 가장 적절한 최신, 최선의 근거를 제공할 수 있는 자료원을 알고 있는 지와 전자문서 검색 등을 통해 검색하는 기술을 갖추고 있는 지에 대해 평가할 수 있다(Box 8-2).

세 번째 단계인 비평적 분석 단계에 대해서는 근거에 대한 비평적 분석을 실시하고 있는 지에서 시작하여 실제 비평적 분석을 실시하고 있다면 이를 임상에 적용하는 것이 숙달되어 있는 지에 대해 평가하여야 한다(Box 8-3).

네 번째 단계인 실무 적용에 대한 평가를 위해서 비평적 분석의 결과를 실무에 적용하고 있는지에 대해 평가가 이루어져야 한다. 개인 간호사 차원에서 비평적으로 분석한 결과를 환자에게 적용하기 힘들다면 이에 대해 다른 간호사에게 상의하거나 소그룹을 만들어 활동할

Box 8-1. 올바른 임상질문 만들기의 평가

1. 임상 질문을 얼마나 자주 만드는가?
2. 질문을 얼마나 잘 만드는가?
   (a) "배경"지식에 대한 질문
   (b) "구체적"지식에 대한 질문(PICO(M))
3. 지식의 결핍부분을 파악할 수 있는 지침을 사용하고 이를 질문을 만드는데 활용할 수 있는가?
4. 질문을 형성하는데 있어 문제를 해결해 나갈 수 있는 능력이 향상되고 있는가?
5. 의문점을 즉시 해결할 수 없을 때 나중에 해결하는 전략을 가지고 있는가?

Box 8-2. 근거를 검색하는 방법에 대한 평가

1. 검색을 시도하는가?
2. 해당 임상분야에 최신 최선의 근거를 제공할 수 있는 적절한 자료원을 알고 있는가?
3. 소프트웨어와 하드웨어를 사용하여 최상의 근거에 즉각적으로 접근할 수 있는가?
4. 다양한 자료원을 사용하여 유용한 근거를 찾을 수 있는가?
5. 검색 능력이 향상되고 있는가?
6. 전자 데이터베이스를 검색 할 때 MeSH용어, 유의어, 제한 (limiter)등을 사용할 수 있고 원문을 얻는 방법을 아는가?
7. 최신 최선의 근거를 확보하는데 있어 열정적인 다른 동료나 의학도서관 사서와 자신의 검색전략을 비교하고 있는가?

Box 8-3. 비평적 분석에 대한 평가

1. 외적 근거에 대한 비평적인 분석을 시행하고 있는가?
2. 비평적 분석에 대한 지침의 적용이 점차로 수월해지는가?
3. 비평적 분석의 측정수치(NNT, NNH 등)를 좀 더 정확하고 효과적으로 사용하고 있는가?
4. 비평적 분석 요약(CAT)을 생성할 수 있는가?

Box 8-4. 비평적 분석의 실무 적용 평가

1. 비평적 분석의 결과를 환자의 간호에 통합하고 있는가?
2. 비평적 분석의 결과로 얻어진 측정치(NNT, NNH 등)을 환자에게 정확하고 효율적으로 적용하고 있는가?
3. 의사결정에 있어 의견의 불일치가 발생할 경우 이를 비평적 분석 결과를 바탕으로 적절히 설명하고 해결할 수 있는가?
4. 근거중심간호의 수행과정에 대한 감사(audit)를 수행한 적이 있는가?

수도 있을 것이다. 상기의 자가 평가 방법 외에도 다른 동료들과 함께 자신의 근거중심 간호실무에 대해 평가하는 것도 필요하다. 이러한 평가는 간호사 개인의 임상수행능력을 평가할 수 있도록 하며 다른 동료들의 반응을 자신의 간호전략에 포함시켜 간호의 질을 향상시키는 것을 도울 수 있다(Box 8-4).

8. 2. 조직 및 기관 차원의 평가

조직 및 기관에서 근거중심 실무를 도입하기 위한 과정과 결과를 평가하기 위해서는 여러 가지 다양한 방법이 사용될 수 있다. 대표적인 두 가지 방법이 개별 실무위주의 평가인 임상심사와 전체 프로그램의 평가가 있다

8. 2. 1. 임상심사(Clinical audit)

임상심사는 현재 실무를 질 평가 기준, 가이드라인, 최선의 실무 근거 등과 비교하여 평가하는 방법이다. 임상심사는 평가를 통해 실무의 질을 향상시키는 변화의 한 과정이기도 하다(Mason, 2002).

임상심사를 위한 기준은 측정 가능한 변수로서 최선의 환자 결과를 위한 목적에 초점을 두어 가능한 한 가지 영역을 매 기준에서 다루도록 한다(Shakib & Phillips, 2003). 임상심사의 기준은 구조, 과정, 결과의 세 가지 틀에 맞추어 개발하는 것으로 단순히 결과를 측정하는 것이 아니라 결과를 달성하기 위한 요구사항과 결과에 영향을 미칠 수 있는 실무 행동을 평가하는 데 도움이 된다(Johnston et al., 2000)(Box 8-5).

Box 9-5. 임상심사의 세 가지 기준

구조 기준(structure criteria): 기준을 수행하기 위해 필요한 자원(예: 인력, 특별한 장비, 시간 등)
과정 기준(process criteria): 간호기준을 수행하거 위해 필요한 행동과 결정사항(예: 사정도구, 평가도구, 의뢰, 기록, 구체적 중재활동 등)
결과 기준(outcome criteria): 중재의 기대되는 결과로서 간호기준을 수행함으로써 기대되는 것을 의미한다(예: 입원기간, 회복률)

다음은 Joanna Briggs Institute(2002)에서 개발한 피부이식 환자의 드레싱을 위한 표준에 대한 임상심사 도구의 예이다.

기관 / 병동________________ **임상 감사 프로그램**____________

심사주제: 피부이식 공여자 부위 드레싱 관리
관련기준: JBI Best Practice Information Sheet, 6(2), 2002
심사목적: 피부이식 공여자 부위 간호 중재 측정
심사이유: 간호하는 방법이 다양하며 상처부위의 삼출액 누출과 빈번한 드레싱 교환으로 인한 문제가 흔히 발생함
심사팀: 임상실무자와 자료수집자

임상 가이드라인	심사 기준
1. 1차 드레싱은 습윤 상처 치유 제품을 사용한다	1. 제공되는 드레싱 제품의 100%가 습윤 상처 치유 드레싱이다.
2. 1차 드레싱의 크기와 종류는 예상되는 삼출액의 양에 적합하다.	2. 드레싱 선택의 100%는 예상되는 삼출액의 양에 따라 결정된다.
3. 수술 후 24-48시간동안 1차 드레싱은 손상없이 남아있다.	3. 1차 드레싱의 100%는 수술 후 24-48시간동안 손상없이 남아 있을 것이다.

심사 지표

1. 제공되는 드레싱 제품의 100%는 습윤 상처 치유 드레싱이다.		
구조	과정	결과
S1 가이드라인은 습윤 상처 치유 제품을 사용하도록 권고한다	P1 습윤 상처 치유 제품은 수술 전 병동에서 사용가능하다	O1 습윤 상처 치유 제품이 1차 드레싱으로 사용된다
2. 드레싱 선택의 100%는 예상되는 삼출액의 양에 따라 결정된다.		
구조	과정	결과
S2 가이드라인은 드레싱 선택은 예상되는 삼출액의 양에 따라 결정하도록 권고한다	P2 드레싱 선택과정의 일부분으로 삼출액의 양이 평가된다	O2 적용된 1차 드레싱은 크기가 적절하고 공여자 사이트의 삼출액을 처리하기에 충분하다.
3. 1차 드레싱의 100%는 수술 후 24-48시간동안 손상없이 남아 있을 것이다.		
구조	과정	결과
S3 병동 프로토콜은 1차 드레싱은 수술 후 24-48시간 동안 손상없이 남아 있어야 한다고 규정한다	P3 직원들은 프로토콜의 규정을 잘 알고 있다	O3 모든 1차 드레싱은 수술 후 24-48시간동안 손상없이 남아 있다.

심사활동 및 결과

감사 지표	기준	심사 활동	소견과 설명	이행도	
				성과	기대치
1	S1 가이드라인은 습윤 상처 치유 제품을 사용하도록 권고한다	공여 부위를 위한 드레싱의 유형에 대한 절차 가이드라인을 검토	1차 드레싱으로 권고된 것은 모두 습윤 상처 치유 제품임	100%	100%
1	P1 습윤 상처 치유 제품은 수술 전 병동에서 사용가능하다	공여 부위의 습윤 상처 치유 제품에 대한 가이드라인 검토	습윤 상처 치유 제품이 사용 가능함	100%	100%
1	O1 습윤 상처 치유 제품이 1차 드레싱으로 사용된다	일차 드레싱 적용에 대한 수술 후 환자 기록 검토	적용된 일차 드레싱은 모두 습윤 상처 치유 제품임	100%	100%

감사 지표	기준	심사 활동	소견과 설명	이행도	
				성과	기대치
2	S2 가이드라인에서 드레싱 선택은 예상되는 삼출액의 양에 따라 결정하도록 권고한다	일차 드레싱 선택을 위한 삼출액 양의 추정에 대한 가이드라인 권고사항 검토	1차 드레싱 선택을 위한 삼출액 양의 추정에 대한 기록이 가이드라인에 포함되지 않음	0%	100%
2	P2 드레싱 선택과정의 일부분으로 삼출액의 양이 평가된다	삼출액 량 추정에 대한 기록 검토	삼출액 양 추정치가 기록되지 않음	0%	100%
2	O2 적용된 1차 드레싱은 크기가 적절하고 공여자 사이트의 삼출액을 처리하기에 충분하다.	감사 당일 간호사에게 질문하는 것으로 평가	5= 크기가 적절하지 않음 15=크기가 적절함	75%	100%
3	S3 병동 프로토콜에서 1차 드레싱은 수술 후 24-48시간동안 손상 없이 남아 있어야 한다고 규정한다	병동문서와 실무 가이드라인 검토	프로토콜 또는 가이드라인이 확인되지 않음	0%	100%
3	P3 직원들은 프로토콜의 규정을 잘 알고 있다	감사 당일 소집된 모든 병동 간호사에게 프로토콜의 규정을 알고 있는지 질문	프로토콜이 없으므로 해당사항 없음	100%	100%
3	03 모든 1차 드레싱은 수술 후 24-48시간 동안 손상없이 남아 있다.	수술 후 24-48시간 사이의 모든 공여 부위의 드레싱을 직접 관찰	모든 공여 부위가 첫 24시간 동안 드레싱이 그대로 유지되어 있지는 않음; 어떤 것은 환자 또는 병동 간호 직원에 의해 제거됨	75%	100%

기관 / 병동________________ **임상 감사 프로그램**____________

심사 주제 : 피부이식 공여자 부위 드레싱 관리 날짜________

관련 표준 : JBI Best Practice Information Sheet, 6(2), 2002

심사 소견/설명과 활동 계획의 개요

지표1	
이행도/확인된 문제	조치
100% 이행	요구되는 조치 없음
지표2	
이행도/확인된 문제	조치
S2: 0% 이행 n= 이행 n= 불이행하는	예상되는 삼출액의 양에 따라 드레싱을 선택해야 하는 필요성에 대해 논의하고 명확히 하기 위해 관계자와 직원의 병동회의 준비.
P2: 0% 이행 n= 이행하는 n= 불이행하는	환자 드레싱 관리에 대한 주요한 법적인 수단으로써 문서의 역할에 대해 강조.
O2: 75% 이행 15= 크기가 적절함 5= 크기가 적절하지 않음	드레싱의 크기가 적절하지 않아 추가적으로 드레싱을 사용한 것은 심각하지는 않음. 드레싱이 젖은 양과 추가적인 드레싱을 관찰하기 위해 6주정도 자료를 수집.
지표3	
이행도/확인된 문제	조치
S3: 100% 이해	간호사 및 의사로 이루어진 포커스 그룹은 일차 드레싱을 수술 후 24-48시간 동안 유지하는 것에 대한 병동 프로토콜을 개발.
P3: 0% 이행 - 프로토콜이 아직 개발되지 않음	
O3: 0% 이행 - 프로토콜이 아직 개발되지 않음	

심사 활동의 결론과 결과

심사는 최선의 실무로 알려진 습윤 상처 치유 제품이 모든 공여부위에 일관되게 100% 이행되고 있음을 나타내었다. 또한 직원들이 최신 가이드라인을 정보로 이용한다는 것과 가이드라인이 없는 경우 실무의 일관성이 유지되기 어렵다는 것을 확인하였다. 특히 드레싱 선택과 수술 후 24-48시간 동안 드레싱을 유지하는 것에 대한 평가에서 해당 기록이 부족하다는 것에서 분명하게 나타났다. 심사결과에서 피부 공여부위에 대해 필요한 세부사항이 일관되게 기술되지 않은 것으로 나타났다.

실무 지침서의 검토와 개정에 대해 6개월 후 재심사가 있을 것이다. 현 심사결과는 심사지표 1에 대한 100%이행도 달성을 강조하여 해당 실무영역에 홍보될 것이다.

출처: JBI Best Practice Information Sheet 6(2), 2002

8. 2. 2. 프로그램 평가

프로그램 평가(Program evaluation)는 프로그램에 대한 지식 생성과 추후 전략 계획을 세우기 위해 특정 프로그램에 대해 체계적 평가를 수행하는 과정을 의미한다. 프로그램 평가가 연구결과를 의미하는 경우도 있다(Owen, & Rogers, 1999). 프로그램 평가는 프로그램 활동의 목적과 목표에 부합해야 한다. 프로그램 목적, 결과, 전략, 목표, 수행지표, 수행 측정을 포

표 8-1. 프로그램 평가의 주요변수

용어	의미
목표	초기에 달성하고자 설정한 목적
결과	초기에 달성하고자 하는 태도, 행동, 건강조건이나 상태의 변화
전략	결과를 얻기 위해 사용한 계획
목적	결과를 이루기 위해 달성해야 하는 세부 목적
수행지표	목적이나 결과에 대한 과정을 시사하는 태도, 행동, 건강조건이나 상태의 반응이나 측정된 변화
수행측정	태도, 행동, 건강지표 또는 상태의 변화가 측정되는 방법

표 8-2. 프로그램 평가의 종류

	사전 평가	검증 평가	상호작용 평가	모니터링 평가	영향 평가
평가 목적	프로그램의 종합	프로그램에 대한 설명을 제공함	프로그램 향상	프로그램 개선	프로그램 결과
초점	프로그램의 배경	프로그램 개발	프로그램 개발	프로그램의 결과 산물	프로그램의 결과 산물
평가 시점	프로그램 시작 전	프로그램 진행중	프로그램 진행중	프로그램 진행중	프로그램 종료후

함하여 프로그램을 평가하는 것이 중요하다(Centers for Disease Control and Prevention, 1999). 이러한 매개변수들은 표 8-1에 설명되어 있다.

프로그램 평가는 달성하고자 하는 목적에 따라 다음의 네 가지로 나누어 질 수 있다(Grembowski, 2001)(표 8-2).

■ 사전 평가(Proactive evaluation)

사전 평가는 프로그램을 시작하기 전에 수행한다. 목적은 해당 주제에 대해 알려진 것이 무엇인지에 대한 근거를 제공하고, 프로그램을 개발하기 위한 방법을 정하기 위한 정보를 수집하기 위함이다. 프로그램 책임자에게 프로그램의 효과를 향상시키기 위해 어떻게 변화할 필요가 있는지에 대한 세부사항을 제공한다.

■ 검증 평가(Clarificative evaluation)

검증 평가의 목적은 프로그램의 근본 구조, 원리와 기능을 설명하는 것이다. 이것은 프로그램이 수행되는 방법보다는 내적 구성요소에 초점을 둔다. 프로그램의 구성요소들 간의 마찰이 있을 때 특히 검증 평가가 필요하다. 프로그램 활동이 의도한 결과와 어떻게 연결되는지에 대해 더 자세한 설명을 제공할 수 있다.

검증 평가는 다음의 특징적인 질문을 평가목적으로 포함한다.

· 프로그램의 원리는 무엇인가?
· 프로그램의 의도된 결과는 무엇인가?
· 의도된 결과의 성취를 위해 변화시켜야 하는 구조는 무엇인가?

■ 상호작용 평가(Interactive evaluation)

상호작용 평가는 프로그램의 수행과 산출을 설명한다. 이 평가는 특히 프로그램 활동이 지속적으로 변화하는 경우 유용한데 이는 과정을 변화시키는 중요한 요소가 무엇인지 설명해주기 때문이다. 이 평가에서는 프로그램의 결과나 최종 산물보다는 변화와 향상을 지지하는 핵심 관계자들을 주요 평가대상으로 삼는다. 이 평가와 관련된 특징적인 질문은 다음을 포함한다.

· 프로그램은 어떻게 진행되고 있는가?
· 프로그램을 성취하고자 하는 목표는 무엇인가?
· 프로그램이 더 효과적이기 위해서는 어떠한 변화가 필요한가?
· 프로그램이 더 효과적이기 위해서는 기관에 어떠한 변화가 필요한가?

표 8-3. 프로그램의 경제성 평가를 위한 네 가지 방법

종류	특징
비용효과분석 (Cost-Effectiveness Analysis)	기대하는 이익을 성취하기 위한 여러 방법의 상대적인 효율성을 판단하기 위한 것이다. 만약 더 낮은 비용의 더 효과적인 프로그램이 없다면 해당 프로그램이 효율적이다.
비용편익분석 (Cost Benefit Analysis)	비용과 이익을 비교하는 것으로 이익이 비용과 동일하거나 많다면 해당 프로그램은 가치가 있다.
비용최소화분석 (Cost Minimization Analysis)	동일한 결과를 낳은 프로그램이라면 어느 쪽이 비용이 더 낮은 지 비교하는 것이다.
비용효용분석 (Cost Utility Analysis)	두 프로그램의 결과를 가치와 질에 의해 가중치를 두는 "질 조정 수명(quality adjusted years)" 과 같은 측정법에 의해 비교한다. 분석의 목표는 질 조정 수명이 길면서 비용이 낮은 프로그램으로 선택하는 것이다.

■ **모니터링 평가(Monitoring evaluation)**

모니터링 평가는 프로그램이 수행된 후 적용된다. 이 평가는 프로그램의 효과를 확인하고 효율성을 분석한다. 이 평가는 다음의 질문을 포함한다.

· 프로그램은 어떻게 표적집단에 수행되었는가?
· 프로그램 수행의 비용은 얼마이며 예상치와 비교했을 때 어떠한가?
· 프로그램이 더 효과적으로 변화될 수 있는가?
· 프로그램이 더 효율적으로 변화될 수 있는가?

■ **영향평가(Impact evaluation)**

영향 평가는 수행된 프로그램을 분석한다. 영향 평가의 주요목적은 결과를 판별하는 것이고, 어떻게 프로그램이 수행되었는지를 설명한다. 영향평가는 프로그램 수행 여부가 조직에 미친 영향과 타 프로그램과 비교한다. 프로그램을 지속할 것인지 다른 프로그램으로 바꿀 것인지를 판단할 수 있다. 이 평가는 다음의 질문을 포함한다.

· 이 프로그램의 비용-효과는 무엇인가?
· 프로그램이 기대되는 목표를 어느 정도 달성하였는가 ?
· 기대되지 않은 결과가 나타났는가?
· 프로그램이 개인적인 요구를 어떻게 적절히 지원하였는가?

프로그램의 영향 평가의 일환인 프로그램의 경제성 평가를 위한 네 가지 방법에 대해 표 8-3에 설명되어 있다(Elixhauser, Halpern, Scmier, & Luce, 1998).

8. 3. 임상 실무 가이드라인의 사용과 효과에 대한 평가

근거중심 임상실무 가이드라인은 최근 급속히 증가하고 있으며 가이드라인 제작은 개발된 가이드라인의 무비판적인 수용과 함께 성장산업이 되어가고 있다. 그러나 이러한 가이드라인의 사용이 치료 및 간호의 질 향상을 이끌어내어야 한다는 전제에 대한 평가요구 또한 증가하고 있다. 효과에 대한 평가과정에서는 가이드라인의 타당성과(임상적으로 유용한가?) 수행방법의 배급 및 적용에 대한 효과가(가이드라인이 사용되어졌는가?) 모두 사정되어야 한다.

8. 3. 1. 과정 평가

과정평가의 목적은 가이드라인을 수행하는 과정에서 간호사의 이해와 지지 정도를 평가하

Box 9-6. 과정 평가를 위한 질문

1. 가이드라인을 수행하기 위한 지식을 가지고 있다.
2. 가이드라인을 사용함으로서 간호의 질이 향상되었다.
3. 가이드라인을 수행하고자 하는 나의 노력에 지지를 받는다고 생각한다.
4. 가이드라인을 수행할 준비가 되어있다고 생각한다.
5. 해당 문제의 위험요인을 확인할 수 있다.
6. 중재를 위한 주요활동을 확인하고 수행할 수 있다.
7. 가이드라인을 수행하기 전에 가이드라인에 대해 배울 충분한 시간이 있었다.
8. 가이드라인을 사용전 보다 후에 해당 문제에 대한 간호를 더욱 잘 수행하고 있다.
9. 가이드라인은 대부분의 환자의 해당 문제 요구를 충족할 수 있도록 도와준다.

출처: Titler, M., & Mentes, J. (2001). Guidelines for writing Evidence Based Practice Protocols. The University of Iowa Gerontological Nursing Interventions Research Center.

Box 9-7. 억제대 사용과 관련된 가이드라인 교육 실시 후 지식 평가 문항의 예

1. 억제대를 사용하는 가장 흔한 경우는? a
   a. 낙상의 위험이 있을 때
   b. 가족이 원해서
   c. 의식수준의 변화
   d. 신체적 균형 유지가 힘들 때

2. 억제대 사용으로 인해 발생할 수 있는 신체적 영향은 어느 것인가? d
   a. 부동
   b. 뼈의 골절
   c. 낙상
   d. 위의 모두

출처: Park, M., Tang, J., & Ledford, L. J. (2005). Evidence Based based Protocol: Restraints. Iowa: University of Iowa gerontological nursing intervention research center, Research Dissemination Core.

표 8-4. 결과 평가 양식의 예

	1 주	2주	3주
결과 1 예: 환자의 통증이 감소할 것이다.			
환자 면담			
결과 지표의 예: 통증 강도가 지난 24시간동안 3이하이다.			
결과 지표의 예: 가장 심한 통증 강도는 지난 4시간 동안 5이하이다.			
환자 기록 [결과 지표 열거]			
환자 관찰 [결과 지표 열거]			
환자 가족 [결과 지표 열거]			
결과 2			
환자 면담 [결과 지표 열거]			
환자 기록 [결과 지표 열거]			
환자 관찰 [결과 지표 열거]			
환자 가족 [결과 지표 열거]			

출처: Herr, K., Titler, M., Sorofman, B., Ardery, G., Schmitt, M., & Young, D. (2000). Evidence based protocol-acute pain management in the elderly. Iowa: University of Iowa gerontological nursing intervention research center,Research Dissemination Core.

고 이를 향상시키기 위함이다. 과정 평가를 위해 사용할 수 있는 질문의 예가(Box 8-6)에 제시되어 있다.

또한 해당 가이드라인에 대해 직원교육을 실시하기 전과 후의 지식을 평가한다. 지식은 행위변화를 나타내는 중요한 지표 중 하나이므로 이에 대해 평가하도록 한다(Box 8-7).

8.3.2. 결과 평가

가이드라인을 바탕으로 간호를 받고 있는 환자들을 대상으로 일정 기간 마다 다음의 양식에 따라 기준의 충족 여부를 작성한다(표 8-4).

이러한 과정평가와 결과 평가의 전체적인 계획은 측정하고자 하는 지표의 정확한 정의, 형태에 대한 기술과 더불어 언제 지표를 어떠한 방법으로 측정할 것인지, 분석결과를 어떻게 피드백할 것인지, 결과의 피드백으로 어떠한 변화가 생겼는지에 대한 계획이 포함될 수

표 8-5. 결과 평가 계획표의 예

지표 (과정, 결과, 지식)	지표의 조작적 정의	자료 수집원	자료 수집 빈도	자료 분석시기, 분석단위 (환자별, 병동별)	결과 피드백 (대상/빈도)	실무변화	기타 조치	QI 팀에 자료 송부 빈도

출처: Titler, M., & Mentes, J. (2001). Guidelines for writing Evidence Based Practice Protocols. The University of Iowa Gerontological Nursing Interventions Research Center.

있다(표 8-5).

본 장은 개인 차원의 근거중심간호 이행 여부의 평가와 기관 차원의 임상심사 및 프로그램 평가에 대한 방법, 가이드라인 수행과정 및 결과 평가 도구에 대해 설명하였다. 근거중심 간호실무 변화가 환자의 결과에 어떠한 실제적인 영향을 미쳤는지를 평가하는 것은 중요한 단계이다. 근거중심 간호실무의 모든 단계를 평가하는 것도 가능하지만 평가 목적에 따라 특정 부분의 평가에 초점을 두어 행하는 것이 보다 흔한 평가방법이다.

참고문헌

1. Centers for Disease Control and Prevention. (1999). Framework for program evaluation in public health. Morbidity and Mortality Weekly Report, 48, 17.
2. Elixhauser, A., Halpern, M., Scmier, J., & Luce, B.R. (1998). Health care CBA and CEA from 1991 to 1996. Medical Care, 36(Suppl 5), MS1-MS9.
3. Grembowski, D. (2001). The Practice of Health Program Evaluation. Sage Publications, Thousand Oaks.
4. Herr, K., Titler, M., Sorofman, B., Ardery, G., Schmitt, M., & Young, D. (2000). Evidence based protocol-acute pain management in the elderly. Iowa: University of Iowa gerontological nursing intervention research center, Research Dissemination Core.
5. Joanna Briggs Institute. (2001). Acute Care Clinical Auditing Manual. Adelaide: JBI.
6. Joanna Briggs Institute. (2002). Best Practice Information Sheet, 6(2).

7. Johnston, G., Crombie, I., & Davies, H. et al. (2000). Reviewing audit: barriers and facilitating factors for effective clinical audit. Quality in Health Care, 9(1), 23-26.
8. Mason, A. (2002). The emerging role of clinical audits. Clinical Medicine, 2(4), 294-296.
9. Owen, J. M., & Rogers, P. J. (1999). Program Evaluation: Forms and Approaches. International edn. Sage Publications, London.
10. Park, M., Tang, J., & Ledford, L. J. (2005). Evidence Based based Protocol: Restraints. Iowa: University of Iowa gerontological nursing intervention research center, Research Dissemination Core.
11. Sackett, D. L., Straus, S. E., Richardson, W. S., Rosenberg, W., & Haynes, R. B. (2000). Evidence-Based Medicine: How to Practice and Teach EBM. (2nd Ed.) London: Churchill Livingstone.
12. Shakib, S., & Phillips, P. A. (2003). The Australian centre for evidence-based clinical practice generic audit tool: Auditmaker for health professionals. Journal of Evaluation in Clinical Practice, 9(2), 259-263.
13. Titler, M., & Mentes, J. (2001). Guidelines for writing Evidence Based Practice Protocols. The University of Iowa Gerontological Nursing Interventions Research Center.
14. Worrall, G., Chaulk, P., & Freake, D. (1997). The effects of clinical practice guidelines on patient outcomes in primary care: a systematic review. Canadian Medical Association Journal, 156, 1705-1712.

09

근거중심 간호교육

* * *

"임상간호사를 위한 대부분의 교육프로그램은 간호연구를 위한 교육내용은 포함하고 있으나 임상간호학의 더욱 중요한 부분인 연구를 적용하여 문제를 해결하고 결과를 확산시키는 방법에 대한 교육은 무시되고 있다. .... 근거를 기반으로 임상행위를 입증하는 것과 더불어 간호학과 학생들은 현재 간호실무에 도전이 되는 새로운 근거를 찾고 이를 실무에 적용하는 방법을 배울 기회를 가져야 한다(American Academy of College of Nursing, p. 6)."

"내가 강의시간에 다음과 같은 이야기를 할 때 학생들은 당황해 하곤 한다. '의과대학 학생 때 배운 지식의 절반은 향후 10년 안에 잘못된 지식으로 판명될 것이다. 불행한 것은 의과대학 교수들 중에서 어떤 지식이 잘못된 절반에 해당될 것인지 알고 있는 사람이 아무도 없다는 사실이다'."(Dr Sydney Burwell, 1956, 전 하버드 의과대학 학장)

근거중심 보건의료의 급속한 발전과 더불어 의학의 경우 매년 Oxford 대학과 London대학 및 McMaster 대학에서 국제 근거중심의학 워크샵을 통해 근거중심의학 교수법이 전 세계적으로 보급되었다. 간호학의 경우 미국의 Iowa 대학, Rochester 대학과 영국의 Royal College of Nursing, 호주의 Joanna Briggs Institute 등의 워크숍을 통해 근거중심간호에 대한 연구와 교육이 확산되고 있다. 간호학 및 의학 교육과정 속에 근거중심간호학과 의학의 도입은 지난 20년간 가장 혁신적인 교육 패러다임의 전환 중 하나임은 분명하다. 미국의 간호대학협회(AACN)(2003)와 의과대학협회(AAMC)는 간호대학과 의과대학 학부 교육 속에 근거중심간호과 근거중심의학의 원리를 포함시켜야 한다고 주장하였고, 근거중심간호와 근거중심의학을 교육과정에 포함시키는 대학의 수가 증가하고 있다. 최근 한 보고서에서 의하면, 의학의 경우 미국 의과대학위원회가 승인한 126개 의과대학 중 122개 대학이 근거중심의학을 필수

과목으로서 포함시키고, 이 과목에 평균 20시간을 할애하고 있다고 발표하였다(Baszansky & Etzel, 2003).

근거중심간호를 교육하는 과정은 주로 기술적 근거중심간호와 인지적 기술을 향상시키는 방향으로 추진되어 왔다. 이러한 교육의 주요초점은 근거중심간호의 단계인 임상질문 만들기, 근거검색, 논문의 비평적 평가, 체계적 고찰, 근거의 적용 등을 교육, 실무, 연구환경에서 강화시키는 것이다(Ferguson, & Day, 2005).

본 장에서는 근거중심간호 교육의 기본원칙 및 대학과 임상 중심의 교육전략에 대해 다루고자 한다.

9. 1. 근거중심 간호교육의 기본 원칙

근거중심간호가 대학 뿐 아니라 임상실무 현장까지 연계되어 평생 교육되어야 한다는 전제하에 학습자들이 스스로 능동적으로 학습할 수 있는 능력을 키워주는 것이 중요하며 이러한 전제 조건하에 근거중심간호 교육의 기본 원칙을 Sackett(2000)의 근거중심 교육원칙을 적용하여 열거하면 다음과 같다.

■ 근거중심간호를 가르치고 배우는 것은 환자-중심의 접근법을 사용하여야 한다.

환자의 문제를 해결하기 위하여 필요한 지식이 무엇인지 파악하고 이것을 임상적 질문으로 만드는 것에 익숙해질 때, 임상적 문제와 연관성이 높은 교육이 되어 더욱 효율적인 교육이 이루어진다. 교수들은 과학적 근거를 탐색하고 분석한 다음 환자의 문제를 통해 이러한 객관적 지식과 환자의 선호도를 어떻게 통합할 수 있는지를 학습자들에게 보여줄 수 있어야 한다.

■ 능동적이고 상호교류가 이루어지는 접근법을 사용하여야 한다.

간호사에게 필요한 "합리적인 사고력"을 키우기 위해서는 자신에게 필요하고 배워야 할 것들을 스스로 결정하고 그것을 배경지식이나 기술에 통합할 수 있도록 교육하여야 한다. 또한 간호사가 된 후에도 임상적 수행능력의 탁월성을 유지하지 위하여 "전문 지식"을 지속적으로 습득하는 평생학습의 책임이 있음을 교육하여야 한다.

■ 교수나 임상지도자들이 숙련된 간호사가 되기 위한 핵심 요소들을 보여주는 본보기 역할을 하여야 한다.

교수가 근거를 찾고 비평하여 그 결과를 기존의 지식과 기술에 자연스럽게 통합하는 과정을 실제로 보여줌으로써 학습자들에게 근거중심간호가 학습되게 하고 학생이나 간호사들도 근거를 적용하는 것이 일상적인 환자간호와 동떨어진 것이 아니라 자신의 일상 업무와 학습의 핵심적인 요소라는 것을 인지하게 한다.

■ 근거중심간호ㄹ를 가르치는 것은 임상환경 속에서 이루어져야 한다.

임상문제가 발생하는 바로 그 환경에서 즉각적으로 근거중심간호를 적용함으로써 환자 중심적이며 학습자 위주의 교육을 활성화할 수 있다. 근거중심간호의 당면 과제는 학문과 임상영역 간의 새로운 협력을 만들어내는 것이다. 연구지식의 축적을 지지하고, 실무에서의 연구창출과 연구결과의 활용에 참여하기 위해서는 간호의 두 영역간의 활발한 교류가 있어야 한다(Keefe, 1995).

■ 근거중심간호학를 가르치기 위해서 교수는 충분한 준비를 하여야 한다.

흔히 접하는 질병이나 임상상황에 대해서는 학습자들이 어떤 질문을 하게 될지 미리 예견하여 사전에 이에 대한 답변을 제공할 수 있는 근거를 수집하고 비평적으로 분석해 놓을 수 있다. 비평적 분석의 요약지(CAT) 등을 잘 정리해서 보관한다면 좋은 교육자료가 될 수 있다.

간호현장에서 신속하고 편리하게 근거에 접근할 수 있는 환경을 조성해 주어야 한다(병동이나 기관에 이러한 시설이 갖추어져 있지 않을 경우 근거중심간호를 실행하는데 장애가 될 수 있다).

9. 2. 전통적인 간호교육 방법의 한계

기존의 전통적인 간호교육은 다음의 한계(Box 9-1)를 가지고 있으며 근거중심간호의 도입을 위해서는 전통적인 교육방법의 수정이 필요하다(Chaboyer et al., 2004; Sackett et al., 2000).

Box 9-1. 전통적 간호교육의 한계

- ■ 지식을 획득하고 소비하는 연구결과의 활용보다 지식을 생산하는 연구방법론의 교육에 치중
- ■ 통계분석의 해석을 통한 연구결과의 이해보다 통계분석법 자체에 중점을 둠
- ■ 환자의 실제 문제보다 미리 준비된 임상주제를 가르침
- ■ 근거의 비평적 분석과 적용보다 사실의 암기위주 교육
- ■ 지식을 산출하기 위한 "research"질문과 지식을 검색하기 위한 "search" 질문이 어떻게 다른지 교육하지 않음
- ■ 어떠한 근거가 옳은 것인지, 어떤 검색 방법이 최선의 방법인지, 어느 정도의 근거가 충분한 것인지 가르치지 않음
- ■ 연구, 임상적 경험, 환자의 가치와 선호에 따라 근거를 종합하는 방법을 가르치지 않음
- ■ 근거를 간호실무에 적용하는 방법을 가르치지 않음

표 9-1.단계별 근거중심 간호교육의 수준

학사수준	석사수준	박사수준
▪체계적 고찰과 근거중심 가이드라인 비평 ▪연구논문 비평 ▪임상질문 만들기 ▪변화 촉진자 역할 배우기 ▪비판적 사고 훈련 ▪근거중심실무 관련 모델 학습	▪근거의 검색(연구논문과 체계적 고찰) ▪논문의 비평과 종합 ▪실무기관의 가이드라인을 검토 ▪근거중심실무 관련 모델을 비교 ▪근거중심실무 관련 임상연구수행에 참여 ▪근거중심실무 팀을 지도 ▪변화과정을 촉진 ▪평가: QI	▪연구수행에 집중된 프로그램 ▪근거중심실무 수행과정의 평가 ▪근거중심실무를 위한 기관의 프로그램을 수행 ▪실무로의 적용이 필요한 지식분야 확인 ▪연구결과의 종합 ▪메타분석 ▪근거중심실무 모델을 개발하고 테스트

9. 3. 간호대학의 근거중심 간호교육

대학에서 근거중심간호 교육을 도입하기 위해서는 학습자의 수준에 따라 적절한 교육방법과 교육내용을 통해 차별화된 교육전략을 활용할 수 있을 것이다(Titler, 2002)(표 9-1).

9. 3. 1. 성우(聖牛) 찾기 대회(Sacred Cow Contest)

"성우"(그림 9-1)란 신성시 되어 비판이나 공격이 허용되지 않는 사람을 의미하는 것으로 간호현장에서 전통적, 관습적으로 행해지는 논리적인 근거가 없는 실무를 지칭하는 것이다(Ryon, 2004)(Box 9-2).

임상간호실습을 하는 간호대학 4학년 학생들을 대상으로 임상실습 시 이러한 성우들을 찾아내고 이를 새로운 간호실무 방법으로 변화시키는 경험을 제공한 성공적인 교육사례가 미국에서 보고된 바 있다. 프로그램은 다음 3단계로 진행되었다(표 9-2).

9. 3. 2. 간호과정, 근거중심간호, 문제중심학습의 통합

간호학부생들의 임상실습 교육시 중복되는 이상적인 간호과정을 환자에게 개별화하지 않고 획일적으로 사용하는 사례연구의 한계를 보완하기 위해 담당환자의 문제에 적합한 연구를 검색하여 집담회 시 연구의 평가와 실제 임상상황과의 비교를 발표하게 하고 졸업 후에도 지속적으로 임상문제에 대해 임상질문을 만들고 이를 해결하기 위해 연구를 검색하고 검토하는 습관이 지속되도록 도울 수 있을 것이다(McSherry & Proctor-Childs, 2001). 통합적 사례 연구를 통해 사례를 해결하기 위한 배경지식, 현상을 보는 질적 연구의 관점, 근거의 검색,

* * *

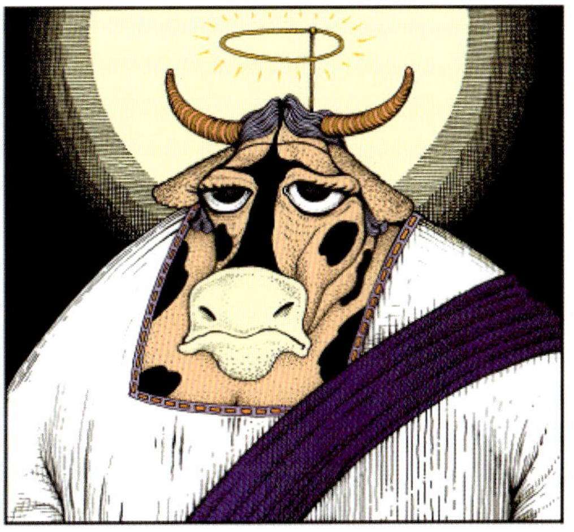

그림 9-1. Sacred Cow(성우)

Box 9-2. Sacred Cow의 예

Sacred Cow: 말초정맥주사 중 혈관이 막힌 경우 헤파린을 사용
Evidence: 식염수도 똑같은 효과, 비용절감, 안전

Sacred Cow: 환자의 안전을 위해 억제대 사용
Evidence: 억제대 사용시 사고의 위험 증가

Sacred Cow: 지정된 시간에 가족들이 ICU환자를 방문하게 하는 것
Evidence: 유동적인 방문 시간이 더 효율적

표 9-2. Sacred cow를 활용한 교육 단계

1단계	2단계	3단계
• 3가지 "성우" 찾기 : 가장 전통적, 가장 비논리적, 가장 시간을 소비하는	Option 1: 연구팀 조직 • 실무간호사와 2-3명의 학생들이 팀을 구성	• 최선의 연구결과를 보기 쉽게 요약 정리 • 포스터 만들기
• 실무간호사에게 질문하기: "왜 이 방법을 계속 사용하나요?"	• 앞서 발견한 "성우"를 연구주제로 선정	• "연구활용의 날"에 발표 (학기 마지막 주): 교수, 학생, 실무진 참석
• 발견한 성우를 지지하거나 반대하는 논문 검색	Option 2: 실무에서 가이드라인을 실행하는 방법에 대해 연구	
• 새로운 근거중심간호법 찾기		

출처: Leake, P. Y. (2004). Teaming with students and a sacred cow contest to make changes in nursing practice. Journal of Continuing Education in Nursing, 35(6), 271-277.

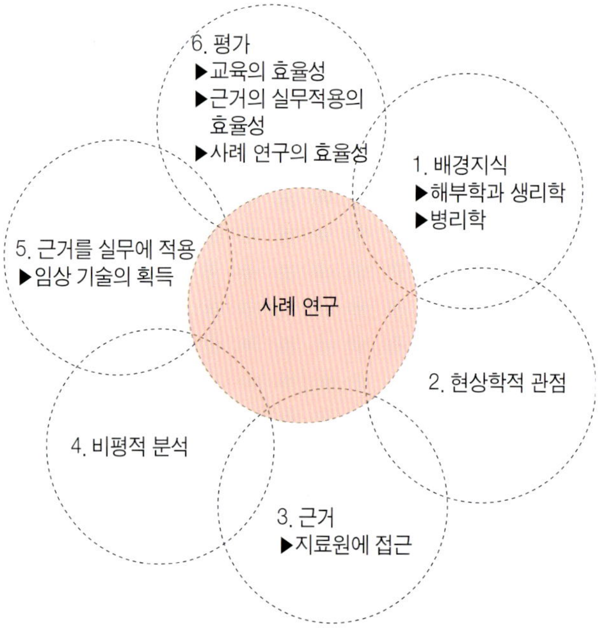

그림 9-2. 사례연구를 통한 근거중심 간호교육
출처: Cullum, N., Dicenso, A., Ciliska, D. (1998). Implementation forum centres of evidence based nursing directions and challenges. Evidence Based Nursing, 2(4), 102-104.

비평적 분석, 실무 적용, 평가의 5단계를 모두 학습하는 통합적 학습이 가능하다(그림 9-2).

Box 9-3은 4장에서 다룬 급성 천식 아동의 사례를 바탕으로 근거중심간호를 실습교육에 활용한 예이다.

9. 3. 4. 근거중심 간호교육의 고려 사항

■근거중심간호의 핵심원리는 지식관리(knowledge management)임을 학생들에게 교육하고 지식관리에 있어 가장 중요하고 기본적인 두 종류의 지식을 구분할 수 있도록 교육하여야 한다(Angel et al., 2000).

· **암묵적 지식(tacit knowledge)이란** 현실적이고 주관적인 지식이다. 예를 들어 조직 안의 모든 구성원들이 각자 가지고 있는 지식이다.
· **명시적 지식(explicit knowledge)이란** 이론적이고 객관적인 지식이다. 예를 들어 공식적인 연구의 출판된 결과물이 명시적 지식이다.

암묵적 지식과 명시적 지식이 상호보완적이라는 사실을 교육시킨다. 암묵적 지식은 다음

* * *

Box 9-3. 사례를 통한 근거중심 간호교육

당신은 급성 천식을 가진 아동을 자주 접하게 되는 아동병동에 근무하는 간호사이다. 어제 지난 6개월 동안 급성 천식으로 4번이나 입원한 병력을 가진 11살짜리 미혜에 대한 사례발표가 집담회를 통해 이루어졌다. 병동 간호팀 구성원들은 미혜의 반복적인 입원의 가능한 여러 가지 이유들을 논의하는 과정에서 미혜와 가족들이 미혜의 투약과 천식발작을 잘 관리하지 못한다는 결론에 동의하게 되었다. 따라서 반복되는 입원 횟수를 줄이기 위해 환자 및 환자가족을 교육하는 중재법들에 대해서 조사해 보기로 결정하였다.

- 사정, 중재, 평가를 위한 근거의 검색전략:
- 근거의 타당성:
- 근거의 중요성:
- 근거의 적용가능성:

의 두 가지 방법으로 명시적 지식으로 전환될 수 있다.

· 새로운 형태의 개념과 모델을 전환시킨다.

· 지식을 구체화시킨다. 전문가의 의견을 권고로 전환시키는 것이 그 예가 될 수 있다.

도한 명시적 지식은 구체적 경험을 통해 암묵적 지식의 근거로 사용될 수 있다.

근거중심 의사결정은 명시적 지식의 사용에 널리 기초하고 있다. 하지만 이 때 암묵적 지식이 전혀 사용되지 않는 것도 아니다. 학생들에게 의사결정의 근거가 공식적인 연구뿐만 아니라 개인적 경험에서도 도출 될 수 있다는 사실을 주지시킬 필요가 있다(표 9-3).

■ 앞서 얘기한 근거중심간호의 단계를 교육하는 동안 학생들이 연구논문들의 오류들을 찾아내기 시작하면서 연구의 한계에 대한 허무주의에 빠질 수 있다("완벽한 연구라는 것이 있을 수 없다면 이 많은 연구들이 다 무슨 소용인가?"). 이러한 상황에서 학생들이 긍정적인 사고를 가질 수 있도록 돕는 방법들은 첫째, 좋은 연구 논문들로 수업을 시작하여 긍정적인 인상을 심어준다. 둘째, 오류가 있는 논문으로 수업을 진행하는 경우 명확한 결론이 나오지 않더라도 그 논문을 통해서 무엇을 얻을 수 있는지에 대해 생각해보도록 한다. 셋째, 해당 연구

표 9-3. 암묵적 지식과 명시적 지식의 특성

암묵적 지식	명시적 지식
의사, 환자, 관리자 등에 의해 형성됨	연구자들에 의해 형성됨
거의 출판되지 않음; 서면화되지 않을 때도 있음	과학 학술지에 게재됨
어떻게 하는지 나타냄	무엇을 해야 할지 서술
조직 내에서만(locally) 접근 가능함	일반화가 가능함
전통적으로 가치가 낮게 매겨짐	전통적으로 가치가 높게 매겨짐

출처: Muir Gray, J. A. (1997). Evidence-Based Health Care: How to Make Health Policy and Management. London: Churchill Livingstone. pp. 244

가 그 분야에서 어떤 시점에서 나왔는지를 생각해 보게 한다. 즉, 연구에 오류가 있다고 하더라도 그 분야나 주제를 다룬 초기 논문이라면 논문에서 얻을 수 있는 정보가 나쁜 정보라기보다는 불충분한 정보일 가능성이 있기 때문이다. 넷째, 논문에서 빠진 정보가 연구설계나 수행을 잘못해서 발생한 것인지 아니면 편집 과정에서 분량 조절로 인해 내용이 누락된 것인지에 대해 생각해 보도록 한다. 저자를 통해 누락된 자료를 받아 볼 수 있는 경우도 있기 때문이다.

어느 장소에서건 근거중심간호를 사용할 수 있도록 습관화하도록 한다. 근거중심간호 학습 능력이 향상되면서 학생들은 자신의 일상 학습과 실습에 이런 능력들을 사용하기 시작하나 여러 가지 장벽에 부딪치기 쉽다. 이러한 장애를 극복할 수 있도록 도와주는 방법들은 다음과 같다. 첫째, 근거중심간호를 활용할 분야를 한 두 개로 한정해서 시작해보도록 권한다. 둘째, 근거중심간호를 활용해보고 싶은 상황들을 선택한 각 상황에서 근거중심간호의 장, 단점을 토론해 보도록 한다. 셋째, 특정 학습과정에 근거중심간호를 어떻게 도입시키면 좋은지에 대해 토론 해보게 한다.

· 대상(교수, 학생, 사서, 병동 간호사 등)
· 장소(실습병동, 간호부서 등)
· 자료(자료 확보 가능성 등)
· 시간(수업 준비 시간, 수업 시간, 평가 시간, 실습시간 등)

9. 4. 임상간호사의 근거중심 간호교육

9. 4. 1. 임상지도자의 근거중심 간호교육

임상현장의 지도자들을 위한 근거중심 간호교육을 통해 근거중심 간호행정 문화가 정착될 수 있도록 촉진한다. 근거중심 간호실무 모델을 활용한 지도력 향상, 근거중심 실무 프로젝트를 촉진시키기 위한 방법, 기관 차원의 근거중심 네트웍 형성 등에 대한 내용이 교육에 포함될 수 있다(그림 9-3).

9. 4. 2. 일반간호사의 교육사례

일반간호사를 위한 성공적인 근거중심 교육사례로 미국 Iowa 대학에서 일반간호사를 대상으로 간호대학이 주축이 되어 인턴쉽 프로그램을 제공한 사례를 들어보고자 한다(Cullen

Advanced Practice Institute:
Promoting Adoption of Evidence-Based Practice

Institute Purpose

The purpose of the Institute is to educate nursing leaders to guide colleagues and staff in the integration of evidence-based knowledge into practice.

Institute Goals

1. To promote advanced skills of nursing leaders in use of evidence-based practice models.
2. To develop leadership skills for facilitating completion of clinically relevant evidence-based practice projects.
3. To foster networks for creative thinking and issue resolution in the evidence-based practice process.

Institute Objectives

At the completion of the Institute, participants will be able to:

1. Identify strategies for implementation of evidence-based practice changes in complex health care systems.
2. Describe the organizational infrastructure necessary for evidence-based practice.
3. Utilize the toolkit provided to promote evidence-based practice.
4. Discuss methods to sustain evidence-based changes in practice.
5. Train other nurses in the evidence-based practice process.
6. Develop a specific evidence-based practice clinical topic.

그림 9-3. Iowa대학의 근거중심 간호실무 촉진을 위한 상급 지도자 과정

& Titler, 2004). 이 프로그램은 실무간호사의 창의적 사고를 증진시키고 근거중심실무 이론에 대한 이해를 증진시켜 임상에 적합한 근거중심실무를 개발하게 함으로써 실무간호사의 전문직 경력을 향상시키는 것을 목표로 하였다. 인턴쉽에 지원하고자 하는 간호사는 다음의 조건을 갖추어야 한다.

- 2년 이상의 임상경력
- 현재 임상현장에서의 1년 이상의 경력
- 50% 이상의 근무시간
- 실무에서의 연구와 근거의 활용에 대한 관심
- 일반간호사, 간호행정가, 전문간호사의 협력 유도
- 지도력-동료들간의 비공식적 지도자
- 탁월한 임상실무 능력

Box 9-4와 같이 해당 임상환경에서 중요한 임상문제를 인턴쉽에서 다루게 된다. 프로그램은 18개월-24개월 정도의 시간이 소요되며 교육프로그램은 12개월 동안 3일 수업, 1회 근거중심간호 학회 참석, 12회의 회의로 구성되어 있다. 인턴쉽을 수행하는 간호사 혼자서 프로그램을 담당하는 것이 아니라 간호행정가 1인과 전문간호사 1인이 함께 팀을 이루도록 한다.

Box 9-4. 근거중심 임상 인턴쉽의 주제

- 복부 수술 후 장음 사정
- 낙상 위험 사정
- 애완견 방문
- 소아중환자실에서 소아병동으로의 이동
- 암환자의 불안 완화를 위한 지시적 심상요법
- 아동의 NG 튜브 삽입
- 경관영양시 흡인 예방
- 경부 골절 환자의 욕창 예방
- 인공호흡기를 적용하는 환자의 진정제 사용
- 자살 위험 사정

각 팀원의 역할은 표 9-4와 같다. 교육내용은 근거중심 간호실무 모델 이해와 적용, 근거의 비평적 분석 및 근거의 실무 적용에 대해 다룬다.

이와 같이 일반 간호사들을 대상으로 한 근거중심 간호교육 프로그램이 성공하기 위해서는 근거중심 실무를 지원하는 실무환경이 마련되어야 한다. 교육받을 수 있는 기회를 허락하고 또한 교육 받은 것을 실무에 적용할 수 있는 기회를 마련해 주어야 할 것이다. 또한 개별 간호사에게 일대일 교육을 제공할 수 있는 멘토쉽이 강화되어야 한다. 무엇보다 중요한 것이 개별 간호사의 의견이 간호행정부서에 전달될 수 있는 상향 전달식 의사전달이 가능해야 한다(Goldman et al., 2004).

9. 4. 3. 정보학을 활용한 교육

국내의 경우 웹기반으로 근거중심 간호교육을 시도한 두 가지 연구사례가 있다.

첫째, 김남영(2005)의 연구에서는 '인공호흡기 환자간호' 를 주제로 근거중심 간호사 직무

표 9-4. 팀원의 역할

인턴 실무간호사 (Project Leader)	간호행정가 (Facilitator)	전문간호사 (Mentor & facilitator)
• 프로젝트 리더 • 근거의 검토 • 가이드라인 개발 • 교육 매체 개발 • 예비 자료 수집 • 실무 변화 평가 • 결과 보고	• 프로젝트의 중요성에 대한 지속적 홍보 • 프로젝트를 위한 자원 배분 • 변화 촉진자 찾기	• 근거의 종합 및 결과 • 결과 보고 등 어려운 과정의 지원 • 간호연구 부서와의 연계

교육프로그램을 웹으로 개발하여 간호사의 직무지식, 수행 및 학습동기의 변화를 비교하였다. 해당 직무교육 프로그램은 EBN 소개, EBN 강의실, 근거중심 학습을 위한 사례, 문제은행, E-Library, 학습지원실, 동영상 강의 정보로 구성되어 있다. 근거중심 학습을 위한 사례를 참고로 주어진 연구를 바탕으로 토론하도록 하는 방법을 통해 학습자들의 근거중심 교육을 촉진하였다. 교육 결과 간호사의 문제해결 능력, 업무수행 능력, 학습동기가 유의하게 높아진 것으로 보고되었다.

둘째, 저자(2005)의 근거중심 가이드라인 은행 시스템 개발의 일환으로 근거중심간호와 근거중심간호의 방법론, 근거중심 가이드라인의 이해와 개발방법 등에 대한 교육 모듈을 개발하여 실행한 결과 간호사들의 근거중심간호 및 근거중심 가이드라인에 대한 이해력의 향상에 도움이 된 것으로 나타났다(그림 9-4).

이 밖에 임상실무자를 위한 근거중심 교육의 활성화를 위해 Sackett 등(2001)은 다음의 두 가지 실질적인 방법을 제시하였다.

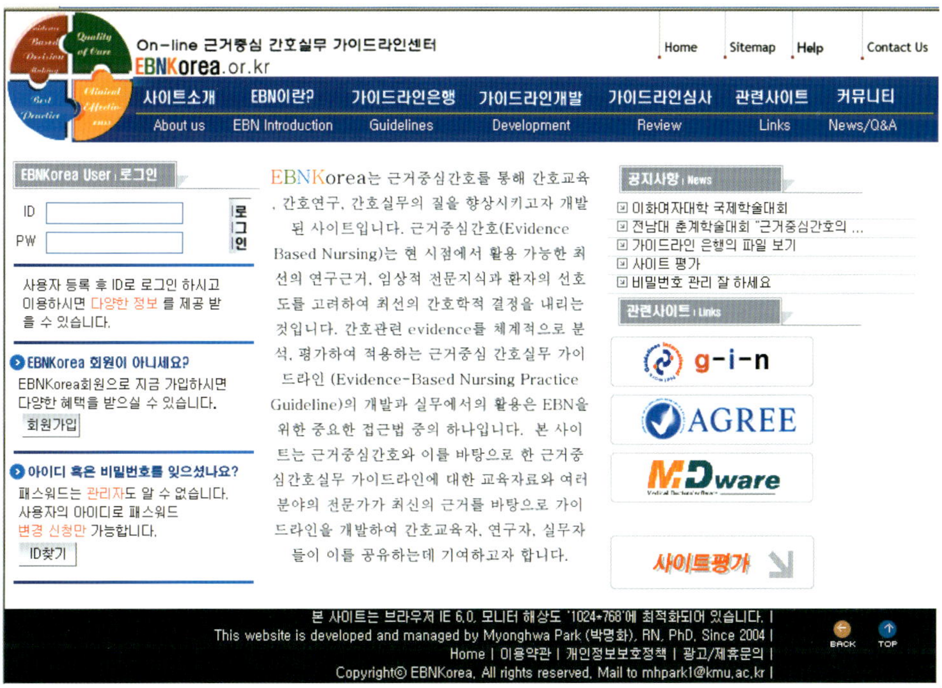
On-line 근거중심 간호실무 가이드라인센터
EBNKorea.or.kr
Home Sitemap Help Contact Us
사이트소개 About us
EBN이란? EBN Introduction
가이드라인은행 Guidelines
가이드라인개발 Development
가이드라인심사 Review
관련사이트 Links
커뮤니티 News/Q&A
EBNKorea User | 로그인
ID
PW
로그인
사용자 등록 후 ID로 로그인 하시고 이용하시면 다양한 정보 를 제공 받을 수 있습니다.
EBNKorea 회원이 아니세요?
EBNKorea회원으로 지금 가입하시면 다양한 혜택을 받으실 수 있습니다.
회원가입
아이디 혹은 비밀번호를 잊으셨나요?
패스워드는 관리자도 알 수 없습니다. 사용자의 아이디로 패스워드 변경 신청만 가능합니다.
ID찾기
EBNKorea는 근거중심간호를 통해 간호교육, 간호연구, 간호실무의 질을 향상시키고자 개발된 사이트입니다. 근거중심간호(Evidence Based Nursing)는 현 시점에서 활용 가능한 최선의 연구근거, 임상적 전문지식과 환자의 선호도를 고려하여 최선의 간호학적 결정을 내리는 것입니다. 간호관련 evidence를 체계적으로 분석, 평가하여 적용하는 근거중심 간호실무 가이드라인 (Evidence-Based Nursing Practice Guideline)의 개발과 실무에서의 활용은 EBN을 위한 중요한 접근법 중의 하나입니다. 본 사이트는 근거중심간호와 이를 바탕으로 한 근거중심간호실무 가이드라인에 대한 교육자료와 여러 분야의 전문가가 최신의 근거를 바탕으로 가이드라인을 개발하여 간호교육자, 연구자, 실무자들이 이를 공유하는데 기여하고자 합니다.
공지사항 | News
이화여자대학 국제학술대회
전남대 춘계학술대회 "근거중심간호의 ...
가이드라인 은행의 파일 보기
사이트 평가
비밀번호 관리 잘 하세요
관련사이트 | Links
g-i-n
AGREE
MDware
사이트평가
본 사이트는 브라우저 IE 6.0, 모니터 해상도 '1024*768'에 최적화되어 있습니다.
This website is developed and managed by Myonghwa Park (박명화), RN, PhD, Since 2004
Home | 이용약관 | 개인정보보호정책 | 광고/제휴문의
Copyright© EBNKorea, All rights reserved, Mail to mhpark1@kmu.ac.kr
BACK TOP

그림 9-4. 근거중심 간호실무 가이드라인 센터

9. 4. 4. 근거중심 저널 클럽

많은 임상교육현장에서 시행하고 있는 저널클럽(특히 저널의 최신호를 미리 주고 구성원들이 돌아가면서 내용을 요약하는 방식을 취하는 경우)은 그 효율성 면에서 효과를 보지 못하고 있다. 논문을 읽고 이를 비평적으로 분석하고 실무 적용가능성을 평가하는 과정이 없는 돌려 읽기식의 저널 클럽은 비생산적이다. 근거중심 저널 클럽은 다음 세 가지 단계로 구성된다.

1 단계 : 저널클럽에 참여하는 구성원들은 최선의 진단이나 중재가 불확실한 환자사례를 먼저 제시한다. 구성원들의 토의를 거쳐 시간과 노력을 투자하여 해답을 찾을만한 가치가 있는 주제를 선정한다. 그 다음 구성원들은 한 가지 이상의 임상 질문을 만드는데(2장에서 배운 구체적 질문), 이것은 구성원들이 임상문제를 해결할 때 실질적인 도움을 줄 수 있는 것이어야 한다. 그 다음 구성들 중 자원하거나 또는 순번을 정하여 문제를 해결하는데 필요한 최선의 근거를 찾기 위한 검색을 시작한다. 두 명 또는 세 명이 한 조가 되어 이를 시행할 수 있고 이 경우 좀 더 숙련된 구성원이 다른 구성원들을 도울 수 있다.

2 단계 : 이전 모임에서 다루었던 문제에 대한 근거를 검색한 결과를 서로 나누는데, 이때 체계적 고찰, 원저 및 기타 다른 근거를 포함하여 4~6개 정도의 초록을 복사하여 나누어 준다. 구성원들은 이중에서 가장 최선이면서 분석할 가치가 있다고 생각되는 하나 혹은 두 개의 근거를 선택하여 다음 토론 시에 사용하기로 결정한다.

3 단계 : 1단계와 2단계에서 선정했던 문제와 선택한 근거에 대하여 비평적 분석을 하는 것이 이 모임의 핵심이다. 먼저, 대부분의 구성원들이 지난번 나누었던 저널을 읽고 오지 않을 것이라는 사실을 받아들이는 것이 필요하다. 즉, 논문을 읽고 오지 않은 참석자들이 논문의 타당성과 실용성을 결정하고 신속한 비평적 분석을 시행할 수 있도록 6~10분간의 시간을 할애한다. 다음, 근거의 타당성과 임상적 유용성을 분석하고 환자에게 어떻게 적용할 것인지에 대하여 논의한다. 이와 같은 과정을 거쳐 비평적 분석 요약지(4장 참고)가 완성되면 모든 구성원들에게 결과를 나누어 주거나 웹사이트에 올려 공유한다.

9. 4. 5. 근거중심 집담회

간호사들은 정규적으로 교육 집담회에 참석한다. 소수의 참석자를 대상으로 하는 병동 집담회 또는 많은 수의 참석자를 대상으로 하는 집담회이든지 간에 이러한 집담회가 의무적으로 참석하는 형식으로 그치는 경우가 많다. 이를 보다 효율적으로 운영하기 위하여 근거중심 간호학의 단계를 배우는 방법에 기초하여 대안을 제시하면 다음과 같다.

1 단계: 참석자들에게 현재 간호하고 있는 환자들 중에서 진단 혹은 중재를 위한 최선의 방법이 불확실한 환자를 선정하도록 한다. 확실히 알지 못하는 것들을 임상 질문으로 생성하는 과정에서 2장에서 배웠던 근거중심간호의 제 1단계인 "임상질문 만들기"의 기술을 채득하게 된다.

2 단계: 여러 참석자들이 동일한 임상적 문제에 대하여 의문점을 갖는 경우 이것을 다음 집담회의 주제로 정하고(근거중심 저널 클럽과 유사한 단계를 밟아) 다음 단계를 수행한다.

(a) 번갈아 가면서 1명 내지 3명의 간호사들이 순번이 되어 타당하고 임상적으로 연관성이 있는 체계적 고찰 문헌이나 원저를 검색하도록 한다. 이러한 과정을 통하여 간호사들끼리 또는 임상교수나 도서관 사서에게 도움을 구할 수 있고 최선의 근거를 찾는 기술을 발전시켜 나가고 연마해 나간다.

(b) 임상문제의 요약과 답변 가능한 질문을 해결하기 위여 검색된 논문 중 교수 혹은 전문가의 도움을 받아 가장 타당하고 임상적으로 연관성이 높은 논문을 한 개 또는 두 개 선택하여 모든 참석자에게 나누어 주면 모든 참석자들이 집담회의 다음 단계에 대한 준비가 된다.

(c) 저널 클럽에서 기술하였던 것처럼 조사해온 근거를 참석자들이 검토할 수 있도록 6~10분 동안 시간적 여유를 준다. 그 다음, 집담회의 책임을 맡은 리더가 연구결과의 타당성, 임상적 중요성, 적용가능성의 여부에 대하여 토론을 주도한다. 집담회가 끝날 무렵, 기존에 만들어진 비평적 분석 요약지를 소개하고 임상적 결론을 집담회의 결론과 비교한다. 이러한 교육모임의 결과로 간호시 반복적으로 접하게 되는 중요한 임상문제에 대한 해답을 얻었다는 것에 대하여 구성원들의 의견이 일치되면 편집된 비평적 분석 요약지를 조원들에게 나누어주고 또한 해당과의 교육자료로 추가되기도 하며 병동게시판에 붙여놓거나 경우에 따라서 임상프로토콜로 사용한다.

9. 5. 근거중심 간호교육의 국제적 경향

미국, 영국, 캐나다, 호주 등지의 간호대학에서는 대학내에 근거중심 간호교육 센터를 두어 교과과정을 개발하고 교육의 효과에 대한 지속적인 연구를 실시하고 있다. 또한 교수진, 학생, 임상실무진이 함께 협력하여 근거중심 간호실무 프로젝트를 실시하여 해당 지역의 실무환경의 근거중심 변화를 위해 노력하고 있다(그림 9-5~8).

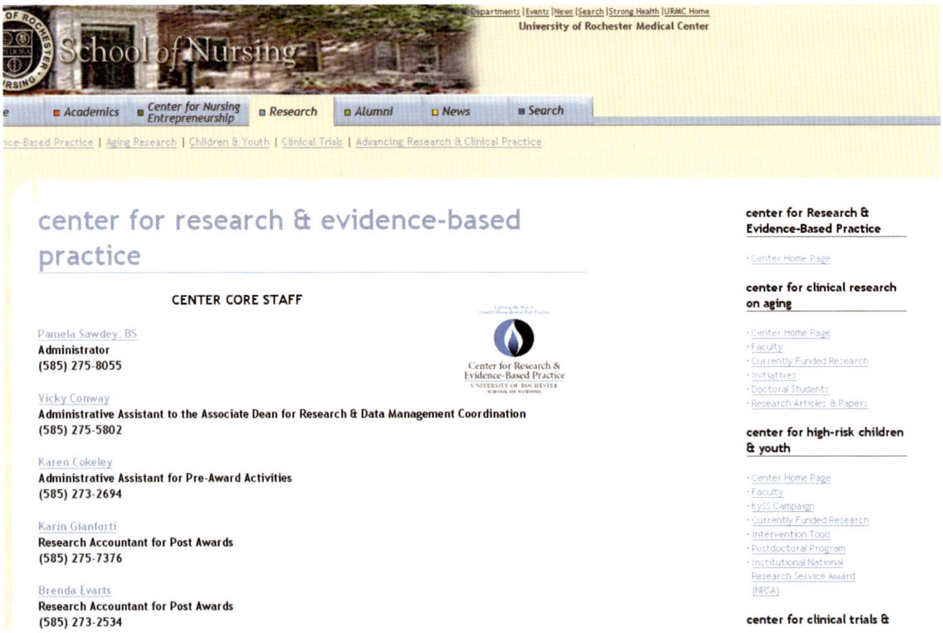

그림 9-5. University ofRochester의 연구 & 근거중심 실무 센터

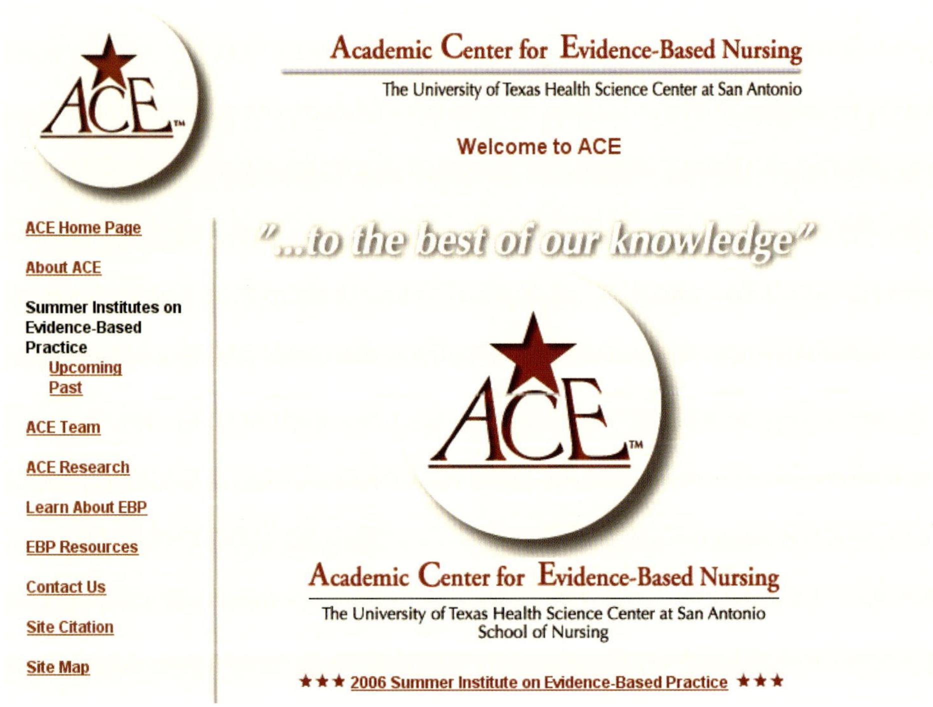

그림 9-6. University of Texas, Health Science Center의 근거중심 간호교육센터io' s

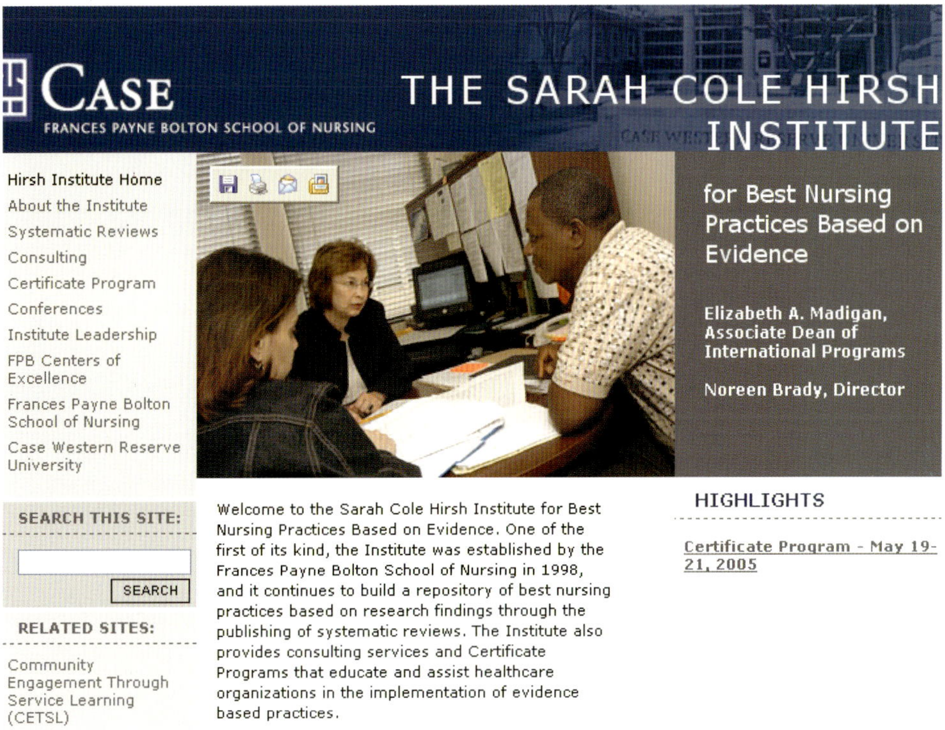

그림 9-7. Frances Payne Bolton School of Nursing의 Sarah Cole Hirsch 근거중심실무 기관

9. 6. 근거중심 간호교육의 발전을 위한 과제 및 전망

9. 6. 1. 근거중심 교육환경의 마련

근거중심간호학을 수행하는 실무자의 역량을 방해하는 주요요인이 주로 시간적 압박, 동료들의 지원 부족, 행정 지원 부족으로 나타나 최근에는 근거중심간호의 교과과정 뿐 아니라 교육 환경에도 노력을 기울이고 있다. 근거중심간호에 대한 학습자의 태도 또한 효율적인 교육을 위해 사정되어야 한다. 무엇보다 중요한 것은 근거중심간호를 교육할 교수자의 준비가 중요하다. 교수자의 근거중심간호에 대한 정확한 이해와 방법론의 숙달이 중요한 전제 조건이다(장금성, 김남영, 2005).

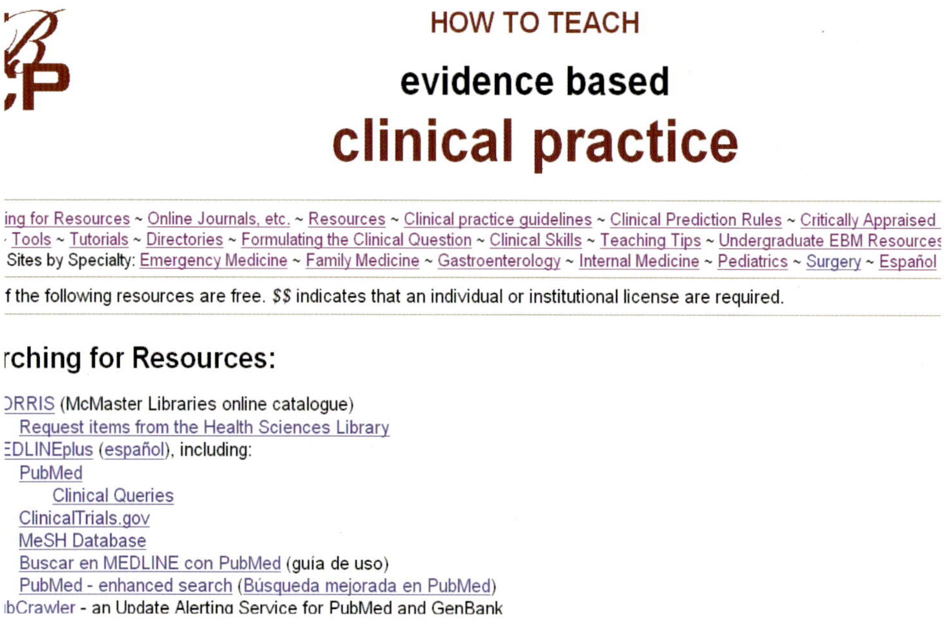

그림 9-8. 캐나다 McMaster University의 근거중심실무 교육 웹사이트

9. 6. 2. 근거자원에의 접근성

Shaughnessy 등(1994)는 의료정보의 유용성을 다음과 같은 공식으로 기술하였다.

$$정보의\ 유용성 = \frac{관련성 \times 타당도}{노력}$$

즉, 가장 유용한 정보는 실무와 관련되어야 하고, 타당도가 높아야 하며 아주 적은 노력으로 이를 얻을 수 있어야 한다는 의미이다.

최근 정보기술의 발전으로 근거중심 보건의료가 유비쿼터스 환경에서 더욱 적용이 용이졌다. 많은 의료기관들에 컴퓨터가 비치되어 있어 전자 데이터베이스에의 접근이 용이해지고 있다. 의사들의 경우 회진을 돌거나 환자를 진료할 때 "근거카트(evidence cart)"를 개발하여 사용한 사례가 보고된 바 있다(그림 9-9). 근거카트는 노트북, 스크린이 부착된 프로젝터, MEDLINE, Best Evidence, the Cochrane Library의 콤팩트 디스크, 주요 의학 잡지 최신 시리즈, 신체사정 교재, CAT 파일 등으로 구성되어 의사들이 임상에서 의학적 질문에 대한 답을 찾는 데 가장 적합한 근거를 담고 있는 카트이다(Sackett & Straus, 1998).

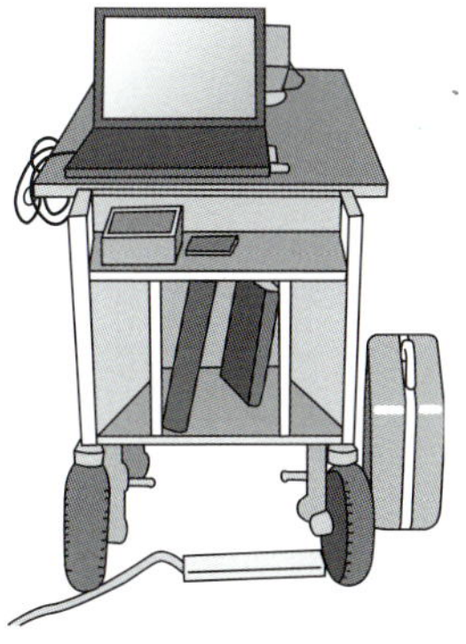

그림 9-9. 근거카트

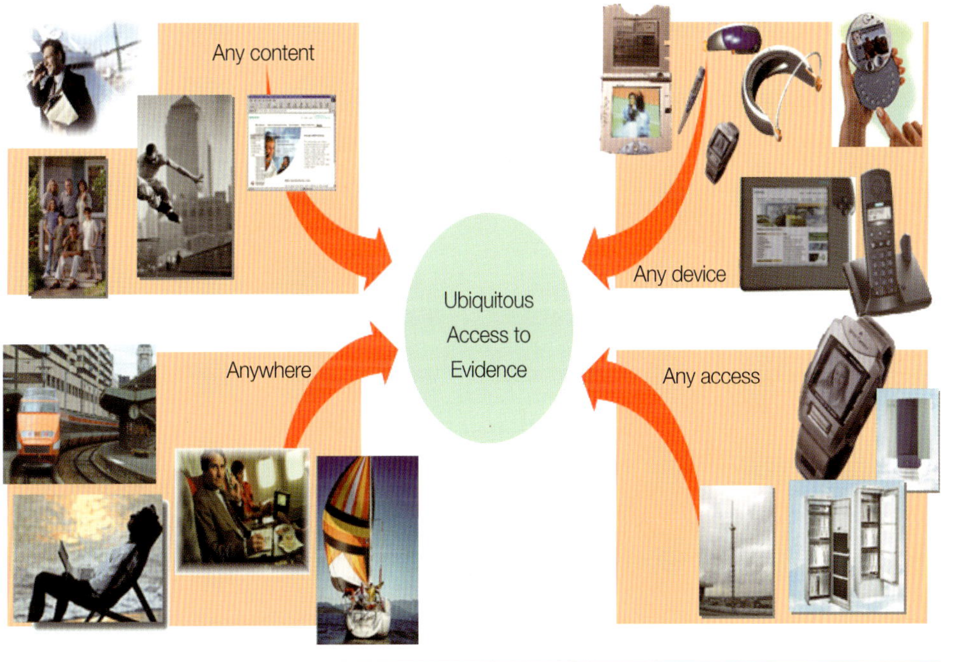

그림 9-10. 근거에의 유비쿼터스 접근

간호학에서도 간호사들이 해당 실무환경에서 적시적소에 사용할 수 있는 근거카트의 개발이 필요하다. 또한 병동내, 병원내에서 접근할 수 있는 도서관의 설치도 중요한 과제이다. 가장 이상적인 프로그램은 의약품 정보, 최선의 중재에 대한 권고, 정보 갱신, 환자 교육 유인물을 적시에 인쇄할 수 있는 기능 등이 지원되는 것으로 이러한 근거중심 의사결정 시스템의 개발에 대해 활발히 연구되고 있다(그림 9-10).

9. 6. 3. 근거중심(evidence based)+실무중심(practice based)+ 체계중심(system based) 교육

앞으로 간호사들은 근거중심, 실무중심 교육을 넘어서서 더 넓은 보건의료체계와 전후맥락에 대한 민감한 자각의식과 최적의 진료를 제공하기 위한 자원 체계를 효과적으로 활용하는 능력을 교육하는 체계중심 교육을 받을 필요가 있다(Ziegelstein & Fiebach, 2004).

맥마스터대학의 Haynes교수(2001)는 근거중심 교육을 위한 4S 단계 접근방법을 제안하였는데, 기본적으로 '원저(studies)' 가 있고 그 위에는 다른 논문들을 '합성한(synthesize)' 근거문헌(체계적 고찰)이 있으며, 합성한 연구들의 ' 요약(synopses)'이 있고, 가장 상위에는 '의사결정 지원 체계(system)'에 기초한 근거의 가장 높은 형태가 존재한다고 하였다. 의사결정 지원체계는 임상문제에 대한 적절하고 중요한 모든 연구들의 통합을 이루고, 전자의무기록을 통해 환자의 독특한 문제를 연결시켜 준다. 근거중심 간호교육시 이 네 가지 단계를 밟아나가 전체적인 보건의료 체계 내에서의 의사결정에 대한 시각을 가질 수 있도록 교육하는 것이 중요하다.

"4 S" Approach

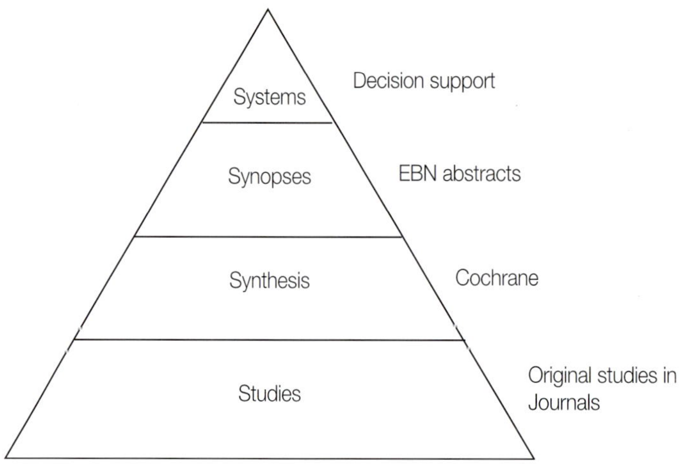

출처: Haynes, R. B. (2001). Of studies, synthesis, synopses and systems: the "4S" evolution of service for finding current best evidence. ACP Journal Club, 134, A11-A13.

9. 7. 근거중심 교육의 효과

■ 검색기술에 대한 교육의 효과

학생들에게 질문을 만들고 검색하는 방법을 3시간 동안 교육한 경우 실험군의 학생들이 찾아낸 정보의 질이 대조군보다 유의하게 월등하였음을 보여준 연구결과와 근거중심 저널클럽을 시행한 결과 참석자들의 논문 읽는 습관에 변화가 있었음을 밝히는 연구결과들은 정보검색 기술은 저절로 습득되는 것이 아니라 반드시 정규과정을 통하여 교육되어져야 함을 제시하는 것이다(Audet, Gagnon, Ladouceur, & Marcil, 1993).

■ 임상의사결정에 있어 교육의 효과

근거를 바탕으로 한 문제중심의 자율적 학습을 이용하여 교육을 받은 임상실습학생들이 전통적인 교육과정에서 학습하였던 동료들보다 임상의사결정에 있어 우수하였고 이러한 효과는 졸업 후 15년까지도 유지가 된다는 연구 결과가 있다. 졸업 후 교육에서 전통적인 강의식 교육방법은 임상수행능력을 향상시키는데 효과가 없었지만 근거중심 접근법은 성공적이었음을 보고한 체계적 고찰문헌도 있다. 또 다른 연구에서는 학부수준에서 근거중심 교육 시 습득된 지식이 지속되지만 졸업 후에 교육되는 경우 효과가 미미하다고 하였다. 이러한 결과는 학부시기가 졸업 후 임상보다 훨씬 더 효과적으로 근거중심간호를 배울 수 있는 시기임을 나타내는 근거를 제시하고 있다.

또한 최근 연구에서는 저널클럽에 지속적으로 참석을 유도하기 위해서는 참석여부가 의무적이어야 하고 비평적 분석기술을 가르치고 원 논문을 읽도록 강조해야 하는 것이 좋다고 제시하고 있다(Shin, Haynes, & Johnston, 1993).

■ 학생들의 전반적인 평가

교육 후 근거중심 간호실무와 간호연구 참여에 대한 관심이 증가하였고 비판적 사고능력이 향상되었다. 또한 지속적인 전문직 개발 및 자기개발의 요구가 증가하였고 연구결과에 대한 필요성을 더욱 인식하게 되고 임상연구의 실제 세계에 대한 실질적인 이해가 가능하였다고 보고된 바 있다. 또한 대학원 교육에 대한 요구가 더욱 증가한 것으로 나타났다(Callister et al., 2005).

참고문헌

1. 김남영(2005). 웹기반 근거중심 간호직무 교육이 직무지식, 수행 및 동기에 미치는 영향. 전

남대학교 박사학위논문.

2. 박 명화. (2005). 웹 기반 근거중심 간호실무 가이드라인 은행 시스템 개발 및 평가. 의료정보기술개발사업 최종보고서
3. 장금성, 김남영 (2005). EBN과 간호사 교육. 간호학 탐구, 13(2), 77-91.
4. AACN. (2003). Working per on the role of the clinical nurse leader. accessed December 2005. www. aacn.nche.edu/NewNurse/NewNurseWorkingPaper.pdf
5. Angel, B. F., Duffey, M., & Belyea, M. (2000). An evidence-based project for evaluating strategies to improve knowledge acquisition and critical-thinking performance in nursing students. Journal of Nursing Education, 39(5), 219-228.
6. Audet, N., Gagnon, R., Ladouceur, R., & Marcil, M. (1993). How effective is the teaching of critical analysis of scientific publications? Review of studies and their methodological quality. CMAJ, 148, 945-952.
7. Barzansky, B., & Etzel, S. I. (2003). Educational programs in US medical school 2002-2003. JAMA, 290, 1190-1196.
8. Cullen, L., & Titler, M. G. (2004). Promoting evidence baed practice: An internship for staff nurse. Worldviews on Evidence-Based Nursing, Fourth quarter, 215-223.
9. Callister, L. C., Matsumura, G., Lookinland, S., Mangum, S., & Loucks, C. (2005). Inquiry in baccalaureate nursing education: Fostering evidence based practice. Journal of Nursing Education, 44(2), 59-64.
10. Chaboyer, W., Willman, A., Johnson, P., & Stockhausen, L. (2004). Embedding evidence-based practice in a nursing curriculum: A benchmarking project. Nurse Education in Practice, 4, 216-223.
11. Cullum, N., Dicenso, A., & Ciliska, D. (1998). Implementation forum centres of evidence based nursing directions and challenges. Evidence Based Nursing, 2(4), 102-104.
12 Ferguson, L., & Day, R. A. (2005). Evidence-based nursing education: Myth or reality? Journal of Nursing Education, 44(3), 107-115.
13. Goldman, B., Balgobin, S., Bish, R., Lee, R. H., McCue, S., Morrison, M. H,, & Nonemaker, S. (2004). Nurse educators are key to a best practices implementation program. Geriatric Nursing, 25(3), 171-174.
14. Haynes, R. B. (2001). Of studies, synthesis, synopses and systems: the "4S" evolution of service for finding current best evidence. ACP Journal Club, 134, A11-A13.
15. Leake, P. Y. (2004). Teaming with students and a sacred cow contest to make changes in nursing practice. Journal of Continuing Education in Nursing, 35(6), 271-277.

16. McSherry, R., & Proctor-Childs, T. (2001). Promoting evidence-based practice through an intergated model of care: Patient case studies as a teaching method. Nurse Education in Practice, 1, 19-26.

17. Muir Gray, J. A. (1997). Evidence-Based Health Care: How to Make Health Policy and Management. London: Churchill Livingstone.

18. Titler, M. G. (2002). Evidence Based Nursing in Nursing Education. Evidence Based Nursing: Theory, Research and Practice. Kyunbook University International Symposium.

19. Ryon, M. P. (2004). Sacred cows revisited. AORN Journal, 80(6), 1029-1032.

20. Sackett, D. L., & Straus, S. E. (1998). Finding and applying evidence during clinical rounds: The "evidence cart". JAMA, 280(15), 1336-1338.

21. Sackett, D. L., Straus, S. E., Richardson, W. S., Rosenberg, W., & Haynes, R. B. (2000). Evidence-Based Medicine: How to Practice and Teach EBM. (2nd Ed.) London: Churchill Livingstone.

22. Shaughnessy A. F., Slawson D. C., & Bennett J.H. (1994). Becoming an information master: A guidebook to the medical information jungle. Journal of Family Practice, 39, 489-499.

23. Shin, J. H., Haynes, R. B., & Johnston, M. E. (1993). Effect of problem-based, self-directed undergraduate education on life-long learning. CMAJ, 148, 969-976.

24. Ziegelstein, R. C., & Fiebach, N. H. (2004). The mirror and the village: A new method for teaching practice-based learning and improvement and systems-based practice. Acad Med, 79, 83-88.

부록

부록 I. 근거중심 자료원

I-1. 근거중심 자료원의 분류

발행물의 종류	1차 출처	2차 출처
1. 근거중심 임상실무	**A. 1차 문헌**	**이차 문헌(secondary journal)**
가이드라인	(primary journal):	A. 1차 문헌을 대상으로
2. 체계적 고찰	발행물 1~5번을 포함	종합한 것
(메타분석 포함)	**B. 실험과 연구 등록**	
3. 고찰(종설)	(trials and research register):	**데이터베이스/색인**
4. 원저	4a~c를 포함	· 데이터베이스
a. 무작위대조시험(RCT)	**C. 효과 보고**	(도서목록에 포함되는):
b. 대조시험	(effectiveness bulletins):	1차 출처의 A, B, C, E, F, G를
(controlled trials)	2, 4a~c를 포함	포함
c. 임상실험(clinical trial)	**D. 보고서와 연보**	· 전체 원문 데이터베이스는
d. case-control	(bulletin & newsletter):	1차 문헌임.
e. 코호트 연구(cohort)	1~4, 연구보고서, 연보 등 포함	- 전반적인 보건의료 계열
f. 전향적 연구(prospective)	**E. 발행된 보고서:**	- 특정 주제 및 학문 분야
g. 횡단적 연구	1~4, 연구보고서, 특별 연구	- 보건의료의 사회적 영역
(cross-sectional)	등을 포함.	- 보건의료의 경제적 영역
h. 비교연구(comparative)	**F. 회색문헌**	- 고찰(종설)
i. 종단적 연구	(grey literature):	- 회색문헌
(longitudinal)	미출간된 석사논문, 박사논문,	- 가이드라인
j. 후향적 연구	보고서, 연보, 회람,	- 보건정책 및 행정
(retrospective)	미출간된 1-6을 포함	- 학회 자료집
l. 조사(survey)	**G. 학회 자료집**	- 보고서
m. 질적 연구(qualitative)	**H. 데이터베이스**	**도서관 카다로그**
5. 사례보고(case reports)	**(도서목록에 포함되지 않는):**	E, G, monographs를 포함
6. 자료(date)(통계수치 등)	6을 포함	
	인터넷 www site는 1, 2차 문헌을 포함한 광범위한 접근이 가능	

출처: Dawes, M., Davies, P., Gray, A., Mant, J., Seers, K., & Snowball, R. (1999). Evidence-Based Practice: A Primer for Health Care Professionals. London: Churchill Livingstone. pp. 23. ⟨1⟩ 1차 문헌 데이터베이스

I-2. 근거중심 자료원의 종류

<1> 1차 문헌 데이터베이스

PubMed (http://www.ncbi.nlm.nih.gov/PubMed)	미국 국립의학도서관에서 제공하는 무료 MEDLINE
Ovid (http://gateway.ovid.com)	MEDLINE을 비롯한 50여종의 OVID Database 검색시스템
CINAHL (http://www.cinahl.com/)	간호와 그 외 보건의료계통의 문헌 서비스
HealthSTAR (http://igm.nlm.nih.gov/)	미국 국립의학도서관과 병원협회의 상호조합에 의해 제공되는 건강서비스에 대해 출판된 문서 목록
EMBASE (www.embase.com)	유럽에서 MEDLINE와 동등한 가치를 지닌 데이터베이스로 비영어권의 원문도 서비스 함
ISI web of science (http://www.isinet.com)	과학기술 전반 및 의학에 관련된 문헌과 인용문헌 검색
NDSL (http://ndsl.or.kr/eng/newindex.html)	해외 주요 출판사의 전자저널과 인쇄저널 통합 서비스
AMED(Alied and Alternative Medicine Database) (http://www.bl.uk/collections/health/amed/html)	보완대체요법에 대한 문헌정보 사이트
ASSIA (Applied Social Sciences Index & Abstracts) (http://www.browker.saur.co.uk)	사회학, 심리학, 문화 인류학, 정치학과 경제학을 포함하는 사회과학에 대한 사이트
CANCERLIT(Cumulative Index to Nursing & Allied Health Literature) (http://www.cancer.gor/search/cancer-literature/)	역학적, 병리학적 및 면역학적인 정보와 함께 치료를 포함하는 종양 사이트
PsycINFO (http://www.apa.org)	American Psychology Association(APA)에서 제공하는 사이트로서 심리학과 사회학, 언어학, 의학, 법, 생리학, 업무, 정신의학과 문화인류학 영역의 정보 제공
SIGLE(System for Information on Grey Literature in Europe)	'회색' 문헌(예: 정상적인 문헌 검색 경로를 통해서 인하기 어려운 문헌

ERIC (http://www.eric.ed.gov/)	1966년 이후의 교육분야의 문헌을 광범위하게 수록
AGEINFO	영국 노인 정책 센터에 제공하는 정보
국회 도서관 (http://www.nanet.go.kr)	1970년대부터 국내에서 발행되는 의학, 간호학, 보건학 관련 자료
MedRIC (http://www.medric.or.kr/main)	의학연구정보센터에서 제공하는 국내의학 학술지 500여종에 대한 초록
RICH 보건연구 정보센터 (http://www.richis.org)	보건연구정보센터 제공하는 간호/보건학 분야 90종 학술지의 원문 및 초록 서비스
Koreamed (http://www.koreamed.org)	대한의학학술지 편집인 협의회에서 지원하는 사이트로 의학 관련 106종 학술지의 영문 서지 사항 및 초록 정보 및 원문 정보
한국교육학술정보원 (http://www.riss4u.net)	한국교육학술정보원(KERIS)에서 제공하는 학술연구정보서비스

<2> 2차 문헌 데이터베이스

The Cochrane Library (http://www.update-software.com/ccweb/Cochrane/cdsr.htm)	Cochrane Collaboration에서 출판되는 모든 근거중심의학의 정보를 수록한 Database로 Cochrane Reviews, DARE, CENTRAL 등을 포함하고 있으며 원문도 제공
British Medical Journal Publication Evidence-Based Nursing (http://ebn.bmjjournals.com)	British Medical Journal에서 제공하는 근거중심 간호 사이트
The Online Journal of Knowledge Synthesis for Nursing (http://www.stti.org/VirginiaHendersonLibrary)	The Online Journal of Knowledge Synthesis for Nursing: Sigma Theta Tau International: Sigma Theta Tau에서 개발한 간호분야의 근거를 종합하여 제공하는 사이트
OVID EBM review (http://gateway.ovid.com/)	OVID를 통해 제공하는 4종의 EBM Review Cochrane DSR, ACP Journal Club, CARE, CCTR
Clinical evidence (http://www.clinicalevidence.com/ceweb/conditions/index.jsp)	의학연구정보센터에서 제공하는 국내의학 학술지 500여종에 대한 초록
Best Evidence (http://www.bmjpg.com/data/ebm.htm)	Best Evidence는 1997년에 시작되었으며 ACP Journal Club, Evidence - Based Medicine의 저널을 주로 수록함.
NHC Centre for Reviews and Dissemination(CRD) publications (http://www.york.ac.uk/inst/crd/)	NHS에서 운영하며 최선의 근거에 대한 리뷰와 정보를 제공
Health Technology Assessment Report (http://www.hta.nhsweb.nhs.uk/htapubs.htm)	보건의료기술평가(HTA) 데이터베이스는 영국 York 대학에서 NHS CRD에 의해 시작되었고 보건의료기술평가 국제 네트워크 기관(INAHTA)과 타 보건의료기술평가 기관이 제공하는 요약을 포함

<3> 게이트웨이와 검색엔진

OMNI (http://omni.ac.uk)	OMNI는 영국 JISC(Joint Information Systems Committee)의 지원으로 이루어지는 의학분야의 게이트웨이.
Medmark (http://medmark.org)	Medmark에서 제작한 사이트로 외국에서도 추천 사이트로 인정되고 있는 의학 전문 정보 사이트. 무엇보다 국내의학 사이트를 체계적으로 정리해 놓음
Hardin Meta Directory (www.lib.uiowa.edu/hardin/md)	미국 아이오와 대학에서 운영하고 있는, Hardin Meta Directory는 디렉토리들을 안내해주는 메타 디렉토리. "We list the best sites that list the sites"라는 취지로 인터넷 상에서 디렉토리를 제공하는 사이트 중 최고의 사이트들만 모아 안내
MD Consult (http://www.mdconsult.com)	원문, 교과서, 가이드라인 자료 등 다양한 의학 정보를 수록
Health web (http://www.healthweb.org)	의료관련 정보를 얻을 수 있는 사이트를 정리해 놓은 사이트
Medical Matrix (http://www.medmatrix.org)	의료관련 정보를 얻을 수 있는 사이트를 정리해 놓은 사이트
Turning research into practice(TRIP) (http://www.tripdatabase.com/)	높은 질의 정보가 있는 61개의 사이트를 검색하는 메타 검색 엔진
NHS Effectiveness Evaluation Database (http://nhscrd.york.ac.uk/Welcome.html)	건강관리 중재의 경제적인 평가에 대한 요약으로 구성되어 있는 데이터베이스
CliniWeb (http://www.ohsu.edu/cliniweb/)	인터넷상의 생체의학 정보를 신속하고 편하게 접근할 수 있도록 도움
Medfinder (http://www.netmedicine.com/medfinder.htm)	방대한 범위의 검색상황에서 미리 선정된 목록의 의학용어를 사용하는 매우 정밀한 검색엔진이며 세계적 인터넷 망의 의학 사서로 자칭. ECG와 X-ray의 영상도 검색이 가능
Healthfinder (http://www.healthfinder.gov/default.htm)	미국 연방 정부가 개설한 건강 정보의 풍부한 정보원

<4> EBN 관련 웹사이트

The Joanna Briggs Institute for Evidence Based Nursing and Midwifery (http://www.joannabriggs.edu.au/about/home.php)	University of Adelaide에서 운영하며 특히 간호와 기타 보건의료관련 분야의 최선의 실무를 위한 근거의 종합 및 요약 자료를 제공
Center for Research & Evidence Based Practice (http://www.urmc.rochester.edu/son/Research/crebp.cfm)	University of Rochester의 연구 & 근거중심 실무 센터
Academic Center for Evidence-Based Nursing (http://www.acestar.uthscsa.edu/)	University of Texas, Health Science Center의 근거중심 간호교육센터. 근거중심간호에 대한 교육과 연구, 자원등을 제공
Sarah Cole Hirsch Institute for Best Nursing Practice Based on Evidence (http://fpb.case.edu/HirshInstitute/index.shtm)	Case Western 대학의 Frances Payne Bolton School of Nursing에서 운영하는 근거중심간호 교육 및 연구 센터
Evidence Based Practice Center (http://hiru.mcmaster.ca/epc/)	캐나다 McMaster University의 근거중심 실무 교육 웹사이트
Centre for Evidence-Based Medicine, (http://cebm.jr2.ox.ac.uk)	근거중심 보건의료와 관련된 사이트, 뉴스, 학회, 교육자료, 비평적 분석 소프트웨어
Centre for Evidence-Based Nursing, (http://www.york.ac.uk/depts/hstd/centres/evidence/ev-intro.htm)	University of York에서 운영하는 근거중심간호와 관련된 연구와 교육자료를 제공하는 사이트
Center for Evidence Based Medicine (http://www.cebm.utoronto.ca/)	근거중심의학에 대한 교육 및 연구와 관련된 정보를 제공

<5> 근거중심 가이드라인 관련 웹사이트

National Guideline Clearinghouse (http://www.guideline.gov)	여러 기관에서 제작된 임상 가이드라인 및 관련 문헌을 관리하는 종합적인 데이터베이스
National Institute for Clinical Excellence (NICE) (http://www.nice.org.uk)	NHS에서 운영하며 최선의 근거를 바탕으로 개발된 가이드라인을 제공함
Guideline International Network (http://www.g-i-n.net)	국제 가이드라인 개발기구로서 세계 각국의 참여를 바탕으로 체계적인 가이드라인을 개발 및 제공
Royal College of Nursing(RCN) www.rcn.org.uk/resources/guidelines/	영국의 Royal College of Nursing에서 National Health Service와 협력하여 가이드라인을 개발 및 보급
Scottish Intercollegiate Guidelines Network (SIGN) www.sign.ac.uk/guidelines/	영국의 대표적인 가이드라인 개발기관
Gerontological Nursing Interventions Research Center http://www.nursing.uiowa.edu/centers/gnirc/	미국 University of Iowa에서 노인간호를 위한 간호중재 가이드라인을 위주로 개발 및 보급
Canadian Medical Association(CMA) Infobase http://mdm.ca/cpgsnew/cpgs/	캐나다 의학협회의 가이드라인 개발 및 보급사이트
Registered Nurses Association of Ontario www.rnao.org/bestpractices/	개타다 온타리오 주 간호협회에서 운영하는 가이드라인 개발 및 보급 사이트
National Health and Medical Research Council(NHMRC) www.health.gov.au/nhmrc/publications/	호주정부에서 운영하는 가이드라인 개발 및 보급 사이트
New Zealand Guidelines Group(NZGG) www.nzgg.org.nz	뉴질랜드 정부에서 운영하는 가이드라인 개발 및 보급 사이트
학회 사이트를 통해 가이드라인 찾기 (http://www.aan.com/professionals)	많은 학회 사이트에서는 해당 분야에서 필요한 가이드라인을 학회 홈페이지를 통해 대부분 무료로 이용할 수 있도록 제공하고 있다.

<6> 질병 정보

National cancer institute (http://www.cancer.gov/)	미국 종양학 분야의 주요 연방정부기구인 National Cancer Institute(NCI)에서 제공하는 암정보 Database로 CANCERLIT과 PDQ Database 등 다양한 정보를 제공
Medline plus (http://medlineplus.gov)	미국 NIH(National Institute of Health)와 미국립의학도서관(National Library of Meidcine)이 공동으로 제공하는 사이트. 특정 질병이나 증상과 관련된 방대한 질병정보와 함께 병원, 의료진, 각종 디렉토리 등의 부가정보도 제공
Office of Rare Disease (http://ord.aspensys.com/asp/resources/rsch_trials.asp)	희귀질병에 대한 정보 제공
Center watch Clinical Trials Listing service (http://www.centerwatch.com)	신약치료정보, 임상시험기관들에 대한 방대한 정보제공
Clinical research investigator registry (http://www.criregistry.com)	임상연구 관련 의료기관이나 의료진에 대한 정보 제공
Clinical trials (http://www.clinicaltrials.com)	전 세계적으로 수행되고 있는 임상실험의 종합적인 정보제공
Society for Clinical Trials (http://www.sctweb.org)	1978년에 만들어진 국제적인 전문가 기구인 SCT에서 임상시험 연구에 관련된 지식을 공유하고자 운영하는 사이트

<7>근거중심 관련저널 목록

1. ACP JOURNAL CLUB
2. CLINICAL EFFECTIVENESS IN NURSING
3. CLINICAL PERFORMANCE AND QUALITY HEALTHCARE
4. CONTROLLED CLINICAL TRIALS
5. DISEASE MANAGEMENT AND HEALTH OUTCOMES
6. EVIDENCE-BASED CARDIOVASCULAR MEDICINE
7. EVIDENCE-BASED HEALTH POLICY AND MANAGEMENT
8. EVIDENCE-BASED MEDICINE
9. EVIDENCE-BASED MENTAL HEALTH
10. EVIDENCE-BASED NURSING
11. GENERAL PRACTICE ON-LINE
12. JOURNAL OF CLINICAL EFFCTIVENESS
13. JOURNAL OF CLINICAL EPIDEMIOLOGY
14. JOURNAL OF EVALUATION IN CLINICAL PRACTICE
15. THE JOURNAL OF FAMILY PRACTICE
16. JOURNAL OF HEALTH SERVICES RESEARCH AND POLICY
17. JOURNAL OF QUALITY IN CLINICAL PRACTICE
18. NT RESEARCH
19. ONLINE JOURNAL OF CURRENT CLINICAL TRIALS

부록 II. 연구 평가 체크리스트

출처: Scottish Intercollegiate Guideline Network (SIGN) (2002). A Guideline Developers' Handbook. Edinburgh, U.K.: SIGN.

영역 1: 평가 대상 연구를 확인하고 연구의 내적 타당도를 확인하기 위한 일련의 질문들에 답한다. 평가 대상 연구가 정확하게 수행된 것인지, 연구결과가 실험 중재에 의해 도출된 것인지를 명확히 분석한다. 연구에서 사용된 방법이 연구결과에 중요한 영향을 미쳤다는 것을 알아보기 위한 질문들로 구성되어 있다.

각각의 질문에 대해, 다음의 기준을 사용하여 평가하도록 한다.

- ■ 충분히 언급했다
- ■ 적절하게 언급했다
- ■ 언급이 부족하다
- ■ 언급하지 않았다
  (본 연구에서 언급되지 않았다는 의미 혹은 본 연구 설계에서는 이 점이 무시되었다는 의미)
- ■ 보고하지 않았다 (언급되었으나 평가를 내릴 충분한 세부설명이 없다)
- ■ 해당되지 않는다 (본 연구에는 해당되지 않는 항목이다)

영역 2 : 논문에 대한 전반적인 평가에 대한 것이다. 영역 1에서의 평가와 평가 대상 연구의 방법론적 수준의 질에 대한 평가로서 다음의 등급체계를 사용한다.

+	모두 혹은 대부분의 기준이 충족되었다.
Ø	일부 기준이 충족되었다. 충족되지 않은, 혹은 언급이 부족한 기준이 결론에 영향을 미치지 않는다.
-	거의 모든 기준이 충족되지 않았다. 기쥰이 충족되었다면 연구의 결론에 많은 변화가 있을 것이다.

여기서 내려진 등급과 연구의 유형을 함께 고려하여 근거 등급이 결정될 것이다.
영역 2의 질문은 연구의 질 및 내용이 실무에 적용가능한지를 요약해 주는 것이다.

체계적 고찰과 메타분석(Systematic Reviews and Meta-analyses)						
평가 논문	저자					
	제목					
	잡지명					
	발표년		권(호)		페이지	
체크리스트 완성자						

영역 1: 내적 타당도

	평가항목	평가기준
1.1	연구문제가 적절하고 분명하게 서술되었는가?	연구 문제가 명백하게 잘 정의되어 있지 않다면 연구 목적을 달성했는지 혹은 연구의 결론에 기초해서 대답하고자 하는 질문이 적절한 것인지 평가하는 것이 어려워진다.
1.2	사용된 연구방법에 대해 서술하고 있는가?	제한된 문헌 검색에 바탕을 둔 체계적 고찰은 (예를 들어 Medline만 검색) 편중되었을 확률이 상당히 높다. 제대로 수행된 고찰이 되려면 적어도 Embase, Medline, Cochrane library, 그리고 1990년 이후의 모든 문헌들이 검색되어져야 한다. 또한, 전자 데이터베이스 검색 이외에도 주요 잡지의 수기 검색 혹은 관련연구의 참고문헌 목록에 대한 검색도 이루어져야 한다.
1.3	모든 관련연구들을 찾기 위해 충분한 문헌검색이 이루어졌는가?	체계적 고찰에서 언급된 연구들은 명확한 기준을 가지고 선정되어야 한다. 분석 대상 연구들의 표본이 비교 가능한 집단인지, 사용된 연구방법이 동일한지, 연구결과에 대한 측정이 비교가능한지를 고려하여야 하고, 연구들 간의 효과 크기가 많이 차이나지 않아야 한다.
1.4	관련 연구의 질이 사정, 평가 되었는가?	체계적 고찰은 각각의 연구를 확인하고 평가하기 위해 사용된 방법에 대해 구체적으로 서술하여야 한다.
1.5	해당 중재의 잠재적 위험과 잇점이 모두 서술되어 있는가?	많은 중재들이 그 자체의 목적 외의 효과를 가지고 있다. 또한, 이러한 이익과 비교해서 평가해야 할 잠재적인 위험들이 있다. 모든 요인들을 체계적인 종설연구에서 고려하지 못할 때 편중된 결론을 유도할 수 있으며 이러한 고려점을 적절하게 언급하지 못했다면 논문의 질은 떨어지게 되고, 언급되지 못한 부분이 많다면 논문은 제외하여야 한다.
1.6	관련연구를 합리적으로 종합하였는가?	체계적 고찰과 일반적 문헌고찰의 중요한 차이는 체계적인 방법론의 사용이다. 메타분석 등의 통계적 분석방법을 통한 양적 통합과 연구의 질과 내용에 따른 질적 통합이 이루어져야 한다
1.7	검토한 근거를 바탕으로 결론이 도출되었는가?	결론이 고찰에서 다루어진 근거를 바탕으로 합리적으로 나온 것인지 아니면 연구자의 주관적 판단으로 인한 성급한 결

		론인지를 확인하여야 한다. 결론이 기존의 가정들을 바탕으로 설명되어지지 않는 것인지, 생물학적 의학적으로 의미가 합리적인 것인지 확인하여야 한다.
영역 2: 연구의 전반적인 평가		
2.1	연구의 편중(bias)를 얼마나 최소화 하였는가? +, *Φ*, - 로 표시	
2.2	만약 *Φ* 혹은 -로 표기 되었다면, 어떤 편중에 의해 연구 결과가 영향을 받았는가?	
2.3	연구결과가 대상환자에게 직접적으로 적용이 가능한가?	

무작위대조시험(Randomized Controlled Trials)

평가 논문	저자				
	제목				
	잡지명				
	발표년		권(호)	페이지	

체크리스트 완성자:

영역 1: 내적타당도

평가항목		평가기준
1.1	연구문제가 적절하고 분명하게 서술되었는가?	연구문제가 명백하게 잘 정의되어 있지 않다면 연구목적을 달성했는지 혹은 연구의 결론에 기초해서 대답하고자 하는 질문이 적절한 것인지 평가하는 것이 어려워진다.
1.2	대상자를 무작위 할당하였는가?	실험군과 대조군의 무작위할당이 본 연구유형에서는 기본적인 것이다. 무작위 할당이 아닌 연구는 제외되어야 한다. 만약 무작위 할당여부가 명확하지 않다면 혹은 완전한 무작위가 아니라면(날짜별 추출이나 각 집단을 번갈아 한다든지), 연구의 질에 대해 낮게 평가해야 한다.
1.3	처치는 적절한 방법으로 대상자와 연구자들에게 노출이 차단되었는가?	실험처치의 맹검이 적절하지 않으면, 실험결과는 연구원들에 의해 편중될 수 있다. 중앙관리시스템 선정, 컴퓨터 선정시스템 혹은 부호를 붙이는 방법들은 적절한 맹검 방법들이고, 훌륭한 연구의 기준이다. 사용된 맹검 방법이 잘 수행되지 않았다고 간주되면 연구의 질 평가는 낮아지고, 맹검이 이루어지지 않았다면 해당 연구는 제외되어야 한다.
1.4	이중맹검법 (double blind method)이 이루어졌는가?	이중맹검은 세 가지 수준에서 이루어 질 수 있다. 단일맹검은 환자들이 어떤 치료를 받는 지 알 수 없는 경우이고, 이중맹검은 조사자와 대상자 모두 실험처치에 대해 모르는 것이다. 삼중맹검은 조사자, 대상자, 분석을 수행하는 사람도 알 수 없는 경우이다. 맹검의 수준이 높을수록, 오류가 발생할 가능성이 낮다.
1.5	실험군과 대조군의 동질성이 유지되었는가?	선정된 대상자들은 가능한 모든 오류를 제거하기 위해 동질성을 유지해야 한다. 성비, 나이, 인종, 질병의 정도, 사회적 배경 등의 차이가 보고되어야 한다. 이런 차이점은 직접 보고하기 보다는 선정 혹은 제외의 기준을 통해 언급될 수 있다. 이에 대한 언급이 없거나 부적절한 집단이 연구에 사용되었다면 연구에 대한 평가는 낮아질 것이다.
1.6	대조군과 실험군의 처치 이외의 조건은 같았는가?	연구대상 중 실험처치 이외에 부가의 처치를 받은 대상자가 있다면, 사소한 상담일지라도, 이 처치는 결과를 무효화할 수 있는 요인이다. 집단들이 똑같은 처치를 받지 않은 경우, 연구

평가항목		평가기준
		가 적절한 근거를 제시하지 않는다면 제외되어야 한다. 이런 연구가 근거로 사용된다면 낮은 등급으로 평가되어져야 하고 주의해서 사용해야 한다.
1.7	측정결과는 표준화되고, 정확하며, 믿을 수 있는가?	중요한 임상 결과들이 무시되거나 적절하게 측정되지 않았다면, 연구의 질에 대한 평가는 낮아진다.
1.8	분석에 포함된 집단이나 개인의 비율은 얼마인가?	탈락한 대상자의 수가 매우 높다면 주의가 요구된다. 전통적으로 20% 정도는 받아들일 만한 것으로 간주되지만, 탈락률에 대한 기준치도 매우 다양하다. 탈락한 이유뿐만 아니라 탈락자의 수도 고려해야 한다. 장기간 수행되는 관찰연구에서는 더 높은 비율이 기대된다. 그러한 연구를 제외하기보다는 평가를 낮게 하도록 한다.
1.9	분석에 무작위 할당된 모든 대상자가 포함되어 있는가?	실제로 실험군과 대조군에 무작위 할당된 대상자가 모두 끝까지 남아있는 경우는 드물다. 무작위 할당된 집단이 그대로 사용되어야 하는 경우라면, 각 집단의 환자가 실제로 받은 처치와 상관없이 원래 할당된 집단에 따라 환자결과가 분석되어야 한다(의도적 분석법). 그러나, 의도적 분석을 적용한 경우가 아니라면 이러한 연구는 제외되거나 혹은 코호트연구에 포함되어야 한다.
1.10	실험장소간의 결과들은 모두 같은가?	여러 장소의 연구에서 나온 결과들이 유사하다면 연구의 신뢰도는 증가한다.
영역 2: 전체 연구의 전반적인 평가		
2.1	연구의 편중을 얼마나 최소화 하였는가? +, *Ø*, - 로 표시하시오.	
2.2	만약 *Ø* 혹은 -로 표기되었다면, 어떤 편중에 의해 연구결과가 영향을 받았는가?	
2.3	임상적 권고, 사용된 방법에 대한 평가, 연구의 통계적 power를 고려할 때, 고찰한 연구의 모든 효과가 순수하게 연구에서 사용한 중재 때문인가?	

2.4	연구의 결과가 대상 환자에게 직접적으로 적용이 가능한가?	

코호트 연구(Cohort studies)					
평가 논문	저자				
	제목				
	잡지명				
	발표년		권(호)	페이지	

체크리스트 완성자:

영역 1: 내적 타당도

평가항목		평가기준
1.1	연구문제가 적절하고 분명하게 서술되었는가?	연구문제가 명백하게 잘 정의되어 있지 않다면, 연구가 목적에 맞는지 혹은 결론에 기초해서 대답하고자 하는 질문과 관련이 있는 지를 밝히는 것이 어려워진다.
대상자 선택		
1.2	연구에서 실제 대상과 유사한 모집단이 존재하는가?	연구대상집단이 연구결과가 적용될 집단과 가능한 한 유사한 대표성을 지니고 있어야 한다.
1.3	연구에서 연구설정을 알고 있는 대상자의 참가율은 얼마인가?	연구에서의 노출의 종류에 따라 연구대상자의 수가 적절하게 배분되어야 한다. 연구대상자의 참여 비율의 차이가 크다면 선택 편중이 존재하므로 연구결과를 주의해서 받아들여야 한다는 것을 의미한다.
1.4	연구의 자료수집과 분석 중에 대상자가 연구의 결과를 미리 도출할 가능성이 있는가?	연구대상자 중 특히 비노출 그룹에서 연구시작부터 결과가 이미 나왔다면, 결과는 왜곡될 것이다. 좋은 연구는 이런 상황이 발생할 가능성에 대해 사정하고 민감도 조사나 다른 방법으로 이를 계산한다.
1.5	연구의 분석에서 모집된 개인이나 집단의 비율은 무엇인가?	연구로부터 탈락되는 대상자 수가 매우 높다면 주의하여야 한다. 전통적으로 탈락률이 20%이하이면 수락할 만한 수치이지만 장기간 수행되는 관찰 연구에서는 더 높은 비율의 탈락률이 발생할 수 있다. 노출그룹과 비노출그룹 사이의 탈락률 또한 비교하여야 한다. 탈락한 대상자들을 추적, 관찰하려는 노력 또한 연구의 질을 평가하는 데 중요한 기준이 될 수 있다.
1.6	종료시점까지 탈락한 대상자와 참여자를 비교하고 있는가?	타당한 연구 결과를 위하여, 연구 참여자들이 모집단을 대표할 수 있어야 한다. 끝까지 참여한 집단과 도중에 탈락한 집단간에 차이가 있을 수 있다. 차이가 존재한다면 주의해서 연구결과를 도출하여야 한다.
측정		
1.7	연구에서 결과가 명확하게 정의되었는가?	일단 연구에 등록되면, 참여자들은 명확한 종료시점이나 일정 결과에 도달될 때까지 추적되어야 한다. 예를 들어 중년에서 심장병 사망률에 대한 운동의 효과에 대한 연구가 있다면 사망까지나 미리 정한 연령 혹은 연구의 종료시점까지 추적되어

		야 한다. 이를 측정하는 범주와 결과가 명확히 정의되지 않았다면, 연구의 질에 영향을 미치게 된다.
1.8	연구에서 조사자와 대상자가 연구의 설정을 모르게 하기 위한 처치가 있었는가?	결과를 평가하는 연구원이 어떤 참여자들이 노출되었는지 모르는 채 조사에 임한다면 편중 없는 결과들이 나올 확률이 높아진다.
1.9	연구에서 연구 설정을 숨기지 못하였다면, 그로 인해 연구 결과에 영향을 준 근거가 있는가?	코호트 연구의 경우 맹검이 가능하지 않은 경우가 많다. 발생 가능한 편중을 평가하기 위해, 참여자들에게 사용된 측정방법을 비교하는 것이 도움이 된다. 예를 들어 관찰의 빈도, 누가 관찰하였는가, 관찰의 세밀함과 완벽함 등이 평가될 수 있다. 만약 이러한 측정방법들이 집단사이에 동일하게 주어졌다면, 연구결과의 신뢰도는 더욱 높아질 것이다.
측정		
1.10	연구에서 연구설정이 대상자에게 알려지는 것과 예후인자에 대한 처치가 있었는가?	잘 수행된 연구는 노출의 정도 및 예후인자들의 유무가 어떻게 평가되는 지를 상세히 기술해야 한다. 대상자들이 노출되었는지 아닌지, 노출의 정도 혹은 예후인자가 있었는지 아닌지를 명확히 기술하여야 한다. 신뢰할 만한 측정방법은 연구의 질에 대한 신뢰를 증가시킨다.
1.11	연구에 사용한 측정방법이 유효하고 적절하다는 근거가 있는가?	이전의 연구나 다른 결과에 의해 사용된 평가방법이 신뢰할 만하다는 근거가 포함된다면 연구의 질에 대한 신뢰를 높인다.
1.12	고찰된 연구에서 대상자에게 연구의 설정이 노출되었는 지와 예후에 영향을 미칠 인자에 대한 측정이 1회 이상 있었는가?	노출의 정도나 예후인자를 한 번 이상 측정하였다면 연구의 신뢰도를 높일 수 있다. 한 사람 이상의 평가자가 독립적으로 수행하는 것이 바람직하다.
외생변수		
1.13	가능한 주요 외생변수가 정의되어 있고 연구설계와 분석에서 적절하게 고려되어 졌는가?	혼란변수는 노출 그리고 결과와 관련되는 또 하나의 요인으로, 노출과 결과사이의 연관성에 변화를 가져올 수 있다. 이러한 이유는 관찰연구가 근거로서 높게 평가받지 못하는 이유 중의 하나이다. 연구결과에 혼란변수에 대한 고려와 이를 어떻게 확인하였는지, 또한 결과 분석시 고려되었는지를 나타내어야 한다. 임상에서의 경험 등을 바탕으로 모든 가능한 혼란변수를 예상하여야 한다. 혼란변수에 대한 설명이 부족하거나 언급되어 있지 않다면 연구의 질은 낮아진다.
통계적 분석		
1.14	신뢰구간은 제시되어	신뢰구간은 통계적인 결과들의 정확성을 나타내기 위해 선호

	있는가?	되는 방법이다. 또한 효과가 없는 연구와 효과가 불확실한 연구를 구분하는데 사용될 수 있다. 단일 점수로만 보고되는 연구는 바람직하지 않다.
1.15	다변량 모형에 대하여 적절한 측정이 있었나?	다변량 분석을 통해 혼란변수 그룹 내에서 개별 혼란변수의 효과를 측정하는 경우가 있다. 질적으로, 이들 요인들의 기대되는 효과를 구체화하는 모형이 만들어지고 모형과 실제 수치가 어느 정도 일치하는 지 비교한다. 이러한 통계적 방법의 적용은 연구결과의 신뢰성을 증가시킨다.
1.16	다양한 통계적 테스트를 위한 평가가 있는가?	관련변수가 많은 연구의 경우 위 양성의 확률이 높아진다. 따라서 각각의 변수의 효과를 측정하기 위해 특별한 통계 방법을 사용해야 하는 경우가 있다.
영역 2: 전체 연구의 전반적인 평가		
2.1	편중의 위험, 혼란을 최소화하는 것과 연구 상황의 노출과 연구결과와의 관계 정립을 잘 하고 있는가? +, *Φ*, - 로 표시하시오.	
2.2	임상적 권고, 사용된 방법에 대한 평가, 연구의 통계적 power를 고려할 때, 연구의 모든 효과가 연구에서 사용한 중재 때문인가?	
2.3	연구의 결과가 실무에서 직접적으로 적용가능한가?	

<table>
<tr><th colspan="4">환자 대조군 연구(Case-control studies)</th></tr>
<tr><td rowspan="4">평가 논문</td><td>저자</td><td colspan="2"></td></tr>
<tr><td>제목</td><td colspan="2"></td></tr>
<tr><td>잡지명</td><td colspan="2"></td></tr>
<tr><td>발표년</td><td colspan="2">권(호) 페이지</td></tr>
<tr><td colspan="4">체크리스트 완성자</td></tr>
<tr><td colspan="4">영역 1: 내적 타당도:</td></tr>
<tr><td colspan="2">평가항목</td><td colspan="2">평가기준</td></tr>
<tr><td>1.1</td><td>연구문제가 적절하고 분명하게 서술되었는가?</td><td colspan="2">분명하고 적절하게 연구문제가 정의되지 않는다면, 연구가 목적에 얼마나 잘 부합하고 있는지와 이 연구가 결과에 기초하여 얼마나 적절하게 연구문제에 대답을 할 수 있는 지 평가하기 어려울 것이다.</td></tr>
<tr><td colspan="4">대상자 선택</td></tr>
<tr><td>1.2</td><td>같은 모집단에서 실험군과 대조군이 추출되었는가?</td><td colspan="2">연구의 참여자는 표적모집단(연구자가 연구결과를 일반화하여 적용시킬 대상의 총 집합체), 근접 모집단(표적모집단의 일부로 연구자가 쉽게 접근할 수 있는, 그리고 계획된 준거에 부합되는 대상의 집합체), 실제적인 대상자 집단(분명히 정의되고 계산되어진 그룹에서 추출됨)으로부터 추출되어야 한다. 만약 연구에서 근접모집단에 대해 분명히 정의가 되어 있지 않다면, 그 연구는 제외되어야 한다.</td></tr>
<tr><td>1.3</td><td>실험군과 대조군 모두에게 모든 상황이 똑같이 통제되었는가?</td><td colspan="2">모든 선정기준과 통제가 똑같이 실험군과 대조군에게 적용되어야 한다. 그렇게 하지 못했다면 연구결과에서 편중을 설명할 수 있어야 한다.</td></tr>
<tr><td>1.4</td><td>연구에 참여한 각 집단의 (실험군과 대조군) 비율은 얼마인가?</td><td colspan="2">연구의 타당도에 영향을 줄 수 있기 때문에 모집단과 대상자 사이의 차이점에 대해 논하는 것은 매우 중요하다.
연구의 참여율은 연구 대상자 수를 근접 모집단의 수로 나눔으로써 계산되어 질 수 있다. 이것을 실험군과 대조군으로 나누어 계산한다면 매우 유용하다. 만약 참가율이 낮거나 실험군과 대조군의 차이가 크다면, 연구결과는 참가자와 탈락자의 차이 때문에 가치가 없게 된다. 이 때, 연구에 대한 평가가 낮아지고, 차이가 매우 클 경우에는 제외되어져야 한다.</td></tr>
<tr><td>1.5</td><td>연구 참여자와 탈락자의 유사점과 차이점을 비교하고 있는가?</td><td colspan="2">비록 참여율이 수용할 만하더라도, 연구에 참여한 실험군과 대조군이 실제 모집단의 특성과 다를 가능성이 있다.
잘 수행된 환자-대조군 연구에 참여한 대상자들이 대표성을 띄고 있다는 것을 확실시 하기위해 연구에 참여하지 않은 대상자 집단의 특성도 중요시 한다.</td></tr>
<tr><td>1.6</td><td>대조군으로부터 실험군은</td><td colspan="2">실험군 선정의 방법은 연구의 타당성을 위해 매우 중요하다.</td></tr>
</table>

	분명하게 정의되었나?	실험군이 모집단을 대표하고 있다는 것을 명백히 하는 것이 매우 중요하다. 실험군을 선정하는 것은 복잡한 과정이고, 환자군 대조 연구의 설계를 잘 이해하고 있는 사람에 의해 평가되어져야 한다. 실험군을 선정하는 방법에 대해 설명되어 있지 않다면, 근거의 출처로는 제외하는 것이 바람직하다.
1.7	대조군이 실험군이 아니라는 것은 명백한 것인가?	대조군은 실험결과에 대한 정보를 얻을 수 있는 대상으로 선정되어져야 한다. 그리고, 실험군의 선정을 위해 사용한 방법과 같은 방법으로 평가하여야 한다. 대조군의 선정 방법이 서술되어져 있지 않다면, 그 연구는 제외되어야 한다. 만약 실험군과 대조군의 선정 방법이 다르다면 case-control study의 설계에 대해 잘 알고 있는 평가자에 의해 평가되어져야 한다.
측정		
1.8	실험군에 속했다는 정보를 알지 못하도록 조치하였는가?	연구대상자가 자신이 실험군에 속한다는 것을 알게 되면 이는 실험의 편중을 가져올 것이다. 잘 수행된 연구는 연구설계에서 이를 고려해야 한다.
1.9	사용된 도구가 표준화된 신뢰도와 타당도가 높은 도구인가?	사용된 측정방법이 타당도와 신뢰도가 증명된 것이고, 표준화된 방법으로 진행되어졌다는 것에 대한 출처나 선행연구의 근거가 있다면 연구의 질에 대한 신뢰가 높아 질 수 있다.
1.10	연구의 설계와 분석에서 주요한 외생변수를 명확히 확인하고 이를 고려하였는가?	외생변수는 중재와 기대되는 결과의 연관성을 왜곡되게 만드는 요인이다. 가능한 외생변수의 존재는 관찰연구가 근거의 출처로서 높게 평가되어지지 않는 주요한 이유 중의 하나이다. 연구는 숨겨진 외생변수들을 고려하여야 하고, 어떻게 이를 사정하였는 지와 분석하였는 지를 나타내야 한다. 외생변수를 측정하는 방법들이 부적절하다면, 외생변수의 위험이 고려되는 정도에 따라 연구의 등급이 낮아지거나, 제외되어야 한다. 외생변수의 가능성을 서술하지 않은 연구는 제외되어야 한다.
1.11	신뢰구간이 서술되어 있는가?	신뢰구간은 통계적인 결과의 정확도를 나타내기 위한 방법이다. 정밀한 분석없이 단일 수치를 보고하고 있는 연구는 주의깊게 고려해야 한다.
영역 2: 전체 연구의 전반적인 평가		
2.1	연구의 편중을 얼마나 최소화 하였는가? +, ø , - 로 표시하시오.	
2.2	만약 ø 혹은 -로 표기되	

	었다면, 어떤 편중에 의해 연구결과가 영향을 받았는가?	
2.3	임상적 권고, 사용된 방법에 대한 평가, 연구의 통계적 power를 고려할 때, 고찰한 연구의 모든 효과가 순수하게 연구에서 사용한 중재 때문인가?	
2.4	연구의 결과가 대상 환자	
	에게 직접적으로 적용이 가능한가?	

진단검사(Diagnostic studies)						
평가 논문	저자					
	제목					
	잡지명					
	발표년		권(호)		페이지	
체크리스트 완성자						

영역 1: 내적 타당도

평가항목		평가기준
1.1	새로운 검사방법과 표준 검사가 비교되었는가?	새로운 혹은 대체할 만한 검사를 평가하기 위해서는 표준치와 비교되어져야 하고 표적집단에서 실험군과 대조군을 구별한 방법을 명확하게 제시하여야 한다. 표준치는 명확히 정의된 범위 안에서 정확도가 알려진 검사나 진단방법이 될 수 있다. 어떠한 표준치가 비교되었는 지와 어떤 근거로 선택하였는지를 제시하여야 한다. 그리고 연구되고 있는 검사와 적절히 비교해야 한다.
1.2	새로운 검사방법과 표준 검사가 각각 독립적으로 노출을 차단하였는가?	대상 검사와 표준검사는 같은 환자에게 적용되어야 비교할 수 있다. 편중을 없애기 위해 검사자는 대상자가 각 검사를 모르게 해야 한다. 만약 그렇지 않다면 연구의 질은 낮아지게 된다.
1.3	표준검사에 대한 환자의 이전의 선택은 결과와 독립적이었나?	연구하고자 하는 검사를 받는 환자 중 몇몇은 이미 표준검사를 받았을 수 있다. 이전의 표준검사로 인해 환자의 선택이 영향을 받지 않았다는 것을 확실히 해야 한다. 연구자들이 이전의 표준검사의 결과를 연구 전에 이미 알고 있다면 편견의 위험이 높으므로 연구의 질이 낮아지게 된다.
1.4	이전의 검사에서 측정된 검사치를 알고 연구가 진행되고 있는가?	어떤 경우에는 첫 검사결과를 알고 연구를 시작해야 하는 윤리적인 문제가 발생할 수 있다. 만약 그렇다면 연속되는 검사 결과에 영향을 미칠 수 있다. 피할 수 없는 것이지만 연구의 실효성을 평가할 때 염두에 두어야 한다.
1.5	적절한 연구설계를 가지고 검사법을 비교하였는가?	한 가지 이상의 검사법을 비교하고 있는 연구에서는 각 검사의 결과를 모르는 상태에서 조사자들이 결과치를 비교하도록 하는 것이 매우 중요하다. 두 번째 혹은 다음 검사를 하는 조사자가 이전 검사의 결과를 모르게 하고 무작위로 추출하면 가능하다. 적절히 맹검이 되지 않으면 연구의 질은 낮아진다.

영역 2: 전체 연구의 전반적인 평가

2.1	연구의 편중을 얼마나 최소화하였는가? +, ø, - 로 표시하시오.	
2.2	만약 ø 혹은 -로 표기	

	되었다면, 어떤 편중에 의해 연구결과가 영향을 받는가?	
2.3	결과가 대상환자에게 직접적으로 적용이 가능한가?	

III. 근거 등급 및 권고 강도

SIGN (2001)	NHS R&D center for Evidence Based Medicine (2001)	Agency for Healthcare Research and Quality (AHRQ, 1999)
근거의 등급 1++: RCT연구들에 대한 높은 수준의 메타분석 혹은 체계적 고찰이거나, 편중이 매우 낮은 RCT연구들 1+ : RCT연구들의 비교적 잘 조직화 된 메타분석 혹은 체계적 검토이거나, 편중이 비교적 낮은 RCT연구들 1- : RCT연구들의 메타분석 혹은 체계적 검토이거나, 편중이 높은 RCT연구들 2++: RCT외의 실험연구, 조사 및 코호트연구에 대한 높은 수준의 체계적 검토, 혼란변수, 편중, 우연에 의해 연구결과가 바뀔 가능성이 매우 적은, 높은 수준의 RCT외의 실험연구, 조사연구 및 코호트연구 2+ : 혼란변수, 편중, 우연에 의해 연구결과가 바뀔 가능성이 보통정도인 잘 설계된 RCT외의 실험연구, 조사연구 및 코호트연구 2- : 혼란변수, 편중, 우연에 의해 연구결과가 바뀔 가능성이 매우 높은 RCT외의 실험연구, 조사 및 코호트연구 3 : 비분석적 연구(non-analytic studies) (예) 사례보고, 사례연구 4 : 전문가 의견	근거의 등급 I a : RCT의 메타분석에서 나온 근거 I b : 적어도 1개 이상의 RCT에서 나온 근거 IIa : 한개 이상의 무작위화하지 않은 잘 설계된 실험 연구에서 나온 근거 IIb : 적어도 1개 이상의 잘 설계된 유사 실험연구에서 나온 근거 III : 잘 설계된 비실험 서술연구에서 나온 근거 (예: 비교연구, 상관성 연구, 사례 연구) IV : 전문가 위원회 보고서, 전문가 위원회 의견, 저명한 전문가의 임상경험에서 나온 근거	근거의 등급 I : 잘 설계된 실험연구의 메타분석 II: 한 개 이상의 잘 설계된 순수 실험 연구 III: 잘 설계된 유사실험 연구 (예:무작위화 되지 않은 대조시험, 단일군 전후 비교구, 코호트, 시계열, 짝비교 연구) IV: 잘 설계된 비실험 연구 (예: 비교연구, 서술적 상관연구, 사례연구) V : 사례보고와 임상증례

U. S. Preventative Services Task Force (2001)	Gerontological Nursing Intervention Research Center, Research Dissemination Core (GNIRC, 1999)
근거의 등급 I : 적어도 한 개 이상의 적절한 RCT연구에서 나온 근거 II-1 : 무작위 표본추출을 하지 않았지만 잘 설계된 대조시험에서 나온 근거 II-2: :한 개 이상의 연구센터나 연구그룹이 수행한 잘 설계된 코호트연구 혹은 사례연구에서 나온 근거 II-3 : 중재의 유무에 상관없이 시계열연구에서 나온 근거. 통제되지 않는 연구에서 나온 획기적인 결과의 근거도 이 단계에 포함된다. (예: 1940년대의 페니실린 치료의 결과) III : 임상경험에 기초한 저명한 권위자의 의견 (예: 서술연구, 사례보고, 전문가위원회 보고)	근거의 등급 A.: 잘 설계된 메타분석에서 나온 근거 B.: 무작위화에 상관없이 잘 설계된 대조시험을 바탕으로 사정, 중재, 혹은 치료에 대해 동일한 연구결과를 나타내는 근거 C.: 관찰 연구(예, 서술적 상관관계연구) 혹은 결과가 일치하지 않는 대조시험연구를 바탕으로 한 근거 D: 전문가의 의견 혹은 복수 사례보고서에서 나온 근거

권고의 강도	권고의 강도	권고의 강도
A: 하나 이상의 메타분석연구, 체계적 고찰, 혹은 근거의 단계가 1++인 RCT연구이면서 대상 집단에 직접 적용 가능한 연구; 혹은 RCT의 체계적 고찰이거나 주로 1+의 근거를 포함한 경우로써, 대상집단에 직접 적용가능하고 연구결과가 일관성이 있어야 함. B: 주로 2++의 근거로 이루어져 있고 대상집단에 직접 적용가능하고 연구결과가 일관성 있어야 함; 혹은 1++이나 1+의 수준의 연구에서 추정된 근거가 있을 때도 가능함. C: 주로 2+의 근거로 이루어져 있고 대상집단에 직접 적용가능하고 연구결과가 일관성 있어야 함; 혹은 2++의 수준의 연구에서 추정된 근거가 있을 때도 가능함. D: 3이나 4의 근거 단계; 혹은 2+의 수준의 연구에서 추정된 근거가 있을 때도 가능함.	A : 높은 수준의 문헌이 있는 한개 이상의 RCT연구로 이루어져 있고, 특수한 권고가 일관성 있게 서술되어 있는 경우 (근거의 단계가 Ⅰa, Ⅰb) B : 비교적 잘 연구된 임상연구이지만, 무작위화 되지 않은 경우가 권고의 중심을 차지하고 있는 경우 (근거의 단계가 Ⅱa, Ⅱb, Ⅲ) C : 전문가 위원회의 보고서와 의견, 저명한 전문가의 임상경험으로 이루어진 것. 이것은 임상연구에 적용 가능함이 나타나 있거나 높은 수준의 것이어야 함 (근거 등급 Ⅳ)	A. Ⅰ유형에서 나온 근거이거나 Ⅱ, Ⅲ, Ⅳ 유형의 다양한 연구의 일관성 있는 결론에서 나온 근거 B. Ⅱ, Ⅲ, Ⅳ 유형에서 나온 근거이고, 결론이 일관성 있게 일치함 C. Ⅱ, Ⅲ, Ⅳ 유형에서 나온 근거이지만 결론이 일관적이지 못함 D. 근거가 적거나 없는 경우와 Ⅴ유형의 근거만 있는 경우

부록 IV. EBN 관련 용어 해설

Kappa 계수(Kappa coefficient, κ) : 신뢰성을 측정하기 위해 사용되는 통계적 검사. 결과는 0과 1 사이에서 보고된다. 결과가 1에 가까울수록 신뢰성이 더 높다.

MeSH(Medical Subject Heading) : 미국국립의학도서관에서 논문을 표시하기 위해 사용되는 유의어를 분류해 놓은 목록이다.

P값 (p-value) : 결과가 우연히 발생할 수 있는 가능성으로 $p < 0.05$는 결과가 우연히 일어났을 확률이 5%보다 적을 때, 통계적으로 유의하다라고 한다. 그러나 임상적으로 중요하다라는 의미와 반드시 일치하지는 않는다.

교차비(Odds ratio, OR) : 실험군에서 표적질환이 발생한 대응비와 대조군에서 표적질환이 발생한 대응비의 비율 또는 표적질환을 가지고 있는 환자군에서 위험요인에 노출된 대응비와 표적질환이 발생하지 않은 대조군 집단에서 위험에 노출된 대응비의 비율이다.

대응비(Odds) : 사건이 발생한 사람 수와 사건이 발생하지 않은 사람 수의 비율이다.

대조군 사건발생률(Control event rate, CER) : 대조군에서 관찰하고자 하는 사건이 발생한 환자의 비율을 의미한다.

대조군(Control group) : 실험처치를 받지 않은 상태에서 실험에 참여하고 있는 대상자를 말하며, 이 집단의 종속변수의 값은 기준선을 제공하므로 실험군과 대조하여 처치효과를 측정할 수 있다.

대조시험(Controlled trials) : 무작위화와 상관없이 실험군과 대조군이 있는 연구이다.

맹검(Blinding, masking) : 피검자가 실험적 개입을 받거나 받고 있더라도 그것을 숨기는 방법. 단일맹검, 이중맹검, 삼중맹검 등으로 분류될 수 있다. 예를 들어, 참가자와 조사자 모두에게 결과 평가를 숨기게 되면 실험은 이중맹검으로 분류된다.

메타분석(Meta-analysis) : 체계적 검토를 통하여 연구결과를 양적인 방법으로 합하는 것이다. 기존 연구논문이 다수인 경우 연구결과의 패턴 또는 추세를 설명하기 위해 해당결과들을 통합하여 총괄적인 결론을 유도할 수 있는 통계적 분석방법이다.

무작위대조시험(Randomized controlled trial, RCT) : 일단의 환자들을 실험군과 대조군으로 무작위 배정하고 이들에게서 특정 질병 결과가 발생하는지를 추적 관찰한다.

민감도(Sensitivity) : 검사가 양성으로 나온 사람 중에 해당 질병을 가지고 있는 사람들의 비율. 질병의 진단에 있어 검사나 증상, 징후 등의 역할을 평가하는데 사용된다.

발생률(Incidence) : 일정기간동안 위험에 노출되어 있는 집단 내에서 표적 질환의 새로운 사례가 발생하는 비율이다.

변화 촉진자(Change Champion) : 해당 실무 환경에서 의견리더를 도와 근거중심실무를 지속적으로 촉진시킬 활동을 실제로 담당할 실무자를 의미한다.

부작용을 발생시킬 수 있는 환자 수(Number needed to harm, NNH) : 대조군에 비해 실험군에서 추가적으로 한 건의 원치 않은 질병결과를 발생시키기까지 실험적 치료를 받아야 하는 환자의 수로 절대위험도증가율의 역수로 계산된다.

불리언 연산자(Boolean operators) : 전자 데이터베이스 검색에 사용한다. 종류에는 'AND', 'OR',

'NOT' 등이 있으며 단어 결합 검색에 사용한다.

비교연구(Comparative studies) : 어떤 변수에 대하여 둘 이상의 대표가 되는 표본을 비교하기 위해 사용되는 조사이다.

비교위험도감소율(Relative risk reduction, RRR) : 대조군에 비해 실험군에서의 부정적 질병결과 발생률의 감소율로 | 실험군 사건발생률 - 대조군 사건발생률 | / 대조군 사건발생률로 계산할 수 있다.

비평적 분석(Critical Appraisal) : 연구의 질, 임상적 중요성 및 적용가능성에 대해 사정하는 과정이다.

비평적 분석 주제(Criticaly Appraised Topic: CAT) : 일정 주제에 대해 연구의 질, 임상적 중요성 및 적용가능성에 대해 평가한 논문들의 요약.

사례보고(Case reports) : 하나의 개인 및 집단을 조사단위로 하여 연구목적과 관련된 내용에 대해 집중적으로 장기간 관찰하는 연구방법이다.

신뢰구간(Confidence interval, CI) : 측정의 불확실성을 정량화하는 방법으로 통상 95% 신뢰구간으로 기술하는데 이는 95% 확신할 수 있는 모집단의 참값이 놓이는 구간의 범위를 말한다. 예를 들어, NNT가 10이고 95% 신뢰구간이 5~15라고 할 경우, NNT의 참값은 5와15 사이에 분포하는 것을 95% 확신할 수 있다는 의미이다.

실험군 사건 발생률(Experimental event rate, EER) : 실험군에서 관찰하고자 하는 사건이 발생한 환자의 비율을 의미한다.

양성예측치(Positive predictive value) : 해당 질병을 가지고 있는 환자들 중 검사에서 양성이 나올 환자의 분율을 의미한다.

양성우도비(Positive likelihood ratio) : 표적 질환을 가진 환자에게서 결과가 양성으로 나올 비율을 의미한다: 민감도/(100-특이도)

와일드카드(Wildcard) : 한 단어의 다양한 형태를 검색할 수 있게 하기 위한 기호로 예를 들면 *, $를 사용하여 child*를 검색한 경우 children, childs 등의 child를 포함한 단어를 검색어로 검색을 한다.

위험도비(Relative risk, RR) : 실험군에서의 위험도와 대조군에서의 위험도의 비로써 무작위대조시험이나 코호트 연구에서 쓰인다: 위험도비 = 실험군의 사건발생률 / 대조군의 사건발생률.

음성예측치(Negative predictive value) : 표적질환이 없는 집단 내에서 결과가 음성으로 나올 비율을 의미한다.

음성우도비(Negative likelihood ratio) : 표적 질환이 없는 환자에게서 결과가 음성으로 나올 비율로서 (100-민감도)/특이도로 계산된다.

의견 리더(opinion leader): 해당 실무현장에서 동료들에게 중요하고 존경받는 사람으로서 상당한 영향력을 가지고 있는 실무자를 의미하며 근거중심 실무 변화를 지도할 수 있는 사람이다.

이차문헌(Secondary journal) : 일차문헌의 결과를 주제에 맞추어 종합하는 문헌이다.

일차문헌(Primary journal) : 직접 입수한 정보와 결과를 사용하여나 직접 연구하여 얻은 결과를 보고한 문헌이다.

전향적 연구(Prospective studies) : 예상된 원인의 검사에서 시작하여 예상된 결과가 나타날 때를 기다려 측정하는 연구이다.

절단(Truncation) : 전자 데이터베이스를 찾아볼 때에 사용되는 검색방법으로 예를 들면 'child'는 child, childhood, childless, children 등을 포함하는 논문을 검색할 것이다.

절대위험도감소율(Absolute risk reduction, ARR) : 실험군과 대조군에서 부정적인 질병결과의 발생률 차이의 절대값으로 | 실험군 사건발생률 - 대조군 사건발생률 | 로 계산된다.

절대위험도증가율(Absolute risk increase, ARI) : 실험군과 대조군에서 긍정적인 질병결과의 발생률 차이의 절대값으로 | 대조군 사건발생률 - 실험군 사건발생률 | 로 계산된다.

조사(Survey) : 어떤 상황의 현 상태에 관한 정보를 얻기 위하여 시도되는 비실험적 연구형태이며 주로 응답자에게 직접 질문하여 자료를 수집한다.

종단적 연구(Longitudinal) : 횡단연구와는 대조적으로 한 시점에서 보다는 여러 시점에서 장기적으로 자료를 수집하도록 설계된 연구이다.

종설(Review article) : 이미 연구를 통해 알려진 내용을 특정 주제별로 요약한 것으로 체계적 고찰에 비해 논문의 검색방법과 분석 방법이 엄격하지는 않다.

질적 연구(Qualitative) : 양적인 해석으로는 이해하기 힘든 연구현상의 심도 깊은 이해를 위해 사용되며 아직까지 알려지지 않은 연구현상의 전후배경에 대한 정보를 제공한다.

체계적 고찰(Systematic review) : 철저한 문헌 검색과 개별적인 연구에 대한 비평적 분석, 그리고 그 결과 얻어진 타당성 있는 연구결과를 적절한 통계기법을 이용하여 결합하여 제시하는 문헌에 대한 요약을 일컫는다.

치료를 필요로 하는 환자 수(Number needed to treat, NNT) : 한 명의 환자에서 원하는 질병결과를 얻기 위해 치료하여야 하는 환자의 수로 절대위험도감소율의 역수로 계산된다.

코호트 연구(Cohort study) : 관심대상이 되는 질병(사건)이 발생하지 않은 상태에서 요인이라고 생각되는 요인에 노출되는 코호트 군과 그렇지 않은 군을 정하여 관심 결과가 나타날 때까지 장기간 관찰하는 연구이다.

특이도(Specificity) : 검사가 음성으로 나온 사람 중에서 해당 질병을 가지고 있지 않은 사람들의 분율. 질병의 진단에 있어 검사나, 증상, 징후 등의 역할을 평가하는데 사용된다.

편중(Bias) : 측정결과나 연구결과가 특정방향으로 치우침으로써 왜곡을 초래하는 것을 의미한다.

핵심그룹(Core Group) : 의견 리더와 변화촉진자에 의해 해당 실무 환경에서 선정된 간호사 그룹으로 근거중심 실무를 확산시키는 역할을 담당한다.

혼란변수(Confounding variable) : 순수한 실험처치 외에 조사 중인 변수의 관찰된 관계에 영향을 미치는 인자이다..

환자 - 대조군 연구(Case- control study) : 관심대상인 결과를 가지고 있는 환자(증례)와 해당 결과를 가지고 있지 않은 군을 대상으로 두 군 간에 질병의 원인 또는 위험요인이라고 의심되는 요인이 과거에 노출되어 있는지를 비교하는 연구이다.

횡단적 조사연구(Cross-sectional study) : 일정 시점 또는 기간 동안 해당 모집단을 관찰하여 일정 사건에 대한 노출과 결과를 동시에 조사하는 연구이다.

후향적 연구(Retrospective) : 현존하는 어떤 현상이 과거에 일어난 다른 현상에 연계될 수 있는가에 흥미를 가지고 그것을 발생시킨 선행요인을 찾고자 시도하는 연구이다.